ANNABEL STREETS

Auf die Füße, fertig, los!

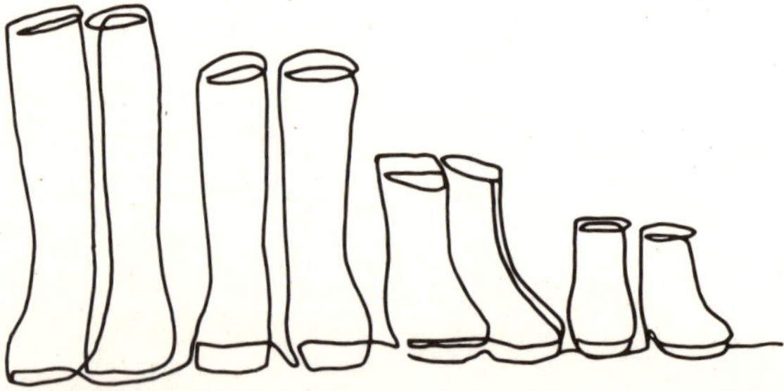

ANNABEL STREETS

Auf die Füße, fertig, los!

Wie wir uns glücklich gehen

Mit 52 Inspirationen für 52 Wochen

Aus dem Englischen von Ulrike Frey

Mit 52 Illustrationen

NATIONAL GEOGRAPHIC MALIK

Mehr über unsere Autorinnen, Autoren und Bücher:
www.malik.de

Wenn Ihnen dieses Buch gefallen hat, schreiben Sie uns unter Nennung des Titels »Auf die Füße, fertig, los!« an *empfehlungen@piper.de*, und wir empfehlen Ihnen gerne vergleichbare Bücher.

Unser Versprechen für mehr Nachhaltigkeit
• Klimaneutrales Produkt
• FSC®-zertifiziertes Papier
• Hergestellt in Europa

FSC www.fsc.org
MIX
Papier | Fördert gute Waldnutzung
FSC® C083411

Erstmals im Taschenbuch
ISBN 978-3-492-40668-0
Februar 2024

erschienen im Verlagsprogramm Malik

Umschlaggestaltung: Petra Dorkenwald (nach einem Entwurf von Birgit Kohlhaas)
Umschlagabbildung: Birgit Kohlhaas und Dudarev Mikhail / Shutterstock.com; Annabel Streets (Autorenfoto)
Illustrationen: Alexis Seabrook, © Annabel Streets 2021
Satz: Tobias Wantzen, Bremen
Gesetzt aus der Scala
Litho: Lorenz & Zeller, Inning am Ammersee
Druck und Bindung: CPI books GmbH, Leck
Printed in the EU

Für Hugo

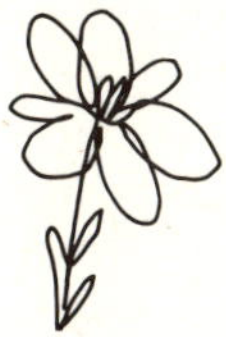

Inhalt

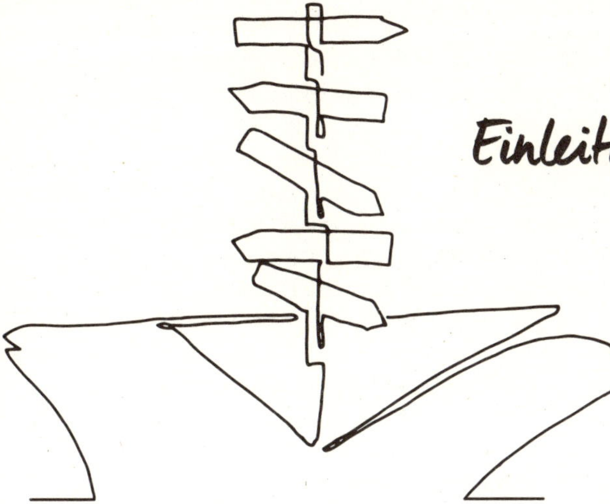

Einleitung

Als ich 23 Jahre alt war und ein bisschen Geld übrig hatte, machte ich meinen Führerschein und kaufte mir eine kleine Klapperkiste. Ich liebte mein Auto und fuhr oft in der Stadt herum, einfach so zum Spaß. Dazu müssen Sie wissen, dass ich komplett ohne Auto aufgewachsen bin. Mein Vater besaß nie eines und hatte deshalb auch keinen Führerschein. Meine Mutter war über vierzig, als sie endlich mit den Fahrstunden begann, rasselte aber siebenmal durch die Prüfung. Wir lebten an abgelegenen Orten, wo öffentliche Verkehrsmittel bestenfalls unzuverlässig und schlimmstenfalls gar nicht existent waren. Wenn wir irgendetwas brauchten, gingen wir zu Fuß – oft kilometerweit. Das mag auch der Grund gewesen sein, weshalb ich meinen kleinen Fiat so mochte.

Zeitgleich mit meinem neuen Leben als motorisierter Mensch begann ich einen Schreibtischjob. Und zeitgleich mit beidem kam es zu einer seltsamen Veränderung meines Körpers (runder, schlaffer, empfindlicher, steifer) und meines Geistes (angespannt, unruhig, unzufrieden). Und dann las ich etwas, das mich sprachlos machte: In Bill Brysons *Picknick mit Bären* stand, dass der amerikanische Durchschnittsbürger pro Woche nur 2,25 Kilometer zu Fuß geht.

In diesem Moment erkannte ich, wie dramatisch sich mein Leben verändert hatte. Denn ich war nicht besser, sprang ich doch bei jeder Gelegenheit in mein Auto, hockte den ganzen Tag am Schreibtisch und hing Abend für Abend auf dem Sofa. Mit einem Mal wünschte ich mir mit aller Macht das Leben zurück, das ich verloren hatte: die einfachen Freuden des Gehens, die zahlreichen Abenteuer auf meinen Wanderungen, die stürmischen Brisen, die es mit sich gebracht hatte. Ich beschloss daher, einen Gang zuzulegen und frischen Wind durch mein Leben wehen zu lassen.

Dazu erlegte ich mir selbst eine Regel auf: Ich wollte mein Auto nur dann benutzen, wenn es unbedingt nötig war, und ansonsten zu Fuß gehen. In den folgenden Monaten stellte ich fest, dass viele der Strecken, für die ich zuvor das Auto genommen hatte, lächerlich kurz waren. Warum war ich zum Supermarkt gefahren, obwohl er zu Fuß nur zwanzig Minuten entfernt war? Oder zum Zahnarzt – ein gemütlicher Spaziergang von einer Viertelstunde? Oder noch bizarrer: Warum um alles in der Welt war ich mit dem Auto zum Fitnessstudio gefahren, um dort auf dem Laufband zu gehen oder mich aufs Rad zu setzen?

Mir fiel auch noch etwas anderes auf: Beim ersten Anzeichen für Regen, Wind, Dunkelheit, Hitze, Hunger, Langeweile oder bei fehlender Begleitung – und das war nur ein Bruchteil meiner vielen Ausflüchte – wurde mein kleines Auto zu einer unwiderstehlichen Verlockung. Ich legte mir daher einen Hund und wetterfeste Kleidung zu, denn Kälte, Regen und Dunkelheit sollten mich nie wieder vom Spazierengehen abhalten. Schon bald liebte ich es, nächtens nach draußen zu gehen, bei Regen meine Runden zu drehen oder durch den Matsch zu marschieren, nach dem Abendessen einen Verdauungsspaziergang zu machen und an windigen Wochenenden eine Wanderung zu unternehmen. Nie zuvor war das Gehen für mich reizvoller und spannender gewesen.

Eine Weile später – als ich aufgrund meiner Schreibtischarbeit mit lähmenden Rückenschmerzen zu kämpfen hatte – stellte ich eine zweite Regel auf: Ich wollte nun möglichst viele der bislang im Sitzen ausgeübten Tätigkeiten zu Fuß machen. So würde ich künftig meine Arbeit im Gehen erledigen, im Urlaub wandern, die wöchentlichen Einkäufe als Gepäckmarsch[1] bewältigen, aus dem Kaffeetrinken bei der Freundin einen Kaffee to go machen ... Doch von meinen Bekannten hörte ich dieselben Ausreden, die ich zuvor verwendet hatte. Meine Kolleginnen schlugen meine Einladungen zu Meetings auf dem Drahtesel aus: zu windig/heiß/kalt/früh/spät. Von (manchen) Freunden und (vor allem der) Familie war Ähnliches zu hören: zu weit/steil/matschig/anstrengend/langweilig ... besonders langweilig.

Nach einiger Zeit drängte sich mir eine Frage auf: Was, wenn all diese Ausreden paradoxerweise gute Gründe *für* das Gehen waren? Damals hatte ich begonnen, regelmäßig zu den Themen Gehen und Gesundheit zu recherchieren und darüber zu schreiben. In meinem E-Mail-Postfach stapelten sich Studien über die erstaunlichen Kräfte der Bewegung und der Natur – Sonnenlicht, Erde, Schnee, Stille, Gerüche – und bestätigten einige meiner neuen Vermutungen. Schließlich begann ich meine eigenen Gehexperimente zu unternehmen: Wandern in der Höhe, in Wäldern, barfuß und rückwärts; Spaziergänge im Mondenschein, an Flüssen entlang und auf Pilgerrouten; Streifzüge zum Pilze- und Kräutersammeln, auf der Suche nach Fraktalen oder einfach der Nase nach; Touren mit Tanzen und Singen; Müllsammeln, achtsames Gehen, Power Walking, Schweigemärsche ... Das Gehen war einmal mehr zum großen Abenteuer meines Lebens geworden – nur dass ich mir diesmal mithilfe der Wissenschaft das Wie und Warum erklären konnte.

Die Forschungsberichte über die gesundheitsfördernde Wirkung des Gehens schienen unwiderlegbar: Regelmäßiges Gehen half Millionen von Menschen, Diabetes zu heilen, Herz-Kreislauf-Krankheiten abzuwenden, Krebs aufzuhalten, den Blutdruck zu senken, abzunehmen, Depressionen und Angstzuständen entgegenzuwirken und noch vieles mehr. Eine Studie kam sogar zu dem Schluss, dass sich mithilfe von Bewegung fast vier Millionen vorzeitige Todesfälle pro Jahr verhindern ließen[2] – eine eher vorsichtige Schätzung aus Sicht mancher Epidemiologen, die der Meinung sind, dass Gehen jährlich bis zu acht Millionen Menschen das Leben retten könnte.[3] Einer anderen Studie zufolge ist es möglich, durch Bewegung 35 verschiedenen chronischen Erkrankungen vorzubeugen.[4]

Denn eines steht fest: Wenn wir uns bewegen, finden in unserem Körper Hunderte komplexer Veränderungen statt. Ein Spaziergang von zwölf Minuten wandelt in unserem Blut 522 Stoffwechselprodukte um – Moleküle, die sich auf den Herzschlag, die Atemluft in den Lungen, die Neuronen im Gehirn auswirken. Beim Gehen gelangt Sauerstoff in den Kreislauf, und das wiederum hat einen Einfluss auf unsere lebenswichtigen Organe, das Gedächtnis, die Kreativität, die Stimmung und die geistige Leistung. Wenn wir gehen, bewegen sich Hunderte von Muskeln, Gelenken, Knochen und Sehnen in einem komplexen, mühelosen Zusammenspiel. Sie erlauben uns nicht nur, uns fortzubewegen, sondern regulieren zudem eine Vielzahl molekularer Signalwege, erweitern die Herzkranzgefäße, stärken die Muskeln und glätten die Arterienwände. Sie entfernen den Zucker aus unserem Blut und aktivieren oder deaktivieren unsere Gene in einem unglaublich raffinierten, als epigenetische Modifikation bekannten Prozess. Gehen kommt jedoch nicht nur unserer eigenen Gesundheit zugute, sondern auch der künftiger Generationen. Inzwischen weiß man, dass sportliche Betätigung während der fruchtbaren Jahre unsere Kinder später besser vor Krankheiten schützt[5], und dass die Muttermilch von Frauen, die während der Schwangerschaft aktiv waren, einen Bestandteil enthält, der beim Baby das Risiko von Diabetes, Herzerkrankungen oder Fettsucht für den Rest seines Lebens senkt.[6]

Außerdem leisten wir jedes Mal, wenn wir eine Strecke zu Fuß zurücklegen, einen kleinen Beitrag zur Vermeidung von Luftverschmutzung und Lärmbelastung. Wir verhindern, dass noch mehr Natur in asphaltierte Parkplätze und Einkaufszentren umgewandelt wird. Mit jeder Petition an die Regierung oder Stadtverwaltung, in der wir Fußgängerwege und Parks fordern oder zum Erhalt von Wäldern und Auen aufrufen, schaffen wir eine bessere Welt für alle, jetzt und in der Zukunft. In der Natur unterwegs zu sein bringt uns unserer Umwelt näher, steigert unsere Wertschätzung für sie – für winzige Insekten und Flechten ebenso wie für prächtige Berge und Bäume. Erst wenn wir etwas schätzen, ist uns auch daran gelegen, es zu bewahren – und genau das hat unsere wunderbare Welt dringend nötig.

Natürlich verdienen auch unsere Städte es, zu Fuß erkundet zu werden. Ihre Besonderheiten offenbaren sich umso deutlicher, wenn wir, anstatt hindurchzufahren, durch die Straßen schlendern – was noch dazu umweltfreundlicher, unterhaltsamer, leiser und sicherer ist.

Wir haben das Gehen aus unserem Leben verdrängt, obwohl wir eigentlich zum Gehen geschaffen sind – und zwar nicht nur für ein paar Minuten an einem herrlich sonnigen Tag, wenn wir in Turnschuhen mit gepolsterter Sohle einen Google-Pin anpeilen, sondern in strömendem Regen, bei stürmischem Wind, bergauf und bergab, im Winter, nachts, allein oder in großen Gruppen, durch Wälder oder den Fluss entlang.

Es ist Zeit, das Gehen neu zu denken, es aus unserem molekularen Gedächtnis wieder herauszuholen. Gehen ist nicht langweilig – und ist es nie gewesen. Manchmal verharren wir vielleicht in einer Art Routine, legen immer dieselbe Strecke zurück, zur gleichen Tageszeit, mit derselben Begleitung. Doch es gibt Hunderte verschiedene Arten des Gehens und ebenso Hunderte verschiedene Gründe, zu Fuß unterwegs zu sein. Viele Routen beginnen direkt vor unserer Haustür, ganz gleich wo wir leben oder arbeiten, und lassen uns schon im nächsten Augenblick in eine magische Mischung aus Natur, Geografie, Geologie, Astronomie, Geschichte, Kultur und Architektur eintauchen.

Gehen ist auch mehr als reines Schrittezählen oder sportliche Betätigung. Natürlich sind eine gute körperliche und geistige Gesundheit willkommene Begleiterscheinungen, doch die Freuden des Gehens gehen weit darüber hinaus. Begreifen Sie es als Möglichkeit, eine Stadt besser zu verstehen, eins zu werden mit der Natur, Zeit mit Ihrem Hund zu verbringen, Freundschaften zu vertiefen, zum Glauben und einem Gefühl von Freiheit zu finden, Ihre Verachtung gegenüber dem stinkenden Straßenverkehr auszudrücken, Ihren Geruchssinn zu schulen, Ihre Sehnsucht nach dem Sternenlicht und der Dunkelheit zu befriedigen und die wundervolle Komplexität und Schönheit unserer Welt schätzen zu lernen.

Ich hoffe, dass dieses Buch Sie dazu anregt, die Freuden, das Mysterium, das Wunder und das Hochgefühl des Gehens neu zu erleben; dass auch Sie mithilfe der hier beschriebenen 52 Arten des Gehens entdecken, wie unendlich spannend und immer wieder bereichernd die Fortbewegung auf zwei Beinen sein kann. Und ich hoffe, dass Sie in den Genuss des unendlichen Glücks und der Gesundheit kommen, die lebenslanges Gehen immer mit sich bringt.

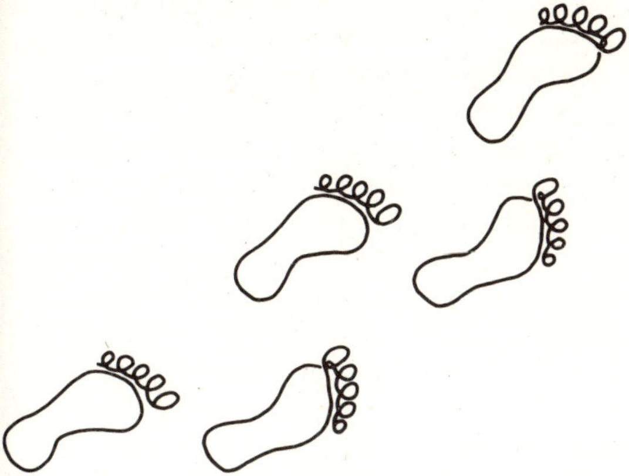

Über dieses Buch

Dieses Buch bietet Ihnen mit jedem Kapitel die Möglichkeit, eine neue Form des Gehens kennenzulernen. Dabei orientiert es sich – Woche für Woche – an einem ganzen Kalenderjahr. In den einzelnen Kapiteln habe ich versucht, auf das Wetter oder gelegentlich auch auf allgemein bekannte »Anlässe« im Jahresverlauf einzugehen. Vor allem aber habe ich sie so angeordnet, dass Sie einzelne davon ganz nach Ihren Umständen und Vorlieben auswählen können, fast so wie bei einem Frühstücksbüfett. Ich hoffe sehr, dass Sie beim Ausprobieren unterschiedlicher Gehstile, Tages- und Jahreszeiten, Wetterbedingungen, Strecken und Orte immer wieder etwas Neues, Unerwartetes oder sogar Offenbarendes entdecken werden.

Ich betrachte das Gehen als eine wunderbar spontane Angelegenheit – etwas, das wir wie und wann auch immer tun können, ohne jede Planung und Voraussicht. Tatsächlich ist das zweifellos eines der vielen Dinge, die es so reizvoll machen. Wir können einfach so loslaufen – direkt von unserer Haustür aus. Das Neue, Unerwartete und Offenbarende aber wird uns paradoxerweise am ehesten dann begegnen, wenn wir uns ein wenig vorbereiten, bevor wir losgehen. Bei nassem Winterwetter draußen unterwegs zu sein ist nun mal wesentlich angenehmer, wenn man die passende Kleidung dafür hat – und diese auch griffbereit ist. Ein Spaziergang im Mondschein ist bei Vollmond und mit einer geeigneten Strecke, einer netten Begleitung und guten Schuhen ein noch größerer Genuss. Und wenn wir zum Zeichnen losziehen wollen, ist das nicht möglich, ohne zuvor Skizzenblock und Bleistift besorgt zu haben. Außerdem ist wissenschaftlich erwiesen, dass Menschen, die regelmäßig spazieren gehen, meist feste Zeiten dafür eingeplant haben – anders als diejenigen, die nur gelegentlich eine Runde um den Block drehen.

Bevor Sie sich also ans Ausprobieren machen und losziehen, bereiten Sie sich vor: Organisieren Sie alles, was Sie mitnehmen wollen, und legen Sie sich zumindest einen ungefähren Plan zurecht. Sichten Sie Karten, Bücher, Apps oder Websites, um neue Strecken, Pilgerrouten, Weitwanderwege, unerforschte Pfade, reizvolle Ziele und Ähnliches zu entdecken, und machen Sie sich zu allem, was Sie interessiert, ein paar Notizen – diese sollten auch Informationen zur voraussichtlichen Dauer (rechnen Sie mit drei Kilometern pro Stunde), Erreichbarkeit sowie zu Parkplätzen und Einkehrmöglichkeiten enthalten.

Eine besondere Ausrüstung benötigen Sie nur für wenige Spaziergänge oder Touren in diesem Buch. Wenn Sie allerdings nachts, im Gebirge oder bei nassem Wetter unterwegs sind, haben Sie mehr davon, wenn Sie entsprechend ausgestattet sind. Das heißt, Sie sollten passende Kleidung tragen, die in gutem Zustand ist. Ob Regensachen (Stiefel, Jacke *und* Hose) tatsächlich dicht sind, testen Sie am besten unter der Dusche. Dringt Wasser ein, geben Sie sie mit einer hochwertigen Einwaschimprägnierung in die Waschmaschine. Reinigen und imprägnieren Sie auch Ihre Wanderschuhe und ziehen Sie, wenn nötig, neue Schnürbänder ein.

Für Spaziergänge in der Stadt brauchen Sie bequemes Schuhwerk. Ich persönlich verwende Turnschuhe mit einem breiten, eher hohen Zehenraum, einer dünnen, weichen Sohle und einem Nullabsatz, bei dem sich Zehen und Ferse auf derselben Höhe befinden. Zu enge Schuhe führen oft zu einem Taubheitsgefühl oder lassen die Füße aufgrund der schlechteren Durchblutung anschwellen, während man mit zu großen Schuhen leicht stolpern und hinfallen kann. Probieren Sie also ruhig verschiedene Schuhe aus, um welche zu finden, die Ihnen wirklich gut passen.

Wenn Sie sich für gewöhnliche Turnschuhe entscheiden, sollten Sie darauf achten, dass sie nicht zu abgetragen sind. Studien haben gezeigt, dass ältere Turnschuhe schlecht für die Haltung und den Gang sind und so zu Verletzungen führen können. Befürchten Sie, dass Sie stürzen könnten, wählen Sie leichte Schuhe ohne Schnürsenkel mit einer profilierten Laufsohle aus Gummi, die Ihnen zusätzlichen Halt gibt. In jedem Fall aber sollten Ihre Schuhe bequem, atmungsaktiv und gegebenenfalls auch wasserdicht sein.

Für längere Wanderungen oder Touren in unwegsamem Gelände benötigen Sie robuste, knöchelhohe, gut eingetragene Wanderschuhe mit Profilsohle, außerdem Wandersocken, die schnell wieder trocknen, atmungsaktiv sind und Blasen vermeiden (sofern Sie dazu neigen). Ich habe mir im Schlussverkauf gleich zwei verschiedene Paar Socken besorgt: eines für den Sommer und eines für den Winter.

Planen Sie ganztägige Touren und wollen spontan aufbrechen können, halten Sie einen kleinen Rucksack bereit. Einige Dinge lasse ich immer darin: ein paar Blasenpflaster und Wundreinigungstücher, eine Packung Taschentücher, ein paar Schmerztabletten, eine Wasserflasche, einen kleinen Skizzenblock mit Bleistift und Radiergummi, ein leichtes Fernglas, Sonnencreme, ein Notfall-Urinal und eine Packung Nüsse.

Die »Ausrüstung« für Ihre Spaziergänge (Sonnenbrille, Sonnencreme, Mütze und Handschuhe, Schirm, Anorak, Hausschlüssel, Thermobecher, Trinkflasche, Insektenschutz und was Sie sonst noch brauchen) bewahren Sie am besten griffbereit und immer am selben Ort auf, damit Sie bei Sonne, Mondschein oder einem Regenschauer auch sofort losgehen können.

Für Winterwanderungen oder Spaziergänge bei Wind sind Thermounterwäsche, Handschuhe, Mütze und dicke Socken unverzichtbar; auch eine Thermosflasche bietet sich an. Haben Sie vor, länger unterwegs zu sein, sind Teleskopwalkingstöcke hilfreich – vor allem, wenn es bergab geht. Sorgen Sie außerdem dafür, dass Ihr Rucksack bequem zu tragen ist.

Sind Sie mit Kindern unterwegs, geben Sie ihnen einen eigenen (kleinen) Rucksack mit ein paar Snacks, die sie besonders gerne mögen, dann wird es weniger Gejammer und Geschleppe, weniger Bitten und Betteln geben.

Falls Sie sich in einem Zeckenrisikogebiet aufhalten, stecken Sie auf jeden Fall ein Insektenschutzmittel und eventuell eine Zeckenkarte oder Pinzette ein.

Sollten Sie nur eine kurze Runde in der direkten Umgebung planen, sorgen Jackentaschen oder eine Hüfttasche für eine gerade Wirbelsäule und somit für eine aufrechte Haltung und locker schwingende Arme.

Wenn Sie nun also alles gepackt haben, was Sie brauchen, und Ihre ungefähre Route an die Wand gepinnt ist, steht dem Aufbruch nichts mehr im Weg. Der Blick in den Zug- oder Busfahrplan und die Suche nach fehlenden Anoraks, Trinkflaschen oder Blasenpflastern erübrigen sich ab jetzt. Wählen Sie einfach ein Kapitel aus diesem Buch aus, und legen Sie los.

Flaute auf Netflix? Dann blättern Sie vor zur 41. Woche und machen stattdessen doch einfach mal einen gesundheitsfördernden Verdauungsspaziergang. Sie haben Schlafprobleme? Finden Sie in der 50. Woche heraus, wie das Gehen zu einem tieferen Schlaf führen kann. Das schlechte Wetter hält Sie davon ab, eine Runde um den Block zu drehen? In der 12. Woche erfahren Sie, welchen unglaublichen Nutzen ein Spaziergang im Regen hat. Sie leiden unter trockenen, schmerzenden Augen, weil Sie zu viel vor dem Bildschirm sitzen? In der 8. Woche lernen Sie das Phänomen des Panoramasehens kennen. Zu müde für einen Spaziergang? Dann entdecken Sie in der 4. Woche die Vorzüge, die ein gemächlicher Bummel mit sich bringt.

Nun dürften Sie also wissen, wie dieses Buch funktioniert. Und damit bleibt nur noch eins zu sagen: Auf die Füße, fertig, los!

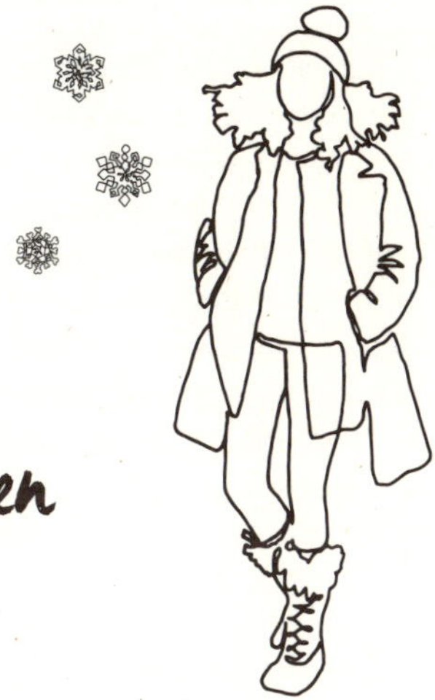

1. Woche

In der Kälte gehen

Elizabeth Carter, eine leidenschaftliche Spaziergängerin und englische Schriftstellerin des 18. Jahrhunderts, erklärte, am liebsten sei sie unterwegs »bei Schneegestöber und wenn der Wind pfeift«[7]. Mit dieser Einstellung war sie keineswegs allein: Im Lauf der Jahre gab es Hunderte von Frauen, die ihre anhaltende Begeisterung für frostige Spaziergänge bekundeten. So beschreibt Christiane Ritter in ihrem beeindruckenden Bericht über ihre Zeit am nördlichen Polarkreis[8] den täglichen Rundgang bei Temperaturen von minus 35 °C so: »Ich gehe jeden Tag spazieren ... drehe meine Runden, zehn Mal, zwanzig Mal, über die unebenen Schneeverwehungen, die hart gefroren sind wie Stahl.« Die Forschungsreisende Alexandra David-Néel (eine vollendete Meisterin der alten Meditationstechnik Tummo, der Erhöhung der eigenen Körpertemperatur) war bei ihrem Fußmarsch nach Lhasa 1924 sprachlos vor Staunen angesichts der »unermesslichen Schneemassen ... des ewigen, makellosen Weiß«. Nachdem sie sich kilometerweit durch den knietiefen Schnee gekämpft hatte, erklärte sie diese Landschaft zum »Paradies«[9].

Und doch ist der Winter für viele von uns eine Jahreszeit, in der wir *nicht* zu einem Spaziergang aufbrechen, sondern lieber zu

Hause bleiben, wo es warm und trocken ist – ein großer Fehler! Jahrzehnte nachdem sich Carter, Ritter und David-Néel so fasziniert auf die Kälte einließen, enträtselt endlich auch die Wissenschaft, welche erstaunlichen Veränderungen in unserem Körper und Geist stattfinden, wenn wir uns – allein schon bei *moderater* Kälte – im Freien aufhalten. Tatsächlich hat man Eis, Schnee und Kälte bereits vor vielen Jahrhunderten zu Heilzwecken eingesetzt: Ägyptische Handschriften berichten von der Verwendung kalten Wassers zur Bekämpfung von Entzündungen, britische Mönche nutzten Eis als eine Art Betäubungsmittel, und im 19. Jahrhundert griff der englische Arzt James Arnott zu Salz und zerstoßenem Eis, um Kopfschmerzen und Krebsleiden zu lindern.[10]

Machen wir einen Zeitsprung ins Jahr 2000, nach Japan, wo eines der ersten modernen Experimente stattfand, das erahnen ließ, welch komplexes Phänomen Kälte ist.[11] Die Wissenschaftler stellten zwei Gruppen von Spaziergängerinnen zusammen: Die einen trugen lange Röcke, die ihre Beine komplett verhüllten, die anderen Miniröcke, die ihre Beine von den Oberschenkeln bis zu den Knöcheln unbedeckt ließen. Die Frauen erklärten sich bereit, ein ganzes Jahr lang dieselbe Art von Rock zu tragen und ihre Beine regelmäßig untersuchen zu lassen. Als der Winter vorüber war, zeigten die MRT-Aufnahmen, dass die Beine der Frauen im Minirock eine zusätzliche Fettschicht aufwiesen; die Beine der Frauen mit langem Rock waren hingegen unverändert geblieben. Das bedeutet jedoch nicht etwa, dass wir dick werden, wenn wir uns der Kälte aussetzen – ganz im Gegenteil, wie Wissenschaftler später herausfinden sollten.

Damals ging man noch davon aus, dass nur Babys sowie Säugetiere, die Winterschlaf halten, über eine Schutzschicht aus braunem Fettgewebe verfügen, obwohl erste Studien vermuten ließen, dass es sie möglicherweise auch unter der Haut mancher erwachsener Menschen (beispielsweise im Freien arbeitende Skandinavier) gibt. Erst ein Jahrzehnt später entdeckten amerikanische Forscher[12] die erstaunliche Wahrheit über das braune oder plurivakuoläre Fettgewebe, jenes durch Kälte aktivierte Fett, das die japanischen Minirockträgerinnen sich zugelegt hatten.

Trotz seines wenig vorteilhaften Namens ist das braune Fettgewebe gänzlich frei von jenen schädlichen Lipiden, die mit überschüssigem weißem oder beigem Fett in Verbindung stehen. Tatsächlich verbrennt das braune Fett Kalorien effektiver als jedes andere Gewebe, sogar als Muskelgewebe. Das könnte möglicherweise auch der Grund dafür sein, weshalb schlanke, aktive Menschen oft mehr braunes Fettgewebe besitzen als beleibtere Zeitgenossen, die viel sitzen.

Zu der spektakulärsten Erkenntnis aber kamen die Forscher, als sie das braune Fett genauer untersuchten und feststellten, dass es voller Mitochondrien steckt. In diesen winzigen zelleigenen Kraftwerken werden die Nahrung, die wir zu uns nehmen, und der Sauerstoff, den wir einatmen, in eine Form von Energie umgewandelt, die sich Adenosintriphosphat (ATP) nennt und sämtliche Prozesse in unseren Körperzellen unterstützt. Das braune Fettgewebe dient dazu, die zum Leben notwendige Atmung und Körpertemperatur aufrechtzuerhalten, womit sich auch erklären lässt, warum es durch Kälteeinwirkung aktiviert werden kann. Es regt unseren Stoffwechsel an, steuert unser Sättigungsgefühl, erhöht die Insulinsensitivität und vermindert ein vorzeitiges Absterben von Zellen.

Das alles geschieht, indem das braune Fett sogenannte BATokine produziert, Moleküle, die auf vielfältige Weise zu unserer Erhaltung beitragen. So scheinen diese speziellen Botenstoffe beispielsweise die Produktion von Follistatin anzuregen, einem Protein, das den Muskelaufbau fördert. BATokine sorgen außerdem für eine vermehrte Ausschüttung von IGF-1, einem Hormon, das alle unsere Zellen zum Wachstum anregt und somit – vereinfacht gesagt – zu einer besseren Selbstheilung unseres Körpers beiträgt. Das könnte auch ein Indiz dafür sein, weshalb in einer 2021 durchgeführten Studie Menschen mit größeren Depots an braunem Fett seltener an Bluthochdruck, Herzinsuffizienz und Erkrankungen der Herzkranzgefäße litten.[13] Kein Wunder also, dass die therapeutischen Möglichkeiten, die das braune Fettgewebe bieten könnte, die Wissenschaft in helle Aufregung versetzt haben.

Doch damit nicht genug: Ein strammer Spaziergang bei kaltem Wetter fördert nicht nur unsere Zellgesundheit und hält uns fit und in Form, sondern sorgt außerdem dafür, dass unser Gehirn gut funktioniert. Mehreren Studien zufolge können wir bei kälteren Temperaturen klarer denken als bei wärmeren. Unser Gehirn braucht Glukose und arbeitet nur noch langsam, falls diese nicht in ausreichender Menge vorhanden ist. Beim Abkühlen der Körpertemperatur wird mehr Glukose benötigt als beim Erwärmen – was ein Grund dafür sein könnte, weshalb manche von uns sich in heißem Klima wie benebelt fühlen, in kaltem dagegen geistig hellwach. Eine Studie der Stanford University von 2017 zeigte, dass Menschen bei kühleren Temperaturen ein entschlussfreudigeres, besonneneres und rationaleres Denken an den Tag legten als bei wärmeren. Zu diesem Schluss war auch eine Studie von 2012[14] gekommen, der zufolge sich warmes Wetter nicht nur nachteilig auf die Fähigkeit der Menschen auswirkte, komplexe Entscheidungen zu treffen, sondern zudem auf ihre Bereitschaft, überhaupt eine Entscheidung zu treffen.

Für eine bessere geistige Leistung ist es jedoch keineswegs notwendig, tatsächlich zu *frieren:* Das Betrachten »kalter« Bilder reicht aus, um unser Gehirn stärker arbeiten zu lassen. Israelische Wissenschaftler legten ihren Probanden mehrere kognitive Aufgaben vor, in deren Hintergrund entweder Winter-, Sommer- oder jahreszeitlich nicht einzuordnende Landschaften zu sehen waren. Die besten Ergebnisse erreichten jene Teilnehmer, die in ihrem peripheren Blickfeld zuvor die Winterbilder zu sehen bekommen hatten.[15]

Kälte – zumindest in gemäßigter Form – trägt außerdem zu unserer psychischen Gesundheit bei. Eine Untersuchung polnischer Studenten kam zu der Erkenntnis, dass ein viertelstündiger Aufenthalt in einem kühlen, unbelaubten Wald eine »beachtliche emotionale, ausgleichende und belebende Wirkung« zeigte, was nahelegt, dass kahle Winterlandschaften ebenso zu unserer Regeneration beitragen können wie das warme, satte Grün des Frühlings.[16]

Darüber hinaus scheint ein wenig Kälte auch das Stressempfinden zu reduzieren: Einem Bericht der Universität Luxemburg[17] zufolge ließen sich durch wiederholte Kältereize im Nacken der Probanden sowohl das parasympathische (entspannende) Nervensystem aktivieren als auch der Herzschlag verlangsamen und stabilisieren – was wiederum die Annahme stützt, dass ein gewisses

Maß an Kälte beruhigender wirken könnte, als man gemeinhin annimmt.

Das alles heißt jedoch nicht, dass wir freiwillig frieren und uns damit die Laune verderben müssen. Wir sollten die kälteren Monate vielmehr als eine Zeit für besonders anregende Spaziergänge betrachten. Alles sieht anders aus: Wer empfindet den Blick durch skulpturenhafte Baumgerippe oder die monochrome Geometrie der Linien und Formen nicht als außergewöhnlich? Auch die Vögel lassen sich besser beobachten als sonst. Unser Geist ist schärfer und wacher. Unser gutes braunes Fettgewebe wird kräftig aktiviert. Und zudem trainieren wir unsere Ausdauer: Bei niedrigeren Temperaturen muss das Herz nicht so stark arbeiten, und wir schwitzen weniger, was uns umso leistungsfähiger macht.[18]

Tipps

Wie kalt sollte es sein? Nicht besonders ... Dem niederländischen Physiologen und BAT-Forscher Wouter van Marken Lichtenbelt zufolge wird braunes Fettgewebe bereits bei leichter Kälte, also etwa 16 °C, aktiviert.[19]

Wie lang soll der Spaziergang dauern? So lang, wie es Ihnen behagt – wobei eine Studie ergab, dass die Umwandlung von (schlechtem) weißem Fettgewebe (vor allem im Bereich des Bauches und der Oberschenkel) in (gutes) braunes Fettgewebe erst bei einem Aufenthalt von zwei Stunden in gemäßigter Kälte ausgelöst wird.

Sie hassen Kälte? Zahlreiche Studien belegen, dass wir die Kälte als umso weniger abschreckend und unbehaglich empfinden, je mehr wir uns ihr aussetzen – wenn also eine Gewöhnung stattfindet. Packen Sie sich daher warm ein, und steigern Sie die Dauer Ihrer Spaziergänge Schritt für Schritt.

Sie machen sich Sorgen, dass **Allergien oder Asthma** durch die Kälte schlimmer werden könnten? Es gibt immer mehr Hinweise darauf, dass körperliche Betätigung im Winter genau das Gegenteil bewirkt: So traten bei Erwachsenen häufig weniger allergische Entzündungen der Luftwege auf, und Atemwegsbeschwerden wurden gelindert.[20]

Bei der Wahl Ihrer Kleidung folgen Sie am besten dem **Zwiebelprinzip**, dann wird Ihnen weder zu warm noch zu kalt sein. Meist kühlen die Hände und Füße sowie der Kopf als Erstes aus, da das Blut sich in unsere lebenswichtigen Organe zurückzieht, um diese warm zu halten: Tragen Sie daher fleecegefütterte Handschuhe, dicke Socken und eine Mütze. Wenn Ihnen warm genug ist, schieben Sie die Ärmel hoch, damit Ihre Unterarme Vitamin D aufnehmen können, und lassen Sie Sonnenlicht an Ihren Hals, um das braune Fettgewebe zu aktivieren (das sich laut Ronald Kahn, Professor der Medizin an der Harvard Medical School, häufig dort und im Bereich der Schlüsselbeine findet[21]).

Nehmen Sie eine **Thermosflasche mit einem heißen Getränk** mit. Bei kaltem Wetter verliert man oft Flüssigkeit, ohne es zu merken. Kaffee wäre eine gute Wahl, denn neben Bewegung und Kälte soll auch Koffein die Produktion von braunem Fett ankurbeln.

Ein Spaziergang durch tiefen Schnee kann ziemlich anstrengend sein. Versuchen Sie es doch einmal mit **Schneeschuhen**! Sie eignen sich hervorragend, um weite Strecken im Schnee zurückzulegen.

Sie haben Angst, auf dem Eis auszurutschen? Sorgen Sie dafür, dass Sie Schuhe mit einem **besonders rutschfesten Profil** tragen. Auf Treppen und bergab gehen Sie am besten langsam und mit seitlichen Schritten. Verwenden Sie **Wanderstöcke**. Unsere Arme helfen uns, das Gleichgewicht zu halten, und mit den Händen können wir uns beim Fallen abstützen – stecken

Sie die Hände beim Gehen daher nicht in die Taschen, und schützen Sie sie mit Handschuhen.

Die Kälte ist **kein Allheilmittel**, und eine Unterkühlung kann tödlich sein. Tragen Sie deshalb immer angemessene Kleidung und warme Schuhe, und bewegen Sie sich so kraftvoll wie möglich (mehr dazu in der 2. Woche: Den Gang verbessern).

2. Woche

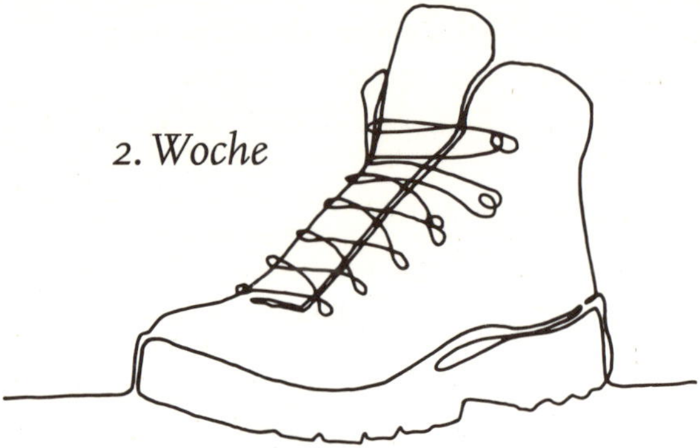

Den Gang verbessern

Als ein jugendlicher Verehrer der französischen Philosophin Simone de Beauvoir erklärte, er liebe ihre Art zu gehen, machte er ihr ein Kompliment, das sie zeit ihres Lebens nicht vergessen würde.

Wie wir gehen, verrät viel darüber, wer wir sind und *wie* wir sind. Kanadische Wissenschaftler untersuchten die Gangart von 500 Spaziergängern und konnten mit einer beeindruckenden Trefferquote von 70 Prozent herausfinden, welche der Versuchsteilnehmer erste Symptome einer kognitiven Störung aufwiesen. Damit bestätigten sie vorangegangene Studien, denen zufolge unser Gang im Alter von 45 Jahren Rückschlüsse auf das Risiko gibt, später an Alzheimer zu erkranken. Allein die Beobachtung der Gangart – so Manuel Montero-Odasso, ein Experte auf dem Gebiet des Zusammenspiels von Mobilität und kognitivem Abbau – »kann dazu beitragen, verschiedene Formen neurodegenerativer Erkrankungen zu diagnostizieren«[22]. Mit anderen Worten: An der Art, wie wir gehen, lässt sich ablesen, wie gut unser Gehirn funktioniert; sie gibt möglicherweise auch einen Hinweis darauf, wie unsere Zukunft aussehen könnte. Noch wissen die Wissenschaftler nicht, ob Veränderungen in unserem Gehirn unseren Gang beeinflussen oder ob Veränderungen unseres Gangs sich auf unser Gehirn auswirken. Unabhängig davon sollten wir aber in jedem Fall darauf achten, wie wir gehen.

Doch wer von uns tut das schon? Einen Fuß vor den anderen zu setzen ist die einfachste und natürlichste Fortbewegungsart, eine, die wir bereits als Kleinkinder beherrschen. Es ist zugleich aber auch ein unvorstellbar komplexer Vorgang, bei dem Gleichgewicht, Koordination, Kraft und Hunderte feuernder Neuronen eine Rolle spielen. Beim Gehen sind nahezu alle unsere Muskeln und Knochen beteiligt und in einem beispiellosen Bewegungsablauf aufeinander abgestimmt, den noch keine Maschine je nachbilden konnte.

Unser Lebensstil – überwiegend drinnen und am Schreibtisch – macht es uns nicht gerade einfach, mit derselben mühelosen Effizienz und Anmut zu gehen wie unsere Vorfahren. Wir quetschen unsere Füße in schicke Schuhe, hängen den ganzen Tag über dem Laptop und lümmeln uns abends auf dem Sofa – kein Wunder, dass wir an Kraft, Gleichgewichtsgefühl und Beweglichkeit verloren haben. Wir benutzen unsere Füße mit ihren 158 Knochen, Muskeln und Gelenken kaum noch, sodass sie mit der Zeit platt werden, unser Schritt unsicher wird und irgendwann gar nichts mehr geht.

Und das ist genau so schlimm, wie es klingt. Eine schlechte Gangart beeinträchtigt, wie wir uns insgesamt bewegen: Wir verzichten damit auf das intensive (und herrliche) Gefühl der Freiheit, das mit einem geschmeidigen, fließenden Gang einhergeht. Ebenso wenig kommen wir in den Genuss der damit verbundenen physiologischen Vorzüge. Auch die Sportwissenschaftlerin und Gehtrainerin Joanna Hall vertritt die Ansicht, dass sich unser derzeitiger Lebensstil nachteilig darauf auswirkt, *wie* wir gehen. Zu langes Sitzen hat zur Folge, dass unsere Hüftbeuger verkürzt und verspannt sind und unsere Haltung verkümmert. Wenn wir über dem Schreibtisch oder dem Computer kauern, sind Hals und Kopf unnatürlich weit nach vorne gebeugt, die Wirbelsäule ist zu starr und die Rückenmuskulatur verkrampft. Das stundenlange Vorlehnen schwächt die kleinen Posturalmuskeln, die für die richtige Krümmung der Wirbelsäule sorgen, und führt zu Schmerzen im unteren Rücken.

Ungeeignete Schuhe wiederum engen die Zehen ein und verhärten die Fußmuskulatur, sodass wir mit dem flachen Fuß auftreten (was Hall als »passiven Laufstil« bezeichnet), anstatt die Fußsohle federnd abzurollen (der »aktive Laufstil«). Kommt beim Gehen nicht die gesamte Breite des Fußgewölbes zum Einsatz, kann es zu Hüftfehlstellungen kommen. »Wir müssen lernen, die richtigen Muskeln in der richtigen Art und Weise und im richtigen Moment einzusetzen«, erklärt Hall mir, während sie meinen Laufstil korrigiert. Seit mittlerweile 25 Jahren hilft sie anderen dabei, so zu gehen, wie ihr Körper es ursprünglich vorgesehen hat[23], und rät dazu, das Gehen von Grund auf neu zu lernen. Dadurch lassen sich Verletzungen und eine Überlastung der Gelenke vermeiden, wir können unser Tempo steigern und längere Strecken gehen. Untersuchungen der London South Bank Universität haben ergeben, dass das Gehen mit einem möglichst großen Bewegungsradius bereits nach einem Monat zu einer höheren Gehgeschwindigkeit und einer besseren skelettalen Ausrichtung führt[24]. Hier deshalb ein paar von Halls Empfehlungen:

- Drücken Sie sich von der Ferse her ab, und verwenden Sie dazu die Muskeln an der Rückseite der Beine.
- Lösen Sie jeden Fuß Stück für Stück vom Boden, von der Ferse bis zur Zehenspitze, und nutzen Sie bei der Vorwärtsbewegung alle Zehen.
- Richten Sie auch den Brustkorb und die untere Wirbelsäule auf, um die Bauchmuskulatur zu aktivieren und genügend Platz in der Körpermitte zu schaffen.
- Strecken Sie den Hals, und richten Sie sich auf; das entlastet die Wirbelsäule beim Gehen und hilft, wenn Sie nach stundenlangem Sitzen am Computer einen steifen Rücken haben.
- Lassen Sie die Arme aus den Schultern heraus locker schwingen und sich von den Ellenbogen vorantreiben – nicht so wie die Power Walker der 1980er-Jahre, sondern eher so, als wären Ihre Arme zwei lose miteinander verbundene Pendel. Die Hände sind dabei nicht zu Fäusten geballt, sondern entspannt.

Mediziner der Harvard Medical School raten außerdem dazu, mit den Augen einen Punkt in drei bis sechs Metern Entfernung zu fixieren und nur den Blick zu senken statt den ganzen Kopf, wenn man das Bedürfnis hat, die Bodenbeschaffenheit genauer zu prüfen – denn mit einer aufrechten Halswirbelsäule lassen sich Nackenschmerzen vermeiden. Und sie empfehlen, ganz leicht in den Hüften mitzuschwingen, da »eine minimale Drehbewegung für ein dynamischeres Gehen sorgen kann«, und darauf zu achten, nicht zu weit auszuschreiten: »Machen Sie lieber kürzere, aber dafür mehr Schritte.«[25]

Natürlich können Sie auch weiterhin so gehen, wie Sie möchten, ohne irgendetwas zu ändern. Allerdings meint Hall: »Optimieren wir unsere Gehweise, verringern wir damit das Risiko, dass Gelenke und Wirbelsäule versteifen«. Die Harvard Medical School bestätigt dies und erklärt, dass ungünstige Gehgewohnheiten (»mit relativ geringem Aufwand«) durchaus korrigiert werden können, Verletzungen so vermieden werden und Gehen noch gesundheitsfördernder und genussreicher wird.

Eine optimierte Gehweise bedeutet zudem, dass wir, wenn wir wollen, schneller gehen können. Jede Art von Gehen ist gut, und unter Umständen ist ein langsames Tempo sogar besser (mehr dazu in der 4. Woche: Die Entdeckung der Langsamkeit, sowie in der 41. Woche: Spaziergang nach dem Essen). Dennoch belegen zahlreiche Studien, dass strammes Gehen mit einer Geschwindigkeit von sechs bis sieben Stundenkilometern (rund 100 bis 130 Schritte pro Minute) besonders wirkungsvoll ist. Eine Untersuchung von 2019[26] stellte fest, dass schnelle Spaziergänger länger leben als langsamere, und führte das »geringere Risiko für eine Vielzahl schwerwiegender Krankheiten« auf das raschere Gehtempo zurück. Mit einem flotten Fußmarsch in die Schule, ins Büro oder zum Einkaufen lässt sich das tägliche Bewegungspensum ganz leicht erfüllen.

Dass wir länger unterwegs sein können, ist ein zusätzlicher Bonus der verbesserten Gangart. Mehrere Studien sprechen dafür, dass längere Runden zu Fuß besonders geeignet sind, um das Körperfett zu reduzieren und die Stimmung zu heben.[27] Wenn wir in der Lage sind, mehrere Stunden ohne große Anstrengung zu gehen, haben wir außerdem mehr Möglichkeiten. Wir können lange Bergtouren unternehmen (mehr dazu in der 35. Woche: Mit Gepäck marschieren), auf Pilgerwegen wandern (39. Woche: Auf Pilgerpfaden), einem Fluss von der Quelle bis zum Meer folgen (17. Woche: Am Fluss entlang) oder einfach eine Strecke *gehen,* die wir zuvor *gefahren* sind.

Es gibt aber noch einen anderen Grund, weshalb wir das Gehen neu lernen sollten: Wenn wir uns harmonisch bewegen, mit der Geschmeidigkeit und Anmut, für die unser Körper eigentlich gemacht ist, fühlen wir uns glücklicher und selbstsicherer. Dann ist es, als hätte die neu entdeckte Leichtigkeit unserer Glieder auch unseren Geist erfasst, und wir könnten die Sorgen und Zwänge des Alltags hinter uns lassen.

Tipps

Machen Sie sich Ihre **persönliche Art zu gehen bewusst, und korrigieren Sie sie**, indem Sie die genannten Ratschläge Schritt für Schritt umsetzen. Mit ein wenig Übung dürften Sie sich schon bald unbeschwerter fühlen und merken, dass Ihre Haltung aufrechter und Ihr Gehtempo ein wenig schneller geworden ist.

Bitten Sie einen Freund, Ihren Gehstil, Ihre Haltung und die Ausrichtung Ihres Körpers zu überprüfen oder filmen Sie sich beim Gehen, um sich selbst ein Bild zu machen.

Denken Sie daran, dass Ihre Gangart auch davon abhängt, **welche Schuhe Sie tragen**. Legen Sie sich unbedingt bequeme Schuhe mit flachen Absätzen zu, die gut am Fuß sitzen und für die geplanten Spaziergänge oder Wanderungen geeignet sind.

Taschen können Ihren Gang ebenfalls beeinflussen. Verwenden Sie am besten einen Rucksack, eine Hüft- oder eine Gürteltasche.

Walkingstöcke können die Körperhaltung und das Gangbild verbessern. Probieren Sie auch einmal Wanderstöcke aus, die sich auf Ihre Körpergröße anpassen lassen.

Sollten Sie Hilfe benötigen, sehen Sie sich im Internet nach einem **Coach oder Kurs** um, mit dem Sie Ihren persönlichen Gehstil optimieren können.

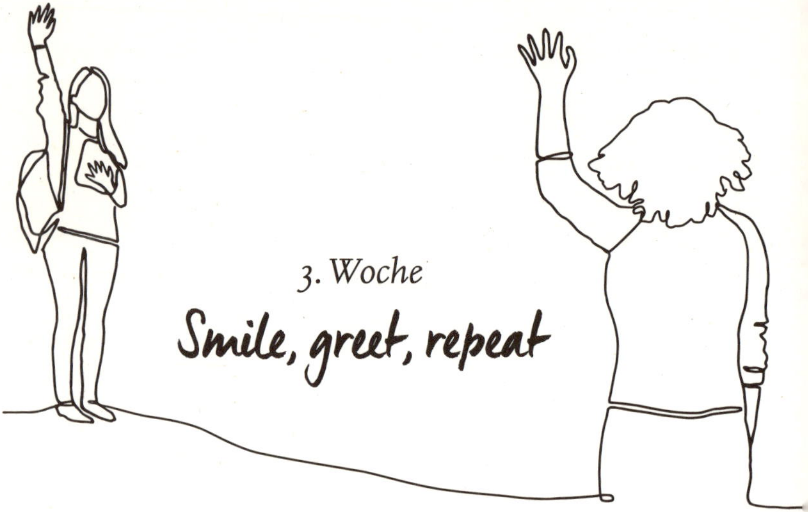

3. Woche

Smile, greet, repeat

Der dritte Montag im Januar wurde 2005 von dem britischen Psychologen Dr. Cliff Arnall zum traurigsten Tag des Jahres erklärt. Eine Kombination aus schlechtem Wetter, dunklen Nächten, verfehlten Neujahrsvorsätzen und der nachweihnachtlichen Flaute auf dem Konto gipfelten – so seine Behauptung – in einem Tag der universellen, kollektiven Depression, dem »Blue Monday«.

Arnall empfahl als Gegenmaßnahme, sich mit dem Gedanken an die Ferienzeit zu trösten. Ich dagegen halte es für wirkungsvoller, eine Runde um den Block zu gehen. Ein Spaziergang bietet uns Gelegenheit zu zufälligen Begegnungen mit anderen Menschen. Sie mit einem Lächeln zu begrüßen – ganz gleich, ob es sich um Nachbarn oder Fremde handelt –, verbessert unser Wohlergehen, in geistiger wie körperlicher Hinsicht, und sorgt dafür, dass wir glücklich anstatt gereizt nach Hause zurückkehren, verständnisvoll statt verdrossen. Wir müssen dazu nicht einmal Worte wechseln – ein Lächeln genügt.

Schon vor Jahren hegten Psychologen den Verdacht, dass ein einfaches Lächeln unsere Laune heben kann, auch wenn sie nicht genauer erklären konnten, wie und warum das so war. Doch nach der Devise »Durch Schein zum Sein« kann selbst ein aufgesetztes

Lächeln unser Wohlbefinden steigern. Eine Studie der University of South Australia[28] bestätigte, dass ein Lächeln (so gezwungen es auch sein mag) unser Gehirn täuschen und uns in eine optimistischere Stimmung versetzen kann: Die Versuchsteilnehmer wurden aufgefordert, sich einen Stift zwischen die Zähne zu klemmen, wodurch ähnliche Gesichtsmuskeln aktiviert wurden wie bei einem Lächeln. Sie berichteten im Anschluss, sie hätten sich nicht nur selbst fröhlicher gefühlt, sondern auch ihr Umfeld – einschließlich anderer Menschen – als positiver wahrgenommen. Ihr erzwungenes Lächeln hatte die Linse verändert, durch die sie die Welt betrachteten. Offenbar wird unser Gehirn sogar bei einem gewollten Lächeln dazu angeregt, Neurotransmitter auszuschütten, die uns ein gutes Gefühl vermitteln.

Ich sehe das Lächeln in diesem Experiment nicht als aufgesetzt oder erzwungen, sondern vielmehr als aktiviert. Wenn wir ein Lächeln aktivieren, führt das zu einer neurologischen Reaktion, die unsere Laune hebt und uns die Dinge als weniger düster empfinden lässt. Diese Art des Lächelns mag zunächst durchaus etwas gekünstelt erscheinen, doch nachdem ich es selbst ausprobiert habe, konnte ich feststellen, dass es nicht lange dauert, bis es sich völlig natürlich anfühlt. Einem Vorübergehenden ein Lächeln zu schenken und es erwidert zu sehen, ist eine der schnellsten Methoden, um aus einem aktivierten Lächeln ein echtes werden zu lassen. Und diese zwischenmenschliche Interaktion wiederum trägt dazu bei, uns in eine noch positivere Stimmung zu versetzen. Eric Wesselmann fand heraus[29], wie ungemein wichtig diese kurzen Momente sind, in denen wir mit anderen in Verbindung treten, da sie uns ein Gefühl der Zugehörigkeit geben. Er stellte fest, dass die Versuchsteilnehmer, die (aufgrund eines Lächelns, Nickens oder gegenseitigen Blickkontakts) merkten, dass sie von anderen erkannt wurden, ein größeres Selbstwertgefühl bekundeten als die Teilnehmer, die ignoriert wurden. Anderen Studien zufolge fühlen sich Menschen, die begrüßt wurden, eher dazu veranlasst, selbst zu grüßen oder andere anzulächeln – eine Art Dominoeffekt also, der dafür sorgen könnte, dass immer mehr Menschen ihren Tag ein wenig heiterer und hoffnungsvoller beginnen.

Lächeln (notfalls auch das Herumlaufen mit einem Stift zwischen den Zähnen) ist jedoch nicht die einzige Methode, wie man seinen Missmut oder unterschwelligen Trübsinn loswerden kann: So haben mehrere Studien ergeben, dass Probanden, die ihre Körperhaltung veränderten oder sich neue Gesten aneigneten, zuversichtlicher und entschlossener wurden. Andere neigten eher dazu, an sich zu glauben, wenn sie zuvor ihre Haltung verbessert hatten[30]; und eine Studie der San Francisco State University von 2018 fand gar heraus, dass Studenten mit einer aufrechten Körperhaltung besser in Matheprüfungen abschnitten als jene, die in sich zusammengesackt dasaßen.[31]

Gehen, grüßen und lächeln bewirkt aber noch mehr, als nur unsere eigene Laune zu verbessern. Wie Antonia Malchik in ihrem bahnbrechenden Werk *A Walking Life* erklärt, ist das Beachten und Grüßen anderer auf einem Spaziergang eine der Methoden, mit denen die Menschen seit jeher soziales Kapital geschaffen haben. Die kurze Interaktion im Vorbeigehen ist einer jener äußerst klebrigen Fäden, die eine Gemeinschaft erfolgreich zusammenhalten. Und die immense Bedeutung einer solchen Gemeinschaft für unser Wohlbefinden – ob wir einen »Blue Monday« erleben oder nicht – bestätigt eine Studie nach der anderen.[32]

Tipps

Ihre **persönliche Sicherheit** sollte stets im Vordergrund stehen. Ein Gruß oder Lächeln gegenüber Fremden ist nur dann angebracht, wenn Sie sich sicher sind, dass Sie nicht missverstanden werden können. Spaziergänger, die frühmorgens mit ihrem Hund um den Block gehen, gelten als besonders freundlich (und sind für gewöhnlich harmlos).

Wenn Ihnen danach ist, **ziehen Sie einfach die Mundwinkel** nach oben, grüßen Sie Ihr Gegenüber im Vorbeigehen mit einem breiten Lächeln, und lassen Sie auf diese Weise alle schlechte Laune, Verunsicherung, Enttäuschung und Niedergeschlagenheit einfach hinter sich ...

Die **Gehtechniken aus der 2. Woche** (Den Gang verbessern) werden Ihnen das nötige Selbstvertrauen geben, um andere anzulächeln und zu grüßen: Schultern zurück, aufrechte Körperhaltung, das Kinn emporgereckt, die Arme locker schwingend. Der Grund dafür ist derselbe: Unser Körper bringt das Gehirn mit diesem Trick dazu, Neurotransmitter freizusetzen – und die sorgen für beste Laune.

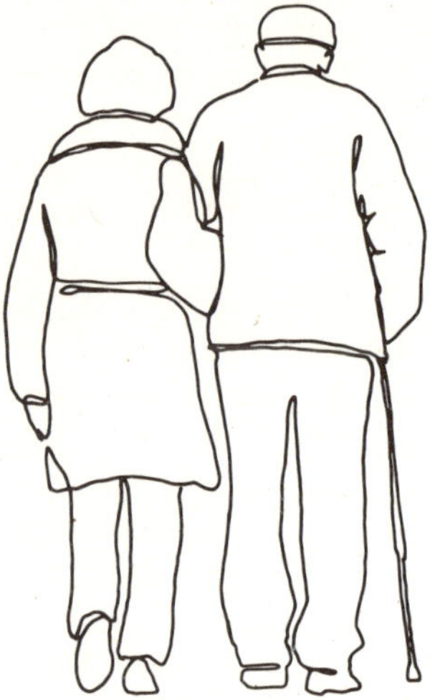

4. Woche

Die Entdeckung der Langsamkeit

Vor zwei Jahren brach ich mir einen Fußknochen. Man röntgte mich im örtlichen Krankenhaus, dann schickte man mich nach Hause, wo ich mein Bein hochlegen sollte. Ich besorgte mir einen Stapel Bücher und stellte mich darauf ein, die nächsten Wochen auf dem Sofa zu verbringen. Wenige Tage später rief mich die Orthopädin an und wollte wissen, wie ich mit dem Gehen zurechtkomme. »Gehen?«, gab ich am Telefon verblüfft zurück. »Wie soll ich denn bitte schön gehen?« Gelassen und mit großer Bestimmtheit forderte sie mich auf, aufzustehen, in meine orthopädischen Clogs zu schlüpfen und loszulaufen. »Nur ein einziger, langsamer Spaziergang ...«, versuchte sie mich zu überreden und meinte, ich solle einfach die Krücken oder einen Stock verwenden, viele Pausen einlegen und so langsam gehen, wie ich wollte – an dem Spaziergang selbst führe jedoch kein Weg vorbei. »Betrachten Sie es als ganz besonderes Vergnügen«, fügte sie hinzu. »Wie oft gestatten wir uns schon, auch mal langsam zu gehen?«

Obwohl das flotte Gehen als besonders förderlich für die allgemeine körperliche Verfassung gilt, ist ein gemächlicher Spaziergang unter Umständen ebenso wirkungsvoll. Eine tägliche langsame Runde kann – selbst mit zahlreichen Pausen – auf lange Sicht einen deutlichen positiven Effekt haben, und das nicht nur bei Menschen mit Gipsbein.

Nachdem amerikanische Forscher herausgefunden hatten, dass Mäusejunge mit aktiven Müttern in ihrem späteren Leben gesünder waren als jene mit trägen Müttern, beschlossen sie, das Experiment mit Menschen zu wiederholen. Mithilfe von Fitnesstrackern begleiteten sie 150 Frauen durch die Schwangerschaft und die erste Zeit der Mutterschaft. Regelmäßige Untersuchungen der Muttermilch zeigten, dass eine größere Menge an 3′-SL (Milch-Oligosaccharid 3′-Sialyllactose) produziert wurde, je mehr Schritte die Frauen zurücklegten. Man geht davon aus, dass Babys, die Muttermilch mit einer hohen 3′-SL-Konzentration bekommen, ein geringeres Risiko haben, später im Leben an Diabetes, Herzerkrankungen oder Fettleibigkeit zu leiden. Außerdem soll eine größere Menge an 3′-SL das Lern-, Konzentrations- und Erinnerungsvermögen von Kindern verbessern.[33] Was die Forscher jedoch am meisten überraschte, war, wie irrelevant dabei die Intensität der Bewegung war: Ein langsamer täglicher Spaziergang reichte aus, um die Produktion von 3′-SL in der Muttermilch anzukurbeln.[34]

Älteren Menschen, denen das Gehen schwerer fällt, legt die Forschung nahe, ihre Wanderstiefel nicht etwa an den Nagel zu hängen, sondern stattdessen ihre Gehtechnik entsprechend anzupassen. Für eine Studie wurden 36 000 Erwachsene über vierzig von einem Forscherteam begleitet, das über fast sechs Jahre die Dauer, Art und Häufigkeit ihrer sportlichen Betätigung dokumentierte. Die Ergebnisse ließen erkennen, dass jede Aktivität, ungeachtet ihrer Intensität, zu einem »deutlich niedrigeren Sterberisiko« führte.[35] Mehr als ein gemächlicher Spaziergang am Tag war dafür nicht nötig.

Sportwissenschaftler sind der Ansicht, dass regelmäßige Bewegung lebensnotwendig ist und nahezu jeder Mensch – ganz gleich, ob hochschwanger, über neunzig oder nach einer Verletzung – in der Lage ist, zumindest langsam zu gehen. Entscheidend ist dabei, dass wir den eigenen Gehstil entsprechend anpassen. Finnischen Forschern zufolge konnten ältere Menschen, die weiterhin längere Strecken zurücklegten, dafür jedoch Walkingstöcke verwendeten, langsamer gingen und viele Pausen einlegten, ein selbstbestimmteres Leben führen und verfügten über eine bessere geistige und körperliche Gesundheit als jene, die ihre Spaziergänge aus Sorge, sie könnten zu anstrengend oder umständlich sein, eingestellt hatten.

Wir wissen, dass bereits eine Stunde Sitzen den Blutfluss zwischen Beinen und Herz um 50 Prozent reduziert, was den Cholesterinspiegel steigen lässt und sich negativ auf Herz und Stoffwechsel auswirkt. Amerikanische Wissenschaftler behaupten jedoch, dass sich diese Schäden durch nur fünf Minuten langsames Gehen im Abstand von einer Stunde beheben lassen. Bei einer Gruppe von Männern, die genau dazu angewiesen worden waren, beeinträchtigte das lange Sitzen die Herzgesundheit nicht länger – »schon eine geringe körperliche Betätigung kann helfen«, so das Fazit des Forscherteams.[36]

Eine Studie der Universität Maastricht kam in einem Versuch mit achtzehn Studenten zu ähnlichen Ergebnissen. Diejenigen, die langsam, dafür aber besonders lange spazierten, wiesen einen signifikant niedrigeren Cholesterin- und Triglyceridspiegel und einen gesünderen Insulinspiegel auf als die, die eine Stunde lang wie verrückt Rad fuhren, den Rest des Tages jedoch am Schreibtisch verbrachten. Ausgedehnte, langsame Spaziergänge könnten sich positiver auswirken als kurze, intensive Sprints, vermutet Professor Hans Savelberg und fügt hinzu, das Wichtigste sei, generell nicht so lange zu sitzen.[37] Bei Übergewicht sind anderen Untersuchungen zufolge lange, langsame Spaziergänge besser, da dabei mehr Kalorien verbrannt und die Gelenke entlastet werden; eine Studie konnte nachweisen, dass das Gehen mit einer gemäßigten Geschwindigkeit von gut drei anstatt flotten fünf bis sechs Stundenkilometern die Belastung der Kniegelenke um bis zu 25 Prozent reduziert.[38] Eine andere Studie mit Menschen mittleren Alters kam zu dem Schluss, dass 8000 Schritte täglich in einem gemächlichen Tempo »in erheblichem Maß mit darüber entscheiden, ob man lebt oder stirbt«.[39] Kurz gesagt: Die Distanz – ungeachtet der Gehgeschwindigkeit oder der Anzahl der Pausen – spielt eine größere Rolle als die Intensität.

Selbstverständlich eignet sich ein gemütlicher Spaziergang in aller Ruhe auch hervorragend für eine ganze Reihe anderer Dinge –

ob es nun das Entwickeln neuer Ideen oder die Verdauungsförderung nach dem Abendessen ist (mehr dazu in der 41. Woche: Spaziergang nach dem Essen). Ein Grund dafür könnte sein, dass das langsame Gehen uns die Möglichkeit zur tiefen Bauchatmung gibt: lange, gleichmäßige Atemzüge aus dem Zwerchfell in der Hälfte der üblichen Frequenz (rund sieben Züge pro Minute). Diese Art der Atmung wirkt nicht nur beruhigend, sondern senkt auch nachweislich Puls und Blutdruck. Suzanne LeBlang, eine Neuroradiologin[40], die sich eingehend mit der Tiefenatmung befasst hat[41], nimmt an, dass diese den Vagus – einen der Hirnnerven – stimuliert[42]; dieser wiederum senkt das Stresslevel im Gehirn, indem er für Entspannung und Erweiterung der Muskelzellen sorgt, mit denen unsere Venen und Arterien ausgekleidet sind, und so das Blut besser zirkulieren lässt.

Tipps

Wenn Sie nur langsam gehen können, weil Sie gerade **ein Rehabilitationsprogramm durchlaufen**, sollten Sie auf alle Fälle zuerst Ihren Arzt konsultieren und dann für Ihre Spaziergänge eine Strecke ohne Unebenheiten oder Steigungen wählen.

Vermeiden Sie Gegenden mit hoher Schadstoffbelastung und viel befahrenen Straßen, besonders solchen, wo sich der Verkehr staut. Die Liste von Krankheiten, die mit der Umweltverschmutzung in Verbindung gebracht werden – von Alzheimer und Parkinson bis zu Asthma und dem tödlichen Verlauf einer Coronaerkrankung –, wird immer länger, je intensiver sich die Forschung mit dem Thema beschäftigt[43].

Gehen Sie hinaus in die Natur! Eine Studie mit 20 000 Teilnehmern zeigte, dass Menschen, die zwei Stunden pro Woche im Grünen unterwegs sind (ob bei einem einzigen Spaziergang oder auf mehrere verteilt), deutlich häufiger eine gute geistige und körperliche Verfassung zu Protokoll geben.[44]

Auch wenn Ihr Gehtempo sich verringert und die Strecken, die Sie zurücklegen, kürzer werden, **sollten Sie deren Wert niemals unterschätzen**, sondern immer an die Worte der Schriftstellerin und begeisterten Spaziergängerin Clara Vyvyan denken: »Ein Spaziergang von drei Kilometern kann eine ebenso große Bereicherung und Befriedigung darstellen wie einer von dreißig Kilometern.«[45]

5. Woche

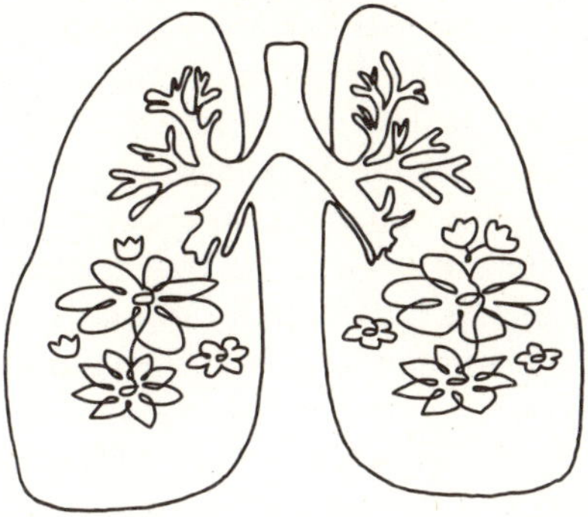

Beim Gehen richtig atmen

Immanuel Kant war berühmt dafür, jeden Tag um fünf Uhr nachmittags einen Spaziergang zu unternehmen. Er kam dieser Gewohnheit mit einer derartigen Präzision nach, dass die Bewohner seiner Heimatstadt Königsberg die Uhren danach stellen konnten. Pünktlichkeit war jedoch nicht das einzige Thema, dem Kant sich mit akribischem Eifer widmete. Er hegte auch ein geradezu obsessives Interesse für Gesundheit, wobei ihn seine eigene Atmung besonders faszinierte. So entwickelte Kant tatsächlich eine Technik, bei der er ausschließlich durch die Nase atmete – und das 250 Jahre bevor die Wissenschaft erkannte, welche Rolle die Nasenatmung für eine gute Gesundheit spielt. Kant war so darauf bedacht, nur durch die Nase zu atmen, dass er sich weigerte, mit Begleitung spazieren zu gehen – er fürchtete, bei einer Unterhaltung versehentlich durch den Mund Luft zu holen. Kant starb 1804 mit fast achtzig Jahren – für die damalige Zeit ein phänomenales Alter.

Die Nasenatmung wird oft mit Tiefenentspannung in Verbindung gebracht. Tatsächlich ist die Wissenschaft inzwischen sogar der Ansicht, dass sich durch das Einatmen durch die Nase und das Ausatmen durch den Mund weitaus mehr körperliche Vorteile erzielen lassen als nur ein allgemeines Gefühl der Ausgeglichenheit. Ein Spaziergang ist die ideale Gelegenheit, die eigene Atemtechnik zu vervollkommnen. Machen Sie sich also auf den Weg – und vergessen Sie nicht, immer schön durch die Nase zu atmen. Denn dabei spielt sich eine ganze Reihe von Prozessen ab, die dazu beitragen, Krankheitserreger, Allergene oder andere unerwünschte Stoffe aus der Luft zu filtern. Gleichzeitig wird in unseren Nasenhöhlen Stickstoffmonoxid produziert, was den Sauerstoffgehalt im Blut steigen lässt und somit auch die Durchblutung der Lungen fördert. Atmen wir dagegen durch den Mund ein, umgehen wir nicht nur das ausgeklügelte Filtersystem unserer Nase, sondern enthalten unseren Zellen auch den zusätzlichen Sauerstoff vor, da im Mund kein Stickstoffmonoxid gebildet wird. Von der Nase aus gelangt das Stickstoffmonoxid direkt in die Lungen, wo es nach Ansicht von Pharmakologen Viren abwehrt, die sich sonst dort vermehren und Atemwegserkrankungen hervorrufen könnten (darunter auch Coronaviren).

Stickstoffmonoxid ist ein äußerst bemerkenswertes Molekül, das unablässig in den Endothelzellen gebildet wird, mit denen unsere Arterien und Venen ausgekleidet sind. Erst vor 35 Jahren entdeckten Forscher es in unserem Körper, als sie die entscheidende Rolle erkannten, die es bei der Gefäßerweiterung spielt: Es trägt dazu bei, Bluthochdruck und Blutgerinnsel zu verhindern, und versorgt Gewebe und lebenswichtige Organe mit Blut. Außerdem unterstützt es die Abwehrkräfte und sorgt für ein gesundes Nervensystem. Eine unausgewogene Konzentration von Stickstoffmonoxid wurde sogar mit der Erkrankung an Parkinson und Alzheimer in Zusammenhang gebracht. In Hinblick auf Alterungsprozesse kommt dem Stickstoffmonoxid ebenfalls eine entscheidende Bedeutung zu, denn es sorgt für ein längeres Überleben der Zellen.[46] Letztendlich aber steht die Forschung über die komplexe Wirkungsweise des Stickstoffmonoxids noch ganz am Anfang.

Während des Ausbruchs von SARS zwischen 2002 und 2004 und der Coronapandemie 2020 vermuteten Wissenschaftler, dass Stickstoffmonoxid die Verbreitung bestimmter Viren in der Lunge verhindern könnte. Tatsächlich zeigte sich anhand mehrerer Studien, dass sie mit ihrer Annahme recht hatten: Bei Patienten mit

Lungenentzündung bestand eine größere Aussicht auf einen guten Heilungsverlauf, wenn sie Stickstoffmonoxid verabreicht bekamen. Außerdem stellte man fest, dass Probanden, die durch den Mund atmeten, einen niedrigeren Stickstoffmonoxidgehalt in den Atemwegen aufwiesen, dafür aber häufiger an Herzerkrankungen, Erschöpfung, Entzündungen, Kopfschmerzen, Stress, Mundgeruch und Zahnfäule litten. Die Forscher fragten sich deshalb, ob das zusätzliche Stickstoffmonoxid, das bei der Nasenatmung entsteht, möglicherweise die Virenbelastung in unserem Körper reduziert, indem es die Abwehrkräfte unseres Immunsystems verbessert.[47]

Man geht also davon aus, dass das Stickstoffmonoxid, das durch die Nasenatmung direkt in unsere Lungen gelangt, eine Rolle bei der Abwehr von Mikroorganismen und Viren spielt. Nach Ansicht von Professor Louis Ignarro, einem der drei Pharmakologen, die 1998 für ihre Entdeckungen zur Wirkungsweise von Stickstoffmonoxid den Nobelpreis verliehen bekamen, sollten wir »üben, richtig zu atmen, um die Menge an Stickstoffmonoxid in unseren Lungen zu erhöhen«[48].

Die Nasenatmung scheint sich zudem positiv auf unsere allgemeine Gesundheit und körperliche Fitness auszuwirken. Eine neuere Studie[49] kommt zu dem Schluss, dass wir durch die Nase langsamer einatmen und der Sauerstoff dadurch mehr Zeit hat, in die Blutbahn zu gelangen; auf diese Weise kann er jene Bereiche des Nervensystems, die zu unserer Erholung beitragen, leichter aktivieren. James Nestor zeigt sich in seinem Buch *Breath: Neues Wissen über die vergessene Kunst des Atmens* als überzeugter Verfechter der Nasenatmung und verweist darauf, dass sie den Blutdruck senkt, für besseren Schlaf sorgt, die Verdauung fördert, den Knochenaufbau begünstigt und möglicherweise sogar die Gehirnleistung verbessern kann. Bei seinen Selbstexperimenten mit dem Einatmen durch den Mund beziehungsweise die Nase während sportlicher Betätigung steigerte die Nasenatmung die Ausdauer und verkürzte die anschließende Erschöpfungsphase, während die Mundatmung zu Ermüdung, Übelkeit und schlechtem Atem führte.[50]

Sie sollten beim Gehen also den Mund schließen, Unterkiefer, Zunge und Gesichtsmuskulatur entspannen, langsam durch die

Nase einatmen und die Luft durch den Mund entweichen lassen. Auch wenn Ihnen das umso schwieriger vorkommen wird, je schneller Sie gehen, sollten Sie versuchen, sich darauf zu konzentrieren. Sie werden sehen, dass Sie – im Idealfall – schon bald weniger Erkältungen, eine größere Gelassenheit und mehr Energie haben.

Nestor zufolge beruht eine gute Gesundheit auf der richtigen Atmung: Sie sollte langsam und tief sein, mit einer Einatemphase von 5,5 Sekunden und einer ebenso langen Ausatemphase; insgesamt ergibt das eine aus mathematischer Sicht befriedigende Anzahl von 5,5 Atemzügen pro Minute.

Tipps

Sie wollen Ihre Nasenatmung perfektionieren? Dann versuchen Sie, **beim Gehen vor sich hin zu summen**. Auf diese Art wird ein schwingender Luftstrom in der Nase erzeugt, der noch einmal deutlich mehr Stickstoffmonoxid liefert: Bei summenden Versuchsteilnehmern wurde *fünfzehnmal* mehr Stickstoffmonoxid produziert als bei jenen, die normal atmeten.[51]

Sorgen Sie für eine **tadellose Haltung**: die Halswirbelsäule aufrichten, die Brust raus, die Schultern locker hängen lassen – so verbessert sich Ihre Atmung von ganz allein.

Stecken Sie ein **Taschentuch** ein: Bei kaltem Wetter führt Nasenatmung oft dazu, dass die Nase läuft. Und stellen Sie sich darauf ein, dass Sie Gerüche und Düfte besser wahrnehmen werden (mehr dazu in der 11. Woche: Rundgang mit Stadtgerüchen, und in der 38. Woche: Immer der Nase nach).

Zu guter Letzt ist das Atmen durch die Nase ein wesentliches Element der meiner Meinung nach besten Technik für **lange Anstiege im Gebirge** – mehr hierzu in der 34. Woche: Gehen wie die Nomaden.

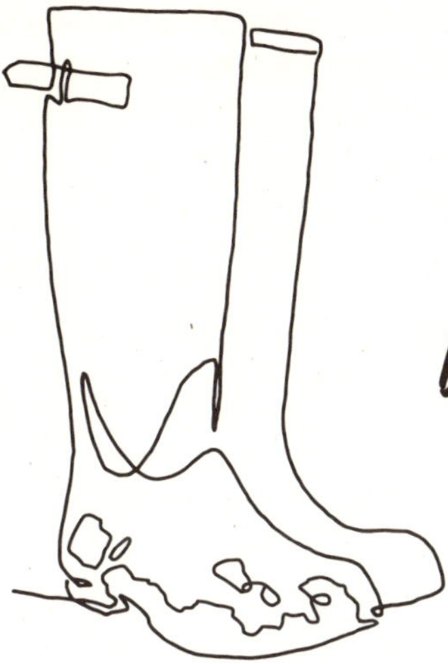

6. Woche

Durch den Matsch stiefeln

Oft entscheiden wir uns gegen einen Spaziergang, weil es draußen matschig und der Boden durchweicht ist. Aus Furcht, auszurutschen oder nasse, kalte Füße zu bekommen, vermeiden wir Wege, die schlammig sein könnten, und entscheiden uns für den Asphalt. Anstatt den zerfurchten, offenen Boden als Argument *gegen* einen Spaziergang zu sehen, sollten wir jedoch genau das Gegenteil tun: Nehmen Sie ihn als Anlass, nach draußen zu gehen, entscheiden Sie sich für den matschigen Weg – und vergessen Sie nicht, dabei tief durchzuatmen.

Die Wissenschaft erforscht die Zusammensetzung und die gesundheitsfördernden Eigenschaften von Erde, seit aus einem Bodenpilz erstmals Penicillin kultiviert wurde. Im Jahr 2015 gaben Forscher der amerikanischen Northeastern University die Entdeckung eines neuen, aus dem Boden gewonnenen Antibiotikums bekannt, das nachweislich resistente Stämme von Staphylokokken- und Tuberkuloseerregern abtöten kann.[52] Weitere Erkenntnisse folgten: So führten Wissenschaftler Versuche mit der Bodenmikrobe *Mycobacterium vaccae* durch, die – zumindest im Gehirn von Mäusen – die Produktion des Anti-Stress-Hormons Serotonin anregt und damit eine antidepressive Wirkung hat. Eine Studie des Russell Sage College in Troy, New York, konnte zeigen, dass Mäuse, denen man winzige Erdnussbuttersandwiches mit *M. vaccae* verabreicht hatte, weniger ängstlich waren, Neues effizienter lernten und sowohl schneller als auch geschickter durch Irrgärten liefen. Im *New Scientist* erklärten die Autoren der Studie, dass diese Mäuse »doppelt so schnell aus dem Irrgarten herausfanden und ein nur halb so stark ausgeprägtes Angstverhalten aufwiesen« wie Mäuse, die das Bakterium nicht bekommen hatten.[53]

Die stimmungsaufhellende Wirkung dieser Bodenbakterien war zufällig von der Londoner Onkologin Professor Mary O'Brien entdeckt worden. Sie hatte aus dem Bakterium ein Serum gewonnen und es im Krankenhaus Patienten mit Lungenkrebs verabreicht, in der Hoffnung, so deren Immunsystem anzukurbeln.[54] Stattdessen konnte sie eine andere Wirkung beobachten: Die Laune der Patienten verbesserte sich; sie erklärten, sie seien glücklicher und hätten weniger Schmerzen als andere, die nicht mit dem Bakterium behandelt worden waren. Erstaunlicherweise gaben sie sogar an, mehr Energie zu haben und klarer denken zu können.

Um Professor O'Briens Erkenntnisse zu überprüfen, injizierte ein Forscher der Bristol University das Bakterium in Mäuse, in der Annahme, es würde im Gehirn der Tiere zu einer Ausschüttung von Serotonin führen. Sein Experiment zeigte, dass sich die Mäuse, denen *M. vaccae* injiziert worden war, ruhiger verhielten als die, denen das Bakterium nicht verabreicht worden war.[55] Bei Gärtnern stieß diese Entdeckung auf große Begeisterung, denn sie hatten schließlich schon immer gewusst, dass das Arbeiten mit Erde die Stimmung hebt. Die Forscher vermuteten jedoch, dass die durch Erde ausgelöste Serotoninausschüttung nicht nur Angstgefühle abschwächen, sondern auch die Konzentration verbessern kann. »Unsere Studie hat eindeutig gezeigt, dass es gut ist, draußen zu sein … und dort in Kontakt mit diesen Organismen zu kommen«, schrieben sie. »Hält man sich im Freien auf, wo *M. vaccae* vorhanden ist, kann das Ängste verringern und die Fähigkeit, Neues zu lernen, verbessern.«[56]

Sich mit Matsch und Erde zu umgeben hat möglicherweise sogar eine positive Wirkung auf unseren Darm. Ein von australischen

Forschern durchgeführtes Experiment kam zu dem Ergebnis, dass Mäuse, die auf qualitativ hochwertiger Erde lebten, eine vielfältigere Mikrobiota, also Darmflora, aufwiesen und weniger ängstlich waren als die Kontrollgruppe, die entweder auf schlechter Erde oder ganz ohne Erde lebte. Entscheidender jedoch war, dass ihre Darmflora außerdem eine große Menge an Butyrat enthielt. Butyrat gilt als krebshemmend und antientzündlich, weshalb es einer der am besten erforschten und wünschenswertesten Bestandteile unserer Darmflora ist. In der Erde (vor allem in der des Waldbodens) wird ein Bakterium[57] produziert, das nach seiner Aufnahme Butyrat im Darm entstehen lässt. Man nimmt daher an, dass der Kontakt mit Böden, die eine hohe biologische Vielfalt aufweisen, gut für die Darm-, aber auch für die geistige Gesundheit sein könnte.[58]

Der Kontakt mit Matsch und Erde – vor allem in der Nähe landwirtschaftlich genutzter Flächen – verringert zudem möglicherweise das Risiko, an Asthma zu erkranken. Laut Dr. Helen Cox, einer der führenden britischen Kinderärztinnen, die schwerpunktmäßig zum Thema Allergien forscht, konnte in mehreren Studien ein Zusammenhang zwischen der niedrigen Anzahl an Asthmaerkrankungen bei Kindern, die auf dem Bauernhof aufgewachsen sind, und der breiten Bakterienvielfalt in ihrem Umfeld nachgewiesen werden.[59]

Inzwischen weiß man auch, dass Geosmin, ein von Bakterien produzierter, in feuchter Erde enthaltener Stoff, eine beruhigende Wirkung hat. Wir reagieren hochsensibel auf seinen intensiven Geruch und können selbst geringste Konzentrationen davon wahrnehmen (die Geruchsschwelle liegt bei einer Menge, die sieben Tropfen in einem vollen Schwimmbecken entspricht). Evolutionspsychologen gehen davon aus, dass wir den Geruch von Geosmin deshalb als beruhigend empfinden, weil er unseren Vorfahren einst signalisierte, dass in der Nähe Wasser und fruchtbarer Boden zu finden waren. Geosmin war somit der Duft des Überlebens.

Die Erkenntnisse sprechen also für sich: Wir sollten es nicht nur als einen besonderen Genuss betrachten, auf erdigen oder matschigen Wegen zu spazieren, sondern durchaus auch mal beherzt in die Erde hineingreifen, ihren Duft einsaugen und uns danach nicht allzu gründlich die Hände waschen.

Sie sind immer noch nicht überzeugt von den erstaunlichen Heilkräften der Erde? Das Gehen auf matschigem Boden – oder irgendeinem anderen unebenen Grund wie Geröll, Kies, Moor oder Kopfsteinpflaster – ist auch ein hervorragendes Training für unser Gleichgewicht. Die ständigen Ausgleichsbewegungen treiben die verschiedenen Muskeln in unserem Rumpf zu Höchstleistungen an und sorgen so für Kraft, Stabilität und eine gute Balance.

Tipps

Versuchen Sie doch einmal, den feuchten Untergrund entlang Ihrer Route **mit der Nase und den Händen** zu erkunden: das Laub des Waldbodens, den nassen Sand am Strand, das schlammige Ufer eines Flusses.

Stochern Sie ein wenig mit einem Stock in der Erde herum, um Geosmin freizusetzen.

Sie bleiben trotzdem lieber auf dem Asphalt? Überlegen Sie sich gut, ob Sie dem Matsch nicht doch den Vorzug geben: Eine neuere Studie[60] hat ergeben, dass ein Bestandteil von Asphalt unter dem Einfluss von Sonne und Regen **Tausende möglicherweise giftiger Substanzen** auswäscht und an die Umgebung abgibt.

Falls Sie Angst haben auszurutschen, **verwenden Sie Walkingstöcke oder Ihre Arme**, um das Gleichgewicht zu halten: Denken Sie daran, dass Sie mit jedem schlingernden Schritt räumliches Bewusstsein, Balance und Tiefenmuskulatur trainieren.

7. Woche

12-Minuten-Spaziergang

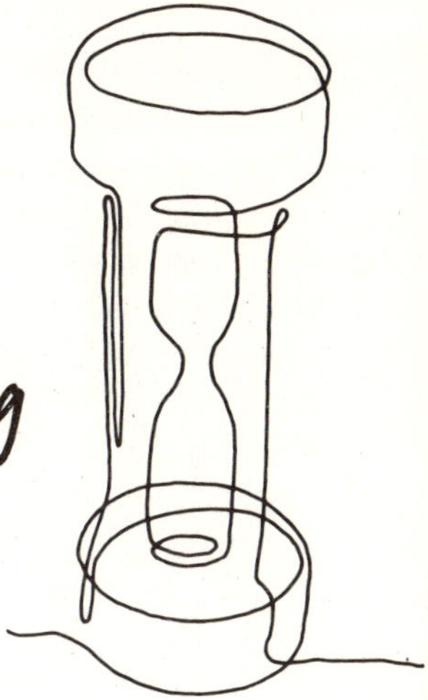

Bei uns allen gibt es Tage, an denen wir glauben, unmöglich auch noch Zeit für einen Spaziergang zu haben. Nachdem mein Vater ganz plötzlich und unerwartet an einem Herzinfarkt gestorben war, war ich in den darauffolgenden Wochen entweder wahnsinnig beschäftigt oder extrem erschöpft. Die Vorstellung, eine Runde an der frischen Luft zu drehen, erschien mir nahezu lächerlich ambitioniert.

Und doch sind wir gerade in diesen Zeiten der extremen Aktivität und der emotionalen Zerschlagenheit überwiegend zu Hause, obwohl wir Bewegung eigentlich am nötigsten hätten. Ebenso wie Stress verändert auch Trauer den Körper, fördert Entzündungsprozesse, vermindert die Abwehrkräfte und macht uns anfälliger für Herzerkrankungen. Während ich trauerte, mich einerseits gehen ließ, zugleich aber eine fieberhafte Geschäftigkeit an den Tag legte – eine besonders ungesunde Mischung aus Aktivität und Inaktivität –, landete in meinem Posteingang eine Studie des Massachusetts General Hospital, die mich veranlasste, mich schließlich doch zu einem (wenn auch sehr kurzen) Spaziergang aufzuraffen.[61]

Darin wurde nämlich behauptet, dass ich gar nicht stundenlang spazieren gehen musste; zwölf Minuten reichten angeblich aus, um meinen Gesundheitszustand erheblich zu verbessern. Die Forscher hatten 411 Männer und Frauen mittleren Alters gründlich untersucht und die Konzentration von 588 unterschiedlichen Stoffwechselprodukten gemessen, die in ihrem Blut zirkulierten. Auf diese Weise erstellten sie für jeden Versuchsteilnehmer ein sogenanntes Metabolitenprofil. Metaboliten sind kleine Moleküle, die erkennen lassen, wie gut (oder schlecht) unser Körper und wie effizient unsere zelleigenen Reparaturmechanismen funktionieren. Die Medizin verwendet sie als biologische Marker, um beurteilen zu können, was in uns vor sich geht, und beispielsweise den Zustand unseres Herzens oder Stoffwechsels zu überprüfen.

Mithilfe der vor und nach körperlicher Betätigung ermittelten Werte konnten die Forscher nicht nur feststellen, wie die Bewegung jeden einzelnen Metaboliten beeinflusste, sondern auch, wie viel Bewegung nötig war, bis es zu diesen Veränderungen kam. Man fand heraus, dass schon nach zwölf Minuten flottem Gehen mehr als 80 Prozent dieser bemerkenswert aufschlussreichen Biomarker positivere Werte aufwiesen. Einer der 502 veränderten Metaboliten war Glutamat: Im Körper jedes Menschen ist Glutamat enthalten, das von unserem Gehirn ausgeschüttet wird, wenn wir Stress oder Toxinen ausgesetzt sind. Ein erhöhter Glutamatspiegel ist ein Indikator für Herzkrankheiten, Diabetes und eine geringere Lebenserwartung. Außerdem konnte ein Zusammenhang zwischen zu viel Glutamat und einem Mangel an Gehirnzellen festgestellt werden, was bedeutet, dass große Mengen Glutamat eine Rolle beim Gehirnschwund spielen könnten. Doch nach nur zwölf Minuten Bewegung sank der Glutamatspiegel im Blut in der Regel um 29 Prozent. Zugleich verringerte sich ein anderer Metabolit[62], der mit Lebererkrankungen und Diabetes in Verbindung steht, um 18 Prozent und ein weiterer[63], der uns hilft, Fetteinlagerungen abzubauen, um 33 Prozent.

»Was uns erstaunte, war, welche Wirkung schon eine kurzzeitige sportliche Betätigung auf den Blutspiegel von Metaboliten hat, die so entscheidende Körperfunktionen beeinflussen wie Insulinresistenz, oxidativen Stress, vaskuläre Reaktivität, Entzündungen und Langlebigkeit«, erklärte Gregory Lewis, der Hauptautor der Studie.[64]

Er ist außerdem Sektionsleiter der Abteilung für Herzinsuffizienz am Massachusetts General Hospital, was mich aufhorchen ließ – schließlich war nicht nur mein Vater vor Kurzem an plötzlichem Herzversagen gestorben; auch ich verspürte in meiner nächtlichen Trauer oft einen so krampfartigen Schmerz, dass ich mich selbst einem Herzinfarkt nahe fühlte.

Offenbar war ein täglicher Spaziergang für einen Menschen, den die Trauer quält, wichtiger denn je. So rang auch ich mich dazu durch, den Papierkram, der sich auf meinem Schreibtisch türmte, und mein scheinbar unstillbares Verlangen, mich auf das Sofa zu verkriechen, zu ignorieren und nach draußen zu gehen. Laut der Studie war dabei nur eines entscheidend: Der Spaziergang sollte »kraftvoll« oder »intensiv« sein – ein gemächlicher Bummel würde nicht ausreichen. Das Gehen in einem strammen Tempo oder auch bergauf gilt als ideal, denn es beschleunigt den Puls, lässt uns schwitzen und ein wenig außer Atem kommen. Auch ich fand eine geeignete Strecke von zwölf Minuten, die ich einmal täglich so flott wie möglich zurücklegte.

Tipps

Sie wissen nicht genau, was mit einem »strammen Tempo« gemeint ist? Nehmen Sie sich vor, auf **hundert Schritte oder mehr pro Minute** zu kommen. Stellen Sie den Wecker Ihres Handys auf sechzig Sekunden und zählen Sie jeden Schritt, bis Sie hundert erreicht haben. Klingelt der Wecker, bevor Sie hundert Schritte gemacht haben, versuchen Sie das Tempo zu erhöhen.

Sie können nicht so schnell gehen? Trainieren Sie Ihre Gehgeschwindigkeit, indem Sie **kurze Phasen der Beschleunigung** einbauen und dann für ein oder zwei Minuten wieder in Ihrem normalen Tempo gehen (die Harvard-Fitnessberaterin Michele Stanten empfiehlt Intervalle von fünfzehn, dreißig oder sechzig Sekunden). Wiederholen Sie diesen Ablauf mehrmals.

Die richtige Gangart wird Ihnen dabei helfen, Ihr Gehtempo zu steigern. Trainieren Sie die Haltungsübungen und Techniken für einen guten Laufstil, die in der 2. Woche (Den Gang verbessern) vorgestellt werden.

Stellen Sie den **Wecker Ihres Handys auf zwölf Minuten**, wenn Sie von Ihrer Haustür aus losgehen, sodass Sie – außer vielleicht an besonders verkehrsreichen Tagen – an nichts anderes denken müssen und einfach nur in Ihre Turnschuhe schlüpfen können.

Jedem von uns sollte es gelingen, zwölf Minuten Zeit zu finden. Wenn Sie **tagsüber sehr beschäftigt** sind, versuchen Sie es doch einfach mit einem kurzen, knackigen Nachtspaziergang (mehr dazu in der 45. Woche: Nachtspaziergang), oder raffen Sie sich zu einem strammen Fußmarsch vor dem Frühstück auf (mehr dazu in der 10. Woche: Spaziergang am frühen Morgen).

Sie haben doch etwas mehr Zeit? **Mehrere kurze Spaziergänge** können den Blutdruck eher senken als ein einziger längerer Spaziergang – das gilt vor allem für Frauen.

Trauern ist unglaublich anstrengend. Meine ersten Spaziergänge waren ehrlich gesagt alles andere als flott, doch ich versuchte meine Pumpe trotzdem zu fordern und so »kraftvoll« zu gehen wie möglich. **Beginnen Sie einfach so langsam, wie es Ihnen behagt ...**

8. Woche

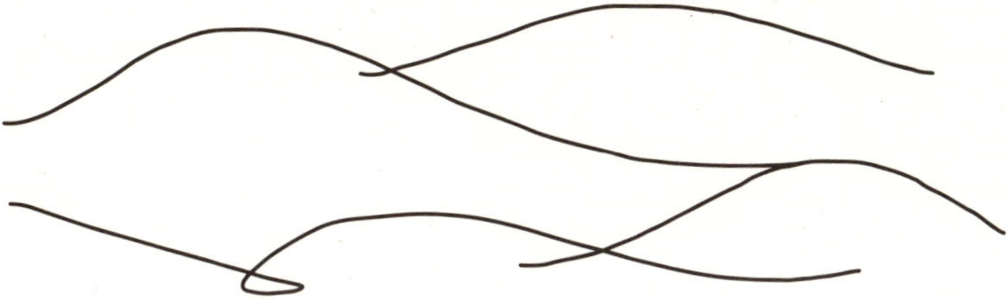

Gehen mit Aussicht

Als Dr. Francine Shapiro 1987 einen Spaziergang durch den örtlichen Stadtpark machte, bemerkte sie, dass das einfache Hin- und Herbewegen ihrer Augen beim Betrachten der Umgebung sie ruhiger und entspannter werden ließ. Nach jahrelanger Forschung entwickelte sie eine Therapieform, die auf diesem Vorgang basiert, aber überall angewandt werden kann, da die Therapeuten die Augenbewegung dabei mit ihren Händen herbeiführen. Seitdem wurde das sogenannte EMDR (*Eye Movement Desensitation and Reprocessing,* Augenbewegungsdesensibilisierung) erfolgreich bei Tausenden von Menschen mit posttraumatischer Belastungsstörung eingesetzt und in mehr als fünfzig Studien validiert. Seine Wirkung beruht dabei einzig auf der Augenbewegung, etwas, das ganz unwillkürlich geschieht, wenn wir einen Spaziergang machen. Sehen wir uns diesen Vorgang also etwas genauer an.

Wenn wir geradeaus gehen, nehmen unsere Augen automatisch wahr, was vor uns liegt. Dr. Andrew Huberman, Neurowissenschaftler an der Stanford School of Medicine und Gründer des Huberman Lab, beschreibt das als »Panoramablick«, eine Form des Sehens, mit der wir unsere gesamte Umgebung erfassen. Sie steht im

Gegensatz zum intensiven fokalen Sehen, das immer dann stattfindet, wenn wir am Bildschirm arbeiten, ein Buch lesen oder auf das Handy schauen. Mit einem Panoramablick nehmen wir die Landschaft als einen Prozess wahr, der auch als »optischer Fluss« bezeichnet wird. Wir können uns das als eine Art visuelles Streaming vorstellen, das uns sagt, wohin wir gehen oder wie wir ein Ziel am besten erreichen.

In unseren Augen befinden sich in einer Zellschicht an der inneren Netzhaut winzige neuronale Schaltstellen, die bei Panoramablick und gleichzeitiger Bewegung unser Gleichgewichtssystem aktivieren, damit wir nicht stürzen. Ebenso entscheidend ist jedoch die Fähigkeit dieser Zellschichten, ein Gefühl von Anspannung und Angst zu mindern. Mehrere Studien haben gezeigt, dass wir unsere Umgebung durch den optischen Fluss mit einem weiten Blick erfassen, was die Amygdala – das Stresserkennungssystem des Gehirns – zur Ruhe kommen lässt und uns entspannter macht. Im Rahmen einer EMDR-Therapie werden traumatische Erinnerungen hauptsächlich mithilfe einer bestimmten Abfolge von Augenbewegungen verarbeitet; sie scheinen zu verhindern, dass diese Erinnerungen als Blockade wirken, und sorgen dafür, dass sie richtig eingeordnet und abgespeichert werden.[65]

Zwar ist noch nicht geklärt, wie dieser Prozess genau abläuft, doch scheint die Zellschicht im Hippocampus hinter der Netzhaut etwas mit unserer Fähigkeit zu tun zu haben, Erinnerungen zu verarbeiten, abzuspeichern und wieder abzurufen[66]. Hubermans Arbeiten[67] zufolge ist der weite Panoramablick im Vergleich zum angestrengten Fokussieren in die Nähe, das wir die meiste Zeit über betreiben, eine Entlastung für unser Gehirn. Wir können einen Zustand größerer innerer Ruhe erreichen, wenn wir unseren Blick schweifen lassen. Und obwohl wir dabei entspannter sind, ist unsere Reaktionszeit laut Huberman kürzer. Er geht davon aus, dass sich unser Sehen und unser Gehirn zur Zeit der Jäger und Sammler in dieser Weise entwickelte, damit wir uns möglichst ruhig fortbewegen und Wasserstellen oder Tiere aufspüren konnten. Er meint, dass wir nur dann zum grundsätzlich anstrengenderen fokalen Sehen wechseln mussten, wenn es unbedingt erforderlich war. Heutzutage dagegen verbringen wir immer mehr Zeit damit, uns auf Tätigkeiten zu konzentrieren, die in unserem engeren Sichtfeld liegen. So fehlt unseren Augen und unserem Gehirn der weite Blick, der sich in das Gedächtnis unserer nomadischen Vorfahren einprägte. Vielleicht ist das der Grund dafür, dass die Augenbewegungen, die wir beim Spazierengehen ganz automatisch machen, uns helfen, schwierige Erinnerungen einfacher und erfolgreicher einzuordnen.

Um die therapeutische Wirkung des Gehens in vollem Umfang nutzen zu können, müssen wir also mit unseren Augen gehen. Wenn wir in einer fremden Umgebung unterwegs sind (beispielsweise im Urlaub) und mit unserem Blick eine Landschaft betrachten und erfassen, die uns nicht vertraut ist, werden die neuronalen Zellen an der Rückseite der Augäpfel stärker aktiviert als sonst. Probieren Sie also ruhig mal eine andere Route aus, und schlendern Sie über einen Friedhof oder durch einen Wald, in dem Sie noch nie waren.

Doch auch bei unserer täglichen Runde um den Block können wir den Blick weiten, indem wir unsere Umgebung aufmerksam und in aller Ruhe betrachten. Wenn wir die Ohrstöpsel rausnehmen oder den Kopf heben, können wir zum Beispiel viel eher Wetteränderungen, den Wechsel der Jahreszeiten oder den Formationsflug der Stare wahrnehmen. Legen wir den Kopf ein wenig in den Nacken und richten den Blick nach oben, werden wir Dinge sehen, die uns bislang entgangen sind – bauliche Besonderheiten, das Spiel der Sonne im Blätterdach, bizarre Wolkenformationen, das Aufblitzen eines schillernden Vogelflügels.

Tipps

Heben Sie beim Gehen den Blick von den Baumkronen oder Kaminen immer wieder auch mal zum Himmel oder zum Horizont.

Versuchen Sie, die Augen über die Silhouette der Stadt oder den Horizont **schweifen zu lassen**. Eine Augenbewegung weit nach links und rechts trägt angeblich besonders gut zu einem Gefühl der inneren Ruhe bei.

Aktivieren Sie Ihr peripheres Sehen – oft sind Tiere (oder aber herannahende Autos) als Erstes aus den Augenwinkeln zu erkennen. Diese Fähigkeit lässt mit dem Alter nach, vor allem, wenn wir keinen Gebrauch von ihr machen – Spazierengehen kann dazu beitragen, sie wiederherzustellen.

Sie wollen **schneller gehen**? Wenn wir mit den Augen etwas fixieren, das sich direkt vor uns befindet (zum Beispiel einen Baum), gehen wir um 23 Prozent schneller – und außerdem müheloser –, als wenn wir uns umschauen.

Probieren Sie **eine der vielen Techniken** aus, die auch die schottische Schriftstellerin und leidenschaftliche Wanderin Nan Shepherd verwendete: Wenn sie die Welt aus einem neuen Blickwinkel sehen wollte, beugte sie sich vornüber und schaute zwischen ihren Beinen hindurch, sodass es aussah, als würde die Landschaft »auf dem Kopf stehen«, und rief dann aus: »Wie anders doch alles plötzlich ist!«[68]

Gehen Sie einfach mal rückwärts (mehr dazu in der 48. Woche). So lässt sich der Panoramablick auf völlig neue Weise umsetzen, und Sie können gleichzeitig Ihr Gehirn trainieren und die Knie schonen.

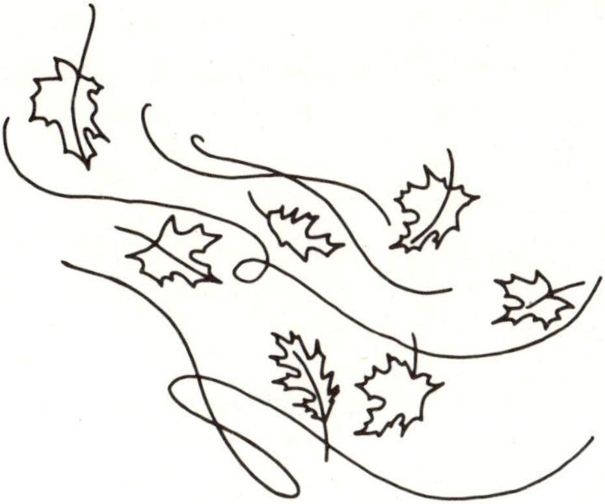

9. Woche

Mit der Nase im Wind

Der australische Geologe und Forscher Douglas Mawson führte 1911 eine Expedition in die Antarktis. In diesem dunklen, eiskalten Winkel der Erde brachten er und sein Team die Kunst des »Orkanwanderns« zur Perfektion – eine Form der Fortbewegung, die sich die unablässig wütenden Stürme der Region zunutze machte. Mawson sollte diese starken Winde zeit seines Lebens nicht mehr vergessen und schrieb später: »Von einem sich aufbäumenden Sturmwirbel erfasst zu werden, hinterlässt in einem einen unauslöschlichen Sinneseindruck, wie man ihn im gesamten Spektrum der Naturschauspiele kaum ein zweites Mal erleben wird.«[69]

Was aber macht es zu einem so beeindruckenden Erlebnis, bei starkem Wind unterwegs zu sein? Bewohner von Gegenden, die für ihre lebhaften Winde berühmt sind (darunter der Alpenföhn, die Tramontane zwischen Spanien und Frankreich oder die Bora, die von Italien bis Albanien fegt), haben seit jeher von sehr unterschiedlichen Erfahrungen berichtet. Viele Menschen lieben die Kraft und Frische dieser heimischen Winde. So schrieb zum Beispiel van Gogh die rasende Leidenschaft seines Malstils der Intensität seiner Gedanken zu, wie der Mistral sie herbeiführte.

In Eritrea bezeichnet man den Wind als *tuum nifas,* was so viel bedeutet wie »köstlicher Wind«, eine Brise, die Labsal für unsere Seele ist. In den Niederlanden nennt man es *lekker uitwaaien,* also »sich schön den Wind um die Nase wehen lassen«, wenn man einen Spaziergang bei windigem Wetter unternimmt. Diese Beschäftigung kommt einem emotionalen Frühjahrsputz gleich: Der alte Staub wird fortgeblasen und lässt uns gestärkt, wiederbelebt und bereit für einen Neustart zurück.

Doch kann Wind uns tatsächlich so stark beeinflussen? Hippokrates jedenfalls war überzeugt davon, rief er doch zur Vorsicht auf, wenn der Wind aus Norden, Süden oder Westen kam. Winde aus östlicher Richtung, erklärte er, seien dagegen heilsam. Noch steckt die Biometeorologie (die Wissenschaft von den Auswirkungen der Atmosphäre auf uns und das Ökosystem) in den Kinderschuhen, doch im Zusammenhang mit Wind werden inzwischen schon mehrere Theorien diskutiert: Wie wirkt sich der Anstieg der Ozonwerte auf uns aus? Welche Folgen haben Schwankungen des Luftdrucks? Der britische Wissenschaftler Lyall Watson stellte vor vierzig Jahren die Hypothese auf, dass kräftige Winde zu einer vermehrten Produktion und intensiveren Zirkulation von Adrenalin in unserem Blut führen – eine typische Stressreaktion: »Der Stoffwechsel beschleunigt sich, die Blutgefäße in Herz und Muskeln erweitern sich, die Hautgefäße verengen sich, die Pupillen weiten sich, und die Haare zeigen eine verstörende Tendenz, zu Berge zu stehen, was ein unbehagliches Kribbeln verursacht.«[70]

Vor sechzig Jahren begannen zwei israelische Wissenschaftler den Sharav zu untersuchen, den heißen, trockenen Wind Nordafrikas, und kamen zu dem Schluss, dass starke Winde tatsächlich eine Wirkung auf unsere Psyche haben. Sie vermuteten, dass es durch die höhere Konzentration positiv geladener Ionen, die bei stürmischen Winden zu beobachten ist, zu einer Überproduktion von Serotonin kommt. Auch wenn spätere Studien weniger eindeutig waren, gilt es inzwischen als anerkannt, dass viele Menschen auf das Wetter reagieren und vorhandene Vorlieben oft familiär bedingt sind – dass also in unserer DNA verankert ist, ob wir ein bestimmtes Klima bevorzugen oder nicht.[71]

Eine kühle Brise an einem heißen Tag schätzen wir wohl alle, doch bei lebhaftem oder gar stürmischem Wind scheiden sich die Geister – so zumindest eine schwedische Studie, der zufolge eine höhere Windgeschwindigkeit die Stimmung mancher Spaziergänger hob, die anderer hingegen sinken ließ. Eine frühere Untersuchung ergab außerdem, dass Frauen stärker auf Wetterbedingungen – also auch auf den Wind – reagieren als Männer.[72]

Die Künstlerin Georgia O'Keeffe hatte ein Faible für Spaziergänge bei windigem Wetter, was möglicherweise ihren niederländischen Wurzeln geschuldet war. Ihre frühen Briefe strotzen nur so vor wiederkehrenden Hinweisen darauf, als wie belebend oder erregend sie das Unterwegssein bei Wind empfand. »Ich mag den Wind – er entspricht mir mehr als irgendetwas sonst – ich mag es, wie er alles verweht …«, schrieb sie 1917. Für O'Keeffe war ein Spaziergang im stürmischen Wind von Texas ein idealer Energiespender, der Müdigkeit und Lethargie einfach davonblies und jede Unzufriedenheit im Keim erstickte.[73]

O'Keeffe wanderte durch Wüsten und weite Ebenen, doch auch Waldspaziergänge sind ein ganz besonderes Erlebnis, wenn eine frische Brise weht. Im Wald können wir dem Wind lauschen, der durch die Baumwipfel rauscht und jeder Art (vor allem Espe, Weide und Kiefer) ihren ganz eigenen Klang entlockt. Wir hören das Rascheln des trockenen Laubs, das über den Boden geweht wird, das Knarzen der Baumstämme, das Peitschen der Äste. Auch Seen sorgen an böigen Tagen, wenn Licht und Luft die Wasseroberfläche zum Leben erwecken, für ein anregendes Schauspiel. An der Küste wiederum spüren wir die spektakuläre Wucht der Brandung und den stürmischen Wellengang. Ein Spaziergang bei Wind, ganz gleich, in welcher Landschaft, ist ein Erlebnis für alle Sinne; wir können es hören, sehen und fühlen – ganz so wie Mawsons »Sturmwirbel«, der jenen »unauslöschlichen Sinneseindruck« hinterließ.

Ganz nebenbei eignet sich Wind aber auch hervorragend dazu, die eigene Abwehr zu trainieren: Bläst er beim Spazierengehen von vorn, stemmen wir uns automatisch dagegen und spannen die Bein- und Brustmuskulatur an; auch die Lungen haben dann mehr zu tun. Kommt der Wind von hinten, müssen die Bauchmuskeln stärker arbeiten, damit wir unser Gleichgewicht halten können. Es gibt keine bessere Methode, Kalorien zu verbrennen und Muskeln aufzubauen, als bei kräftigem Wind bergauf zu gehen!

Außerdem sorgt Wind dafür, dass schadstoffbelastete Luft schneller zerstreut wird, weshalb windige (ebenso wie regnerische) Tage ideal für Spaziergänge in der Stadt sind. Sowohl dort als auch auf dem Land ist dann weniger los – im Hinblick auf Spaziergänger, aber auch auf Stechmücken und andere fliegende Insekten, die bei Wind lieber Schutz suchen (zudem verteilt Wind das Kohlendioxid, das wir ausatmen und das auf Mücken höchst anziehend wirkt; windige Tage sind auch deshalb mückenfreie Tage). Nutzen Sie also die Gelegenheit, und lassen Sie sich mal wieder tüchtig *uitwaaien*.

Tipps

Bei einer steifen Brise spricht nichts gegen einen Spaziergang. Ähnelt der Wind hingegen Mawsons »sich aufbäumendem Sturmwirbel«, könnten die folgenden Hinweise ganz nützlich sein:

- Lange Haare, Schals und andere herabhängende Dinge sollten Sie **lieber zusammenbinden oder verknoten**. Tragen Sie einen Hut, der eng am Kopf sitzt oder sich unter dem Kinn mit einem Bändchen sichern lässt. Vermeiden Sie weite, schlabbrige Kleidung, und schließen Sie die Reißverschlüsse an den Taschen.
- Bei **kaltem Wind** empfehlen sich Handschuhe, ein winddichter Anorak und mehrere Schichten Kleidung übereinander.
- **Cremen** Sie Haut und Lippen regelmäßig mit Feuchtigkeitscreme ein, vor allem bei heißem, trockenem Wind.

- Setzen Sie sich eine **Sonnenbrille** auf, wenn der Wind Staub aufwirbelt.
- Wählen Sie eine Route, bei der Sie **vor scharfen Böen geschützt** sind, und meiden Sie Klippenränder, Felsvorsprünge, ausgesetzte Orte und steile Grate.
- Verwenden Sie eine **durchsichtige Plastikhülle** für die Wanderkarte oder den Stadtplan, oder benutzen Sie das GPS Ihres Handys.
- Mit **Wanderstöcken** können Sie leichter gehen und das Gleichgewicht besser halten.
- Bei Windgeschwindigkeiten von **mehr als 35 Stundenkilometern** sollten Sie auf einen Spaziergang verzichten und Bergkuppen meiden, da es dort meist besonders stürmisch ist.
- Trinken Sie **genügend Wasser** – ein Spaziergang im Wind entzieht dem Körper Feuchtigkeit.

Sie wollen den **Stechmücken entgehen**? Dann wählen Sie für Ihren Spaziergang einen Tag, an dem die Windgeschwindigkeit ihrer Fluggeschwindigkeit entspricht (zwischen 1,45 und 5,8 Stundenkilometer).

10. Woche

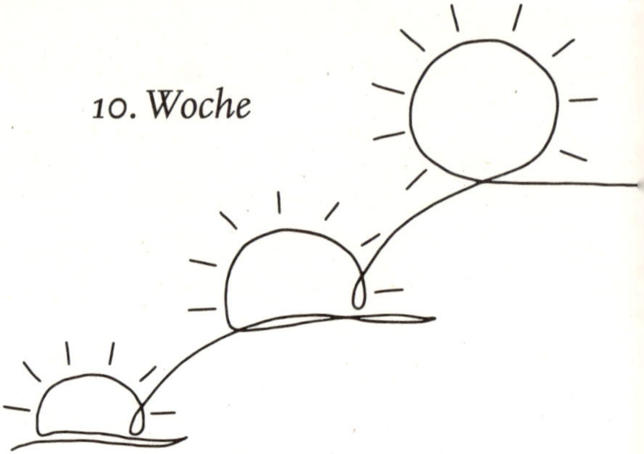

Spaziergang am frühen Morgen

»Ich gehe immer hinaus, kurz bevor es hell wird«, schrieb die britische Schriftstellerin Harriet Martineau 1847. »Ein Spaziergang zu dieser frühen Stunde hat zahlreiche Vorzüge, hilft mir aber auch, mich geistig auf meine Arbeit einzustellen.«[74] Sie war auch ohne wissenschaftliche Belege vom umfassenden Nutzen eines frühmorgendlichen Spaziergangs überzeugt, doch inzwischen ist es tatsächlich gelungen, die von ihr genannten »zahlreichen Vorzüge« nachzuweisen. Das Fazit: Sollten Sie nur einmal am Tag zu Fuß unterwegs sein, tun Sie das am besten gleich in der Früh.

Warum? Weil es in erster Linie das Licht ist, das als Zeitgeber für sämtliche Zellen und Neuronen unseres Körpers fungiert. Wenn sie direkt in der ersten Stunde nach dem Aufwachen eine kräftige Ladung Licht abbekommen, kann sich unsere innere Uhr einstellen. Wir brauchen uns dazu nicht stundenlang dem Tageslicht auszusetzen – ein Spaziergang von zehn Minuten reicht aus. Auch schlechtes Wetter sollte uns nicht davon abhalten, denn selbst bei Bewölkung hat das trübe Tageslicht noch mehr Lux (eine der Maßeinheiten für die Beleuchtungsstärke oder Helligkeit) als jede Lampe im Innenraum.

Am niedrigsten ist unsere Lichtempfindlichkeit gleich nach dem Aufwachen. Das heißt also, dass es ziemlich hell sein muss, wenn unser Gehirn wach werden und der circadiane Rhythmus auf »Tag« umschalten soll. Für eine erholsame Nachtruhe ist es entscheidend, wie wir die erste Stunde des Tages verbringen. Das Morgenlicht bringt die Nervenzellen unserer Netzhaut in Gang und sorgt dafür, dass die Produktion von Melatonin (jenem Hormon, das uns schläfrig macht und nachts beim Einschlafen hilft) heruntergefahren wird. Bei einer Lichtexposition in der Früh wird unser Körper außerdem von Cortisol durchströmt, das uns Energie verleiht und belebt. Daher sollten Sie Ihre Sonnenbrille auf Ihrem Morgenspaziergang unbedingt für mindestens ein paar Minuten absetzen (außer an gleißend hellen Tagen).

Das Morgenlicht regt den Körper darüber hinaus zur Ausschüttung von Serotonin an, einem in den Nervenzellen produzierten Stoff, der unsere Stimmung hebt. Er steuert, wie gut wir schlafen, und wird schließlich in Melatonin umgewandelt, das wir für einen tiefen Schlaf benötigen.[75] So merkwürdig es auch klingen mag: Ein morgendlicher Spaziergang ist damit vermutlich das Beste, was wir tun können, wenn wir nachts besser schlafen wollen.

Doch Morgenlicht kann noch weitaus mehr. Eine Runde am frühen Morgen schützt möglicherweise sogar das Herz: Einer neueren Studie zufolge kann helles Licht unser Herz-Kreislauf-System gesund halten und stärken, indem es ein bestimmtes Gen aktiviert, das die Blutgefäße kräftigt und so das Herzinfarktrisiko senkt. Dass es in den Wintermonaten häufiger zu Herzinfarkten kommt und daher offenbar ein Zusammenhang zwischen Licht und Herzerkrankungen besteht, war bereits bekannt. Nun war bei Studienteilnehmern, die an fünf aufeinanderfolgenden Tagen von 8:30 bis 9:00 Uhr hellem Licht ausgesetzt worden waren, allerdings auch noch ein erhöhter PER2-Spiegel zu beobachten. Dieses Protein ist unerlässlich für einen funktionierenden circadianen Rhythmus, da es den Stoffwechsel verbessert und die Blutgefäße stärkt. Als man das Experiment zuvor mit *blinden* Mäusen durchgeführt hatte, zeigte das helle Licht keine Wirkung, was als Hinweis darauf gelten kann, welche entscheidende Rolle unseren Augen zukommt.[76]

Bei den Experimenten verwendete man Licht mit 10000 Lux. Zur Orientierung: In Europa weist das Tageslicht zwischen 1000 und 100000 Lux auf, je nach Tages- und Jahreszeit, geografischer Breite, genauem Ort und Grad der Bewölkung. So lässt sich beispielsweise an einem typisch deutschen Wintermorgen mit leicht bedecktem Himmel eine Lichtintensität von 6000 Lux messen. Im Sommer steigt sie auf rund 90000 Lux an. Damit kann kein Fitnessstudio mithalten: In Innenräumen werden im Durchschnitt eher 500 Lux gemessen. Genauso wenig bringt das Gehen hinter einem Fenster, da Glas einen Teil des UV-Lichts herausfiltert, das ebenfalls dafür sorgt, dass unsere innere Uhr richtig geht.

Von einer Runde am frühen Morgen profitiert nicht nur unser Tag-Nacht-Rhythmus. Eine Studie von 2012 zeigte, dass Frauen, die jeden Morgen um acht Uhr eine Dreiviertelstunde in flottem Tempo spazieren gingen, auch den restlichen Tag über aktiver waren. Außerdem reagierten sie weniger stark auf Abbildungen von Essen.[77] Der entsprechende Forschungsbericht war einer der ersten, die nachwiesen, dass Bewegung Energie verleiht und zugleich – was ein wenig paradox erscheinen mag – unseren Appetit zügelt. Manche Wissenschaftler gehen inzwischen davon aus, dass wir nach körperlicher Betätigung weniger essen, weil die schnelle Bewegung die Körpertemperatur ansteigen lässt und damit die Neuronen des Hypothalamus aktiviert, die an der Regulierung unserer Nahrungsaufnahme beteiligt sind.[78] So wie wir weniger essen, wenn es draußen warm ist, essen wir auch weniger, wenn unser Körper vom Spazierengehen aufgewärmt ist.

Einer anderen Theorie zufolge essen wir nach körperlicher Aktivität weniger, weil unser Körper während der Bewegung ein bestimmtes Hormon produziert, den sogenannten Wachstumsdifferenzierungsfaktor 15 *(growth differentiation factor* oder GDF-15): So können zwei Stunden Bewegung den GDF-15-Spiegel auf ein Fünffaches steigen lassen. Bei Nagern und Affen zügelt GDF-15 den Appetit; diese Wirkung wird nun auch beim Menschen erforscht.[79] Doch ob durch Hitze oder Hormone bedingt – ein Spaziergang am frühen Morgen kann den Heißhunger in jedem Fall dämpfen und dazu beitragen, den Appetit zu regulieren.

Nachdem ich vierzehn Jahre lang jeden Morgen mit Hund und Kindern meine Runden gedreht habe, ist es für mich fast schon zu einer Sucht geworden, den Tag mit einem strammen Fußmarsch zu beginnen. Inzwischen genieße ich – wie Martineau – diese Gelegenheit, meine Gedanken zu sortieren und meinen Tag zu planen; der gesundheitliche Nutzen ist für mich ein willkommener Nebeneffekt.

Tipps

Ein **Spaziergang vor dem Frühstück** wirkt sich in unterschiedlichster Weise positiv auf den Stoffwechsel aus – mehr dazu in der 47. Woche: Rundgang auf nüchternen Magen.

Auch die Luftverschmutzung ist in der Früh am geringsten – die **Luft ist also frischer**. In Städten sind morgens besonders viele negativ geladene Ionen messbar, und Pflanzen geben zwischen neun und zehn Uhr vormittags mehr Negativionen an die Atmosphäre ab als zu irgendeiner anderen Tageszeit.[80] Mehr über Ionen erfahren Sie in der 29. Woche: Von Ionen umgeben.

Der frühe Morgen ist die beste Zeit, um dem **Zwitschern der Vögel** zu lauschen: Sie singen dann nicht nur häufiger, ihr Gesang ist auch zwanzigmal weiter zu hören als zu einer späteren Tageszeit.[81] Was Ihnen das Vogelzwitschern bringt? In einer Studie des King's College London hatten Menschen, die dem Gesang der Vögel gelauscht hatten, bis zu vier Stunden lang bessere Laune.[82]

Ihnen gefällt die Vorstellung, die **Produktion des appetitzügelnden GDF-15** anzukurbeln? Besonders wirkungsvoll sind ausdauerfördernde Aktivitäten wie Wandern mit Gepäck oder Trekking – mehr dazu in der 35. Woche: Mit Gepäck marschieren, und in der 39. Woche: Auf Pilgerpfaden.

11. Woche

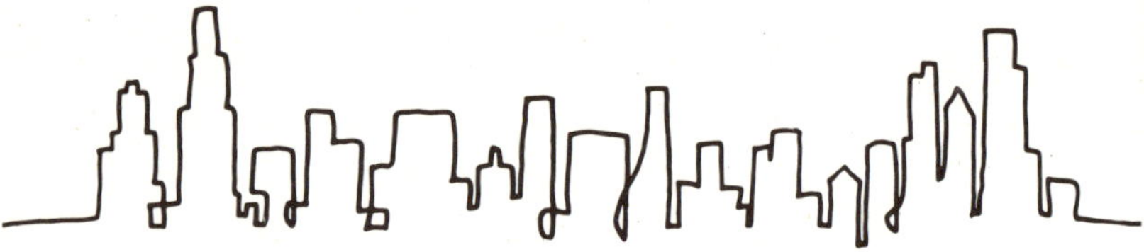

Rundgang mit Stadtgerüchen

Eines milden Februarmorgens im Jahr 1790 verließ Jean Noël Hallé – Medizinprofessor und Leibarzt Napoleons – sein Haus in Paris und unternahm einen zehn Kilometer langen Spaziergang entlang der Seine. Er hatte einen Freund dabei, einen Stadtplan und seine Nase. Die beiden Männer gingen bei der Pont Neuf im Zentrum von Paris los, folgten dem rechten Flussufer, überquerten die Seine am Quai de la Rapée und kehrten entlang des linken Ufers zurück. Unterwegs notierte Dr. Hallé alles, was er mit der Nase wahrnahm. Seine Aufzeichnungen sollten den Geruch von Paris nachhaltig verändern und daraus den Duft der modernen Großstadt machen, so wie wir ihn heute kennen. Noch bedeutender aber war in diesem Zusammenhang, dass Dr. Hallé damit den ersten Geruchsrundgang der Geschichte unternommen hatte.

220 Jahre später lief die Designerin und Kartografin Dr. Kate McLean – immer der Nase nach – durch Edinburgh und stellte fest, dass die Stadt einen ganz eigenen Geruch hatte. Ihr wurde bewusst, dass jeder Stadt ein unverwechselbarer, kaum fassbarer, oft auch nur flüchtiger Duft zu eigen ist. Von diesem Erlebnis zutiefst beeindruckt, beschloss sie, sich beruflich neu zu orientieren: als Kar-

tografin und künstlerische Gestalterin von Geruchslandschaften. In den vergangenen zehn Jahren hat McLean andere Menschen auf Hunderte von Geruchsrundgängen mitgenommen und die Geruchslandschaften Dutzender Städte kartiert – von Amsterdam über New York bis Singapur. Während sie unterwegs war, um ihre wunderbaren Stadtpläne anzufertigen (inklusive winziger Fläschchen mit destillierten Essenzen zur besseren Dokumentation der Eindrücke)[83], begann auch die Wissenschaft, die komplexe Welt der Gerüche allmählich zu enträtseln – mit erstaunlichen Ergebnissen.

Gerüche sind unsere ständigen Begleiter, unsere unbesungenen Schattenfreunde. Bereits im Mutterleib ist unser Geruchssinn vollständig ausgebildet. Während des ersten Lebensjahrzehnts spielt er eine entscheidende Rolle bei der Wahrnehmung der Umwelt, da unsere Nase imstande ist, Milliarden unterschiedlicher Gerüche zu unterscheiden. Als Erwachsene holen wir 24 000-mal am Tag Luft und haben so die Möglichkeit, mithilfe der fünf Millionen Riechzellen, die sich in jedem unserer Nasenlöcher befinden[84], über tausend verschiedene Gerüche pro Stunde zu kosten[85]. Allerdings sind wir meistens so mit Sehen und Hören beschäftigt, dass wir der aufregenden Duftmischung, die uns umweht, kaum Beachtung schenken.

Doch in einigen richtungsweisenden Labors untersucht man den Geruchssinn mit der angemessenen wissenschaftlichen Genauigkeit. Manche Forscher sind inzwischen der Überzeugung, dass der Verlust unseres Riechvermögens unsere Lebensdauer verlässlicher vorhersagen kann, als der Fakt, ob wir eine Herzerkrankung haben oder nicht.[86] Dabei leiden keineswegs nur ältere Menschen unter Geruchsverlust: Die Wissenschaft sieht auch einen Zusammenhang mit einer Vielzahl von Krankheiten, darunter Depression, Schizophrenie und Epilepsie, was Grund zur Annahme gibt, dass unserem Riechvermögen eine größere Bedeutung zukommt als bislang angenommen. Eine Untersuchung von Coronapatienten ergab, dass der Verlust des Geruchs- und Geschmackssinns die einzigen Symptome sind, die mit Depression oder Ängsten in Verbindung stehen.[87] Manche Forscher stellen sich daher die Frage, ob das Gefühl von Angst und Traurigkeit verstärkt wird, wenn uns die Fähigkeit, Gerüche wahrzunehmen, abhandenkommt.[88]

Warum das so ist, lässt sich nicht genau sagen. Fest steht jedoch, dass beim Einatmen mikroskopisch kleine, zusammengeballte Duftpartikel über die nur daumennagelgroßen Bereiche mit Rezeptoren strömen, die sich ganz oben in den beiden Nasenhöhlen befinden. Von dort gelangen sie in den Riechkolben unseres Gehirns, wo sie codiert werden, und rasen dann weiter zur Amygdala (dem »Sitz« der Gefühle in unserem Gehirn) und dem Hippocampus (dem »Arbeitsspeicher« unseres Gehirns), wo sie als eine Art sinnliches »Duftbild« abgespeichert werden. Gerüche sind die einzigen Reize, die auf so direkte Weise weitergeleitet werden, weshalb Geruch, Gefühl und Erinnerung oft eng miteinander gekoppelt sind und auch gemeinsam abgespeichert werden. Kein Wunder also, dass schon der Hauch eines bestimmten Duftes eine ausgesprochen lebhafte Erinnerung hervorrufen kann.

Unser Geruchsvermögen hat Ähnlichkeit mit einem Muskel: Wenn wir es nicht verwenden, droht es zu verkümmern. Ebenso können wir unser olfaktorisches Spektrum aber auch erweitern: An einer Studie nahmen zwanzig Personen teil, die nicht in der Lage waren, Androstenon zu riechen, ein bestimmtes Pheromon, das häufig in Trüffeln, Speck oder menschlichem Schweiß zu finden ist. Die Teilnehmer bekamen den Geruch dreimal täglich je drei Minuten lang vorgesetzt. Nach sechs Wochen konnte die Hälfte der Gruppe – zum ersten Mal überhaupt – die penetrante, vielen von uns nur allzu vertraute Moschusnote wahrnehmen. Manchen gelang dies bereits nach einer Woche – obwohl unsere Geruchszellen eigentlich nur alle 30 bis 45 Tage ersetzt werden.

Mit einem solchen Riechtraining lässt sich aber nicht nur unsere Fähigkeit, Gerüche zu bestimmen, verbessern: Eine Studie von 2019 kam zu dem erstaunlichen Ergebnis, dass sich nach einem sechswöchigen Geruchstraining die Gehirnstruktur der 35 Versuchsteilnehmer verändert hatte. Mithilfe der Kernspintomografie erkannten die Forscher, dass in mehreren Gehirnarealen die kortikale Dicke zugenommen hatte.[89] Was bedeutet das? Die Großhirnrinde ist eine stark aufgefaltete Schicht aus Nervenzellen, die unser Gehirn umhüllt, quasi die äußerste Hülle des Gehirns; man kann sich das wie eine Art gut sitzenden Mantel vorstellen. Ist diese Hülle dünn geworden (hat also die kortikale Dicke abgenommen), deutet das häufig auf eine Erkrankung hin. So wie ein zerschlissener Mantel uns nicht mehr warm halten kann, ist auch eine zerschlissene Großhirnrinde kein ausreichender Schutz mehr. In diesem Fall war eine Verdickung der Hirnrinde in jenen Arealen festzustellen, die mit dem Erinnern und Wiedererkennen zusammenhängen, was Grund zur Vermutung gibt, dass eine Verbesserung des Geruchssinns auch zu einer Verbesserung des Erinnerungsvermögens führen könnte.

Ich begann mit den Geruchsrundgängen, nachdem ich infolge einer Coronaerkrankung mein Riechvermögen verloren hatte. Ein solcher Spaziergang zusammen mit Dr. McLean machte mir auf angenehme Weise bewusst, wie entscheidend Düfte und Gerüche zur Lebensfreude beitragen. Die Nase in der Luft, die Geruchsnoten einer englischen Kleinstadt in uns aufnehmend, folgten wir auf unserem Spaziergang einer Spur von ... feuchtem Laub, Diesel/Busgestank, Erde, Aftershave, verschwitzten Kleidern, Kiefern, nassem Karton, Staub, Farbe, Waschmittel, Wäschebleiche, Gerüchen aus dem Friseursalon, frisch aufgebrühtem Kaffee, süßen, ofenwarmen Backwaren, (noch mal) Diesel, ausgenommenem Fisch und Pizza.

Tipps

Gehen Sie einfach mal der Nase nach: McLean nennt das **Düftefangen**. Wenn Sie eine verstopfte Nase haben oder verkatert sind, funktioniert das natürlich nicht.

Trinken Sie Wasser. Laut Städteplanerin Victoria Henshaw (die dafür gesorgt hat, dass mittlerweile auch Gerüche bei der Stadtplanung berücksichtigt werden) funktionieren unsere Geruchsrezeptoren schlechter, wenn die Nasenschleimhäute nicht feucht genug sind.

Wählen Sie für Ihren Rundgang **eine möglichst abwechslungsreiche Umgebung**. Henshaw empfiehlt bebaute *und* freie Areale, begrünte *und* betonierte Flächen, vornehme *und* heruntergekommene Viertel. Je größer die bauliche Vielfalt, umso größer ist auch die Bandbreite der Gerüche.

Suchen Sie mit Ihren Augen und Ohren nach guten Gelegenheiten zum Schnuppern – ob Bäckereien, Blumenläden, Hecken oder Krankenhäuser. Stecken Sie Ihre Nase in Gärten und Geschäfte. Und kümmern Sie sich niemals um die verdutzten Gesichter der Passanten!

Der Geruch einer Stadt verändert sich; unternehmen Sie denselben Duftspaziergang einmal im Frühling und dann wieder im Herbst, an einem heißen Tag und bei Regenwetter, in der Morgendämmerung und nachts (in der Nacht sind wir besonders aufnahmefähig für Gerüche).

Unsere **Geruchsrezeptoren ermüden schnell**. Um sie nicht zu überfordern und schnell wieder funktionsfähig zu machen, empfiehlt McLean, ein wenig an der Haut in der Armbeuge zu schnüffeln.

Wenn Sie möchten, **machen Sie sich ein paar Notizen** (das Vokabular zur Beschreibung von Gerüchen ist leider spärlich; verwenden Sie daher Metaphern: der Duft von Romantik, von Geheimnissen, von Heimat ...). Nutzen Sie Ihre Aufzeichnungen für Ihren persönlichen Duftstadtplan oder für ein Kunstwerk.

Gerüche sind weniger intensiv, wenn es kalt ist. Heben Sie sich Geruchsrundgänge daher besser für **mildere Temperaturen** auf.

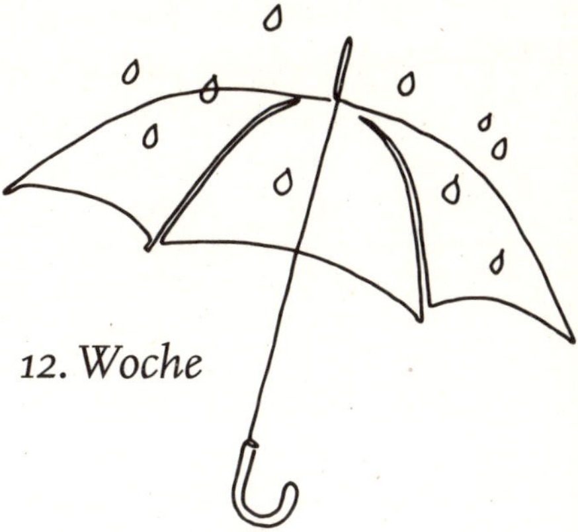

12. Woche

Zu Fuß durch den Regen

Viele Menschen sehen einen regnerischen Tag als guten Grund, zu Hause zu bleiben. Dabei ist ein Spaziergang im Regen eine fantastische Gelegenheit, sofort und ganz unmittelbar mit den Elementen in Einklang zu kommen. Wenn die Tropfen unsere Haut sprenkeln, berührt uns die Natur – im wahrsten Sinne des Wortes. Ganz gleich, wo wir uns befinden: Im Regen zu gehen ist eine ungemein sinnliche Erfahrung, die unser Berührungsempfinden weckt und uns in Erinnerung ruft, dass wir körperliche Wesen sind.

Die erhöhte Feuchtigkeit und das unablässige Trommeln des Regens führen dazu, dass bestimmte Stoffe aus dem Boden gelöst, in die Luft abgegeben und dort gebunden werden. Schon das Einatmen dieser Stoffe kann eine große positive Wirkung auf unser Wohlbefinden haben. Zudem lässt ein Regenspaziergang unseren Geruchssinn aufblühen. Der Niederschlag setzt Düfte von Bäumen, Pflanzen und Erde frei und erfüllt die Natur mit einer erstaunlich vielschichtigen Mischung an Aromen. Die bereits erwähnte schottische Schriftstellerin und Spaziergängerin Nan Shepherd fand, dass Birken nach einem Schauer einen Duft abgeben, der so »fruchtig wie ein alter Brandy« ist und so berauschend, dass sie sich »beinahe betrunken« fühlte.[90] Doch nicht nur Birken verfügen über eine euphorisierende Wirkung. Mehrere Pflanzen produzieren bestimmte Öle, um in Trockenzeiten ein übermäßiges Wachstum zu verhindern, und diese wiederum sorgen für aromatische Verbindungen, die bei Regen freigesetzt werden. Zum ersten Mal wurde der typische Geruch regennasser Erde bei (tonhaltigen) Lehmböden festgestellt, wo er am deutlichsten wahrzunehmen ist; er wird daher auch als »toniger Geruch« bezeichnet. Später dann, im Jahr 1964, prägten zwei australische Mineralogisten einen neuen Begriff für den kräftigen Geruch von »Erde nach dem Regen«: Petrichor. In Indien ist Petrichor – das nach einer längeren Trockenperiode am intensivsten riecht – in Fläschchen abgefüllt bereits seit Langem unter dem Namen *mitti attar,* »Parfum der Erde«, erhältlich.[91] Wir können unsere Nase aber auch mit diesem außergewöhnlichen Duft füllen, indem wir einfach einen Spaziergang in (oder unmittelbar nach) einem Regenschauer machen.

Inzwischen ist die Wissenschaft der Überzeugung, dass Regen auch noch andere Gerüche entstehen lässt, indem er Duftmoleküle von den unterschiedlichsten Oberflächen – darunter sogar feinsten Blatthärchen – aufwirbelt und mitnimmt. Während der Geruch von Erde oft eine warme Moschusnote hat, ist der von Blättern eher frisch und herb – ein äußerst entspannender Duftcocktail. Selbst in Städten herrscht eine erstaunliche Vielfalt: Hier löst Regen Aromen aus Stein und Beton, auch wenn nicht alle davon eine so erquickende Wirkung haben wie die Varianten aus der freien Natur.

Regen wäscht aber auch umweltschädliche Rückstände aus der Luft; sie ist während und unmittelbar nach einem Schauer immer sauberer.[92] Denn wenn Regen vom Himmel fällt, bindet jeder einzelne Tropfen in der Atmosphäre Hunderte von Schmutzpartikeln, darunter auch Ruß und PM2,5 (mikroskopisch kleine Teilchen Feinstaub), und macht die Luft auf diese Weise frisch und rein.

Außerdem lässt Regen den Anteil negativ geladener Ionen in der Luft ansteigen, was sich manchen Wissenschaftlern zufolge positiv auf kognitive Prozesse, Entspannung und Stimmung auswirken könnte. Dr. Eva Selhub und Dr. Alan Logan führen in ihrem Buch *Your Brain on Nature* mehrere Studien an, die darauf hindeuten, dass Negativionen (Moleküle mit einer negativen Ladung, wie sie vor allem im Wald und an fließenden Gewässern zu finden sind) gesundheitsfördernd sind, die kognitive Leistung verbessern und für ein langes Leben sorgen (mehr dazu in der 29. Woche: Von Ionen umgeben).

Regen verwandelt alles: was wir fühlen, hören, riechen. Vor allem aber verändert er, was und wie wir *sehen*. Bei einem Spaziergang durch eine regennasse Landschaft glänzen die Baumstämme, gleißen die Blätter, glitzern die Blüten. Regen macht Laub und Blumen durchscheinend, sodass jede Blattader, jedes Muster auf zauberhafte Weise sichtbar wird. Blüten, Zweige und gefiederte Gräser verändern ihre Gestalt: Sie lassen den Kopf hängen, beugen sich unter dem Gewicht des Wassers. Im Regen wird eine Strecke, die wir schon hundertmal gegangen sind, plötzlich zu einer völlig neuen Erfahrung, die unser Gehirn mit einer kräftigen Dosis Dopamin munter macht[93] (mehr dazu in der 40. Woche: Verloren-Gehen).

Doch damit nicht genug: In einer Studie konnte sogar nachgewiesen werden, dass wir mehr Kalorien verbrennen, wenn wir uns im Regen bewegen. Die Forscher untersuchten dazu Blut und Ausatemluft der Versuchsteilnehmer und kamen zu dem Ergebnis: »Atemminutenvolumen, Sauerstoffaufnahme sowie die Konzentration von Plasmalactat und Noradrenalin waren bei Regen signifikant höher.«[94] Vereinfacht gesagt: Wenn es kalt und nass ist, muss unser Körper sich mehr anstrengen und verbraucht dabei mehr Kalorien.

In den Regenwäldern Ugandas tanzen männliche Schimpansen häufig, wenn es zu regnen beginnt; dann stürmen sie durch das Gebüsch, trommeln auf den Boden, treten mit ihren rosigen Fußsohlen gegen Baumstämme und fuchteln mit ihren langen Armen in der Luft herum. Keiner weiß, weshalb sie diesen Regentanz aufführen, doch es ist ein wunderbarer Anblick, der einem die berauschenden Möglichkeiten des Regens vor Augen führt.

Tipps

Kaufen Sie die **beste Regenbekleidung**, die Sie sich leisten können. Sie brauchen eine wasserdichte Hose, die am Fußgelenk eng abschließt (damit der Regen nicht die Hosensäume durchnässt und in die Stiefel läuft), sowie einen Anorak mit Kapuze (idealerweise mit Schirm).

Wasserdichte Kleidung muss **regelmäßig neu imprägniert** werden, sonst verliert sie ihren Nässeschutz – ganz egal, wie viel sie gekostet hat!

Sorgen Sie dafür, dass Sie auch **wasserdichte Wanderschuhe oder Gummistiefel** haben. Wanderstiefel müssen ebenfalls gepflegt werden: mit Schuhfett für Leder, Imprägnierspray für Nubuk oder einer Universalimprägnierung für Synthetikstiefel.

Und für einen **Stadtspaziergang** sollten Sie überlegen, ob Sie lieber einen Taschenschirm und/oder einen klein verstaubaren Regenponcho mitnehmen wollen.

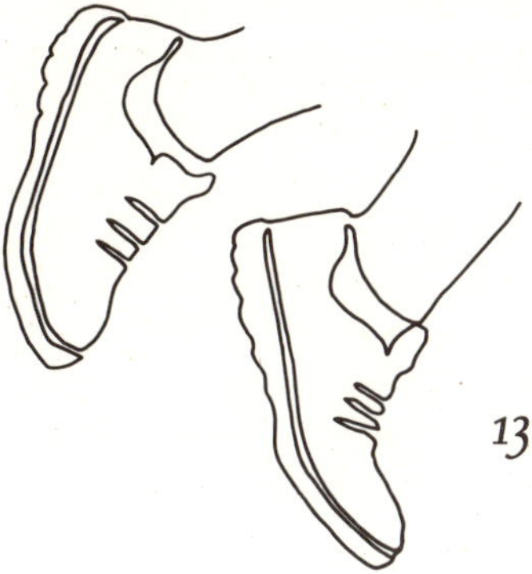

13. Woche

Gehend tanzen oder tanzend gehen

Will Kemp, ein Freund William Shakespeares, lief 1599 die knapp 200 Kilometer von der Royal Exchange, der damaligen Londoner Börse, bis nach Norwich im *Morris dance*. Er brauchte dafür neun Tage und erlebte unterwegs so viel, dass er ein ganzes Buch darüber schreiben konnte.[95] Vierhundert Jahre später begab sich der Engländer Tom Clare auf Kemps Spuren und legte dieselbe Strecke tanzend (und in einem Tag weniger) zurück.[96]

Wieder und wieder konnte nachgewiesen werden, dass Tanzen die Stimmung hebt, das Gleichgewicht verbessert und die körperliche Fitness fördert. Warum aber tanzen dann so wenige Menschen beim Gehen?

Tatsächlich sind Tanzen und Gehen einander gar nicht so unähnlich. Viele Tanzbewegungen sind letztendlich komplexere Varianten des Gehens – etwa der Foxtrott. Eine Gelegenheit zum Tanzen bietet sich leider meist nur drinnen und zu eher ungünstigen Uhrzeiten (beispielsweise spät in der Nacht, was lediglich Clubgängern entgegenkommt). Und dass wir – selbst wenn wir vollendete Spaziergänger sind – nur allzu gerne glauben, nicht gut tanzen zu können, ist auch nichts Neues.

Trotz alledem peppe ich meine Runden zu Fuß (inzwischen) mit sporadischen kurzen Tanzeinlagen auf. Tatsächlich fühlt es sich herrlich an, zu spüren, wie plötzlich das Blut durch die Adern rauscht und der Puls sich beschleunigt, wenn ich meine Arme durch die Luft schwinge – eine Bewegung, die für Abwechslung sorgt und sofort ein Glücksgefühl in mir hervorruft. Ist die Luft draußen eisig kalt, dann sind eine kurze Jig oder ein paar Schritte Disco Dance zudem eine höchst effiziente Form der Aufwärmgymnastik.

Psychologen haben inzwischen herausgefunden, dass so einfache Dinge wie Tanzen oder auch Singen beim Gehen dazu beitragen können, uns »beschwingter und ... zufriedener mit unserem Leben« zu machen. Forscher der Martin-Luther-Universität Halle-Wittenberg (MLU) stellten fest, dass die Durchführung spielerischer Übungen über eine ganze Woche nicht nur das Wohlbefinden der 533 Versuchsteilnehmer steigern konnte, sondern auch deren generelle Verspieltheit anregte, was möglicherweise der Grund für mehr Lebensfreude war.[97] Man fand heraus, dass Menschen mit einer deutlichen spielerischen Veranlagung (keinesfalls gleichzusetzen mit Albernheit oder Frivolität), in der Lage sind, »nahezu jede Situation im Alltag so zu gestalten, dass sie diese als unterhaltsam oder persönlich involvierend erleben«. Nachdem sie sich eine Woche lang ganz bewusst spielerischer verhalten hatten, war selbst bei den Teilnehmern, die sich für ernste Menschen hielten, die Fähigkeit – aber auch die Wahrscheinlichkeit –, spielerische Elemente in ihr Leben einzubauen, nachweislich größer und resultierte in einer »Verbesserung ... des Wohlbefindens«. Die Forscher sind der Überzeugung, dass jeder von uns in der Lage ist, »die Verspieltheit gezielt in den Berufsalltag zu integrieren« (und ebenso in den täglichen Spaziergang), was nicht nur allgemein zufriedener, sondern auch kreativer macht und »mehr Spaß« bringt.

Ein verspielterer Alltag hat außerdem Vorteile für unser Gehirn: Marian Diamond, eine der Begründerinnen der modernen Neurowissenschaften, führte 1964 ein bahnbrechendes Experiment mit Ratten durch, mit dem sie beweisen konnte, dass Tiere, die Spielzeug zur Verfügung hatten, ein größeres Gehirn besaßen.[98] Spätere Experimente kamen zum gleichen Ergebnis: Nager, deren Umfeld mit Reizen angereichert war, wiesen ein höheres Level an BDNF *(brain-derived neurotrophic factor)* auf, ein Protein, das unerlässlich für das Wachstum und den Erhalt von Gehirnzellen ist; außerdem waren ihr Gedächtnis und ihr kognitives Vermögen besser. Was wir daraus lernen? Dass Spielen nicht nur etwas für Kinder ist!

Dr. Peter Lovatt, Psychologe und Gründer des Dance Psychology Lab an der University of Hertfordshire, erklärte in der *Times,* dass das Gehen mit improvisierten tänzerischen Bewegungen die Stimmung hebt, indem es zur Ausschüttung von Dopamin führt (der chemische Stoff im Hirn, der für unser Wohlbefinden sorgt). Auch die Qualität unseres Denkens und unserer Entscheidungen wird dadurch verbessert, und unser räumliches Bewusstsein wird vertieft. Lovatt ist der Ansicht, dass schon ein paar improvisierte Tanzschritte »unsere bestehenden Verhaltensmuster deutlich verändern«[99] und dazu beitragen, dass wir anders denken, sodass aus einem einfachen Spaziergang ein ideales kognitives Gehirntraining wird. Und er könnte damit tatsächlich recht haben: 2012 fand eine Studie heraus, dass Menschen, die mit fließenderen Bewegungen gingen und ihre Arme beim Gehen in einer Art improvisiertem Tanz durch die Luft schwangen, wesentlich mehr Ideen hatten als diejenigen, die auf herkömmliche Weise gingen.[100]

Für mich persönlich sind es vor allem der Spaß und der spielerische Aspekt, die beim tänzerischen Gehen im Vordergrund stehen. Ich begann damit während der Coronapandemie: Manchmal blieb ich beim Spazierengehen an einer Kreuzung stehen und machte – angetrieben von meiner inneren Unruhe – ein paar Moves aus *Saturday Night Fever,* um meine überschüssige Energie loszuwerden. Als ich eines Morgens gerade um eine Londoner Straßenecke tänzelte, schaute ich auf und sah, wie eine Frau auf der anderen Straßenseite meine Bewegungen nachahmte. Wollte sie sich etwa über mich lustig machen? Erst sah es ganz danach aus, doch schon einen Augenblick später tanzten wir beide lachend und wild mit den Armen wedelnd auf dem Gehsteig herum, während ein paar vorbeifahrende Lkw-Fahrer hupten, auf uns deuteten und grinsten. Als ich schließlich weiterging, fühlte ich mich seltsam beschwingt. Ich hatte andere zum Lachen gebracht (wenngleich sie wahrscheinlich eher *über* mich als *mit* mir gelacht hatten), während die Tanzeinlage mit einer völlig Fremden mir ein höchst willkommenes Vergnügen bereitet hatte.

Tipps

Auf YouTube finden Sie zahlreiche **Videoanleitungen**, die Ihnen zeigen, wie »Disco Walk« geht oder wie Sie Ihren Spaziergang mit ein paar einfachen Tanzschritten aufpeppen können.

Vermeiden Sie bei Ihrem Tanzspaziergang **unebenen Boden**, und tragen Sie immer die **passenden Schuhe**.

Wenn wir unsere geistige Gesundheit bewahren wollen, sollten wir laut einer Studie der kanadischen McMaster University erst vier Minuten lang flott gehen und dann drei Minuten in gemächlicherem Tempo – und das dreimal hintereinander. Anstatt flott zu gehen, können Sie aber auch **einfach Ihre Hüften schwingen** und dann normal weitergehen (und anschließend das Ganze wiederholen).[101]

Genauso gut wie Tanzen eignet sich auch **Hüpfen oder Galoppieren** (im Stil der britischen Komikerin Miranda Hart[102]). Beides ist besonders wirkungsvoll, wenn man mit Kindern unterwegs ist, fördert die Sauerstoffversorgung und erhöht den Spaß- und Wohlfühlfaktor.

Singen beim Spazierengehen kann ebenfalls erstaunlich erhebend sein (mehr dazu in der 26. Woche: Die Kraft des Gesangs).

Sie wollen ungern beobachtet werden, wenn Sie tanzend oder singend unterwegs sind? **Besonders ungestört** sind Sie, wenn Sie Ihren Spaziergang zu ruhigeren Zeiten unternehmen – beispielsweise sonntagmorgens – oder wenig frequentierte Straßen und abgelegenere Gegenden aufsuchen.

Eine **Schatzsuche** macht aus einem alltäglichen Spaziergang ganz einfach ein spannendes Spiel – entweder auf die altmodische Art oder als Schnitzeljagd mithilfe einer App wie Geocaching.

Bälle sind nicht nur etwas für Hunde. Spielen Sie beim Gehen mit einem Ball, und fördern Sie so Gleichgewicht, Standfestigkeit, Koordinationsgefühl und räumliche Wahrnehmung. Haben Sie Kinder dabei, lassen sich diese mit einem Ball auf spielerische Weise bei Laune halten.

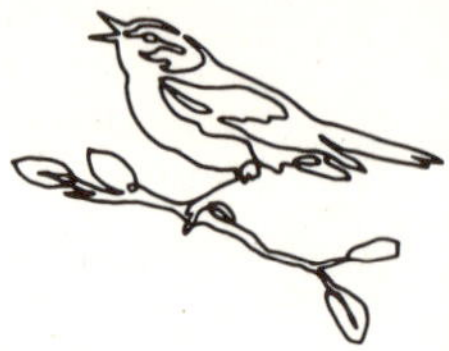

14. Woche

Mit offenen Ohren

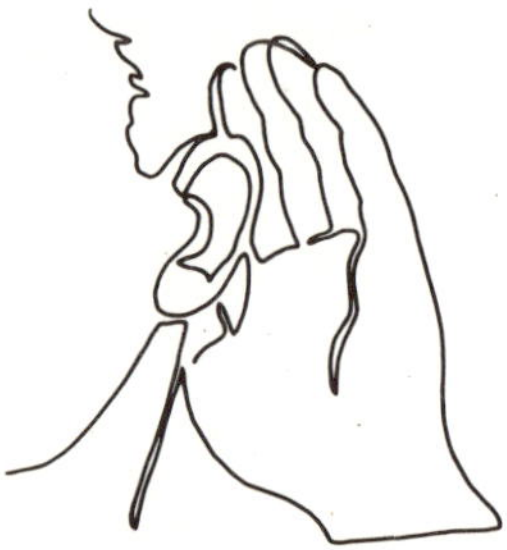

In einem von Johanna Spyris *Heidi*-Büchern zieht das kleine Mädchen von der Almhütte seines Großvaters nach Frankfurt um, wo es schon bald schreckliches Heimweh bekommt. Nacht für Nacht träumt es vom Wind in den Tannen. Wie ein Soundtrack zieht sich dieses Geräusch durch Spyris gesamte Erzählung über die heilende Kraft der Berge.

Die Klänge der Natur – vom in den Himmel aufsteigenden Zwitschern eines Vogels bis hin zum Rauschen einer Brise in den Blättern – besitzen die wunderbare Fähigkeit, uns Menschen zu zerstreuen, zu trösten und zu beruhigen. Und allmählich kommen wir auch dahinter, warum das so ist. Bei mehreren Untersuchungen mit Krankenhauspatienten stellte man fest, dass das Anhören von Naturgeräuschen Angstgefühle reduzierte[103], und Studien über das Plätschern von Wasser ergaben, dass sich der Cortisolspiegel dadurch wirkungsvoller senken ließ als durch Stille oder klassische Musik.[104]

Vor drei Jahren forschte ein Team der Brighton and Sussex Medical School genauer nach und maß die Pulsfrequenz und Hirntätigkeit von siebzehn jungen, gesunden Erwachsenen, während diese den unterschiedlichsten natürlichen und künstlich erzeugten Geräuschen lauschten. Es stellte sich heraus, dass die Hirnregionen, die in einem Zustand der Ruhe und Entspannung üblicherweise aktiv sind (gelegentlich als *default mode network,* Ruhezustandsnetzwerk, bezeichnet), unterschiedlich stark reagierten, je nachdem ob die Klanglandschaft aus Meeresrauschen oder aber aus Verkehrslärm bestand. Hörten die Teilnehmer die Brandung der Wellen, schaltete ihr Gehirn auf einen nach außen gerichteten Aufmerksamkeitsfokus um. Die Geräusche aus dem Straßenverkehr hingegen hatten die gegenteilige Wirkung: Hier richtete sich der Fokus nach innen und führte zu einem ganz ähnlichen Zustand, wie er bei Menschen mit Ängsten, Traumata oder Depression zu beobachten ist. Der Fokus der Studienteilnehmer verschob sich durch die unterschiedlichen Geräusche jedoch nicht nur auf geistiger Ebene, es kam auch zu körperlichen Veränderungen: So führten die echten Naturgeräusche zu einer verlangsamten Herzfrequenz, entspannten die Muskeln und regten die Tätigkeit von Verdauung und Drüsen leicht an – alles Anzeichen dafür, dass der Körper in einen Zustand der aktiven Erholung verfällt.

Außerdem schnitten die Teilnehmer, die den Naturgeräuschen lauschten, besser bei Aufgaben ab, die ihre volle Aufmerksamkeit erforderten. Mit anderen Worten: Die Geräusche aus der Natur lenkten sie weniger ab als die künstlichen Geräusche. Das könnte darauf hindeuten, dass wir möglicherweise unsere Problemlösungskompetenz schulen, wenn wir bei einem Spaziergang plätscherndem Wasser lauschen. Interessanterweise stellten die Forscher auch fest, dass diejenigen, die am meisten unter Stress litten, am deutlichsten entspannten, wenn sie Naturgeräusche zu hören bekamen.[105]

Lärm ist einer der zahlreichen Stressfaktoren unseres Alltags. Der Weltgesundheitsorganisation zufolge kostet allein der Verkehrslärm die Menschheit jährlich eine Million gesunder Lebensjahre.[106] Inzwischen verweisen etliche wissenschaftliche Berichte auf die versteckten Kosten des urbanen Lärms: ein gesteigertes Risiko für Bluthochdruck, Diabetes, Fettleibigkeit, Herzinfarkte und Herzerkrankungen. Auch eine amerikanische Studie fand heraus, dass die Lärmbelastung zu einem erhöhten Stresslevel führt, das wiederum Gefäßentzündungen hervorruft und damit das Schlaganfallrisiko steigen lässt. Untersuchungen an Schulen in unmittelbarer Nähe von Flughäfen zeigen immer wieder, dass die Kinder dort – selbst wenn andere Variablen ausgeglichen wurden – eine schlechtere Wahrnehmung, Gedächtnisleistung und Lesefähigkeit aufweisen. Lärm – selbst der, an den wir uns vermeintlich gewöhnt haben, – beeinträchtigt Pulsschlag, Herzfrequenz und Blutdruck, und das sogar im Tiefschlaf.

Wie gut tut bei all diesem Lärm doch ein Spaziergang an einem ruhigen Ort, wo wir ungestört den Klängen der Natur lauschen können! Laut einer vom englischen National Trust in Auftrag gegebenen Studie empfinden wir folgende Geräusche als besonders angenehm:

- Vogelzwitschern
- fließendes Wasser
- Rascheln der Blätter im Wind
- Stille
- Knacken von Zweigen unter den Füßen
- Tierlaute
- Pfeifen des Windes in den Bäumen
- Prasseln des Regens auf Blätter
- Kastanien, die auf den Boden fallen
- schmatzender Schlamm

Dabei stellte sich außerdem heraus, dass das Gefühl der Entspannung bei Menschen, denen man Naturgeräusche vorgespielt hatte, nach eigener Einschätzung um dreißig Prozent gestiegen war, während jene, die über eine App eine angeleitete gesprochene Meditation zu hören bekommen hatten, keine Veränderung der Stimmungslage bei sich feststellen konnten. Probanden, die dem Gesang von Vögeln lauschten, erlangten das größte Wohlbefinden; vierzig Prozent von ihnen gaben an, dass Vogelzwitschern sie glücklich mache.[107] Sie sollten nun aber keinesfalls glauben, dass sich dieselbe Wirkung erzielen lässt, wenn Sie zu Hause eine App nutzen – das wird nicht funktionieren. Das Gefühl von Entspannung und

Energie war bei Probanden, die sich drinnen aufgenommene Naturgeräusche angehört hatten, »wesentlich geringer« ausgeprägt als bei jenen, die draußen echten Geräuschen gelauscht hatten. Was das bedeutet, ist klar: Schalten Sie Ihr Handy aus, stecken Sie das Fernglas weg, und sperren Sie die Ohren auf!

Damit so ein Spaziergang Wirkung zeigen kann, müssen Sie möglicherweise ein wenig von den gewohnten Pfaden abweichen. Lassen Sie sich doch einfach von Ihren Ohren leiten, folgen Sie einem Vogel oder Insekt, oder erkunden Sie die wunderbaren Laute eines Waldstücks, das Sie noch nicht kennen. Der Schriftsteller Thomas Hardy glaubte zum Beispiel, eine Baumart anhand des Raschelns des Windes in den Blättern erkennen zu können. Trockenheit, Regen, Wind und Schnee erzeugen zudem immer neue Klanglandschaften, verändern die Geräusche entlang altbekannter Wege grundlegend. Dieselbe transformative Wirkung hat ein Nachtspaziergang (mehr dazu in der 45. Woche: Nachtspaziergang, und der 33. Woche: Im Licht des Vollmonds), und auch die urbane Klangkulisse lässt sich bei einer nächtlichen Runde durch die Großstadt auf eine ganz neue, faszinierende Weise erleben. Doch ganz gleich, wo Sie unterwegs sind: Folgen Sie stets Ihrem Gehör, dann ist der Fokus Ihrer Aufmerksamkeit besonders stark nach außen gerichtet.

Tipps

Spaziergänge mit offenen Ohren unternehmen Sie am besten **allein und in einer weniger überlaufenen Gegend**. Meiden Sie beliebte Strecken und landschaftlich besonders reizvolle Flecken – dieser Spaziergang soll ja Ihren Ohren etwas bieten, nicht Ihren Augen.

Das **Blätterrauschen** einiger Bäume, beispielsweise das Wispern von Pappeln, wird Ihnen vermutlich vertraut sein. Versuchen Sie aber auch mal, ob Sie (wie Hardy) einzelne Baumarten anhand ihres ganz eigenen Raschelns voneinander unterscheiden können.

Legen Sie die Hände hinter die Ohrmuscheln, oder ziehen Sie diese leicht nach vorne oder oben, um die Geräusche Ihrer Umgebung noch einmal anders wahrzunehmen.

Schließen Sie hin und wieder die Augen, um Ihre Aufmerksamkeit von den visuellen wieder auf die akustischen Eindrücke zu richten.

Apps mit Vogelstimmen eignen sich hervorragend, wenn Sie lernen wollen, verschiedene Vögel voneinander zu unterscheiden – eine der schönsten Beschäftigungen bei einem Spaziergang mit offenen Ohren und einer der wenigen Fälle, in denen es sinnvoll ist, das Handy beim Lauschen zu benutzen.

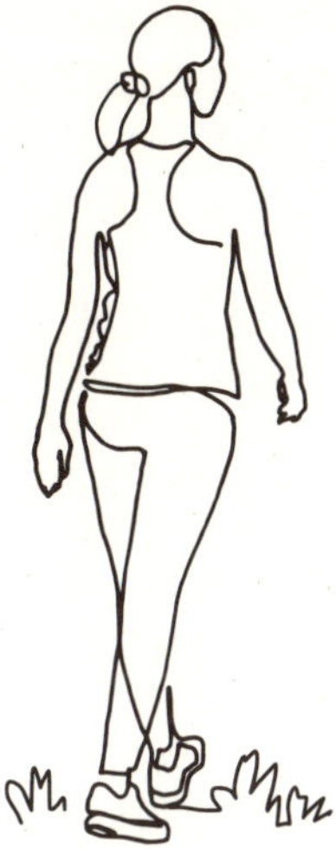

15. Woche

Allein unterwegs

»Draußen zu sein, auf offener Straße und an einsamen Orten, war für mich eine Leidenschaft, die mich ein Leben lang begleitete ... Ich mied die Stätten der Menschen und suchte Zuflucht in der Natur.« So beschrieb die in Australien geborene Schriftstellerin und Gemüsegärtnerin Clara Vyvyan 1947 ihr regelmäßiges und oft dringendes Bedürfnis, allein spazieren zu gehen. Vyvyan, die zu Fuß und häufig ohne Begleitung durch die ganze Welt reiste, machte keinen Hehl daraus, dass sie lieber zwischen Hügeln, durch Täler und auf offener Straße unterwegs war als in Gesellschaft anderer. Sie hatte viele Freunde, doch ihre einsamen Spaziergänge ermöglichten ihr, die »längst verloren geglaubte Vertrautheit mit der dunklen Nacht, der Morgendämmerung ... dem Wind und dem Meer« wiederzugewinnen. Dann konnte sie sich selbst völlig vergessen, hörte nur noch »den Pulsschlag der großartigen Welt«.[108]

Vyvyans beständiges Bedürfnis, allein unterwegs zu sein, ist durchaus nichts Ungewöhnliches. Auch Jean-Jacques Rousseau, William Wordsworth, Henry David Thoreau, Virginia Woolf, Cheryl Strayed und viele weitere berichteten von ihrer Begeisterung dafür. »Man sollte sich stets allein auf Wanderschaft begeben«, schrieb Robert Louis Stevenson; er verzichte gerne darauf, sich von anderen einschränken zu lassen. Der Essayist William Hazlitt fand sogar, der eigentliche Sinn und Zweck des Spazierengehens sei das Alleinsein, ohne jedes »Geschnatter an seiner Seite, das einem die meditative morgendliche Stille verdirbt.«[109]

Inmitten allen Gejammers über die während Corona herrschende Pandemie der Einsamkeit übersah man leicht, wie wichtig das Alleinsein eigentlich ist. Jüngste Studien behaupten sogar, die Zeit, die wir nur mit uns selbst verbringen, sei in unserer digitalisierten, permanent aktiven Gesellschaft wichtiger denn je. Alleinsein – vor allem während eines Spaziergangs in der freien Natur – kann eine regelrecht verjüngende, therapeutische Wirkung haben. Sind wir allein, setzen wir uns, so der Soziologe Jack Fong, eher damit auseinander, wer wir sind. Entfernen wir uns dabei auch noch aus unserem üblichen sozialen Umfeld, dann gewinnen wir Abstand, was der Beziehung zu uns selbst generell förderlich ist. Fong, der jeden Monat eine Wanderung ohne Begleitung unternimmt, ist der Überzeugung, dass Einsamkeit ebenso erholsam und essenziell ist wie sportliche Betätigung oder gesunde Ernährung.[110]

Fongs Ansichten spiegeln die des angesehenen Psychiaters Anthony Storr wider, der die Fähigkeit zum Alleinsein als »wertvolles Hilfsmittel« sah, das uns Zugang zu unseren innersten Gefühlen gewährt. Dazu müssen wir aber unser gewohntes Umfeld verlassen: Das fördert die Selbsterkenntnis und die Verbindung mit unserem »innersten Wesen«; zugleich ist es unerlässlich, »wenn das Gehirn optimal funktionieren und ein Mensch sein Potenzial bestmöglich ausschöpfen soll«[111]. Um seine These zu stützen, berief sich Storr auf Buddha, Jesus und andere Religionsführer, die auf ihrem Weg zur Erleuchtung bekanntermaßen allein unterwegs gewesen waren.

Untersuchungen aus den vergangenen Jahren haben ergeben, dass Menschen, die regelmäßig Zeit mit sich selbst verbringen, eine größere Resilienz besitzen und zufriedener sind. Je stärker unsere Fähigkeit zum Alleinsein ist, umso weniger einsam fühlen wir uns offenbar: In einer Studie führte regelmäßige, *selbst gewählte* Einsamkeit zu einer positiveren Lebenseinstellung, weniger Depressionen, einer besseren Stressbewältigung, geringeren körperlichen Beschwerden und einem ausgeprägteren Gefühl der Zufriedenheit.[112] Eine andere Studie zeigte, dass Phasen des Alleinseins die Qualität unserer Beziehungen steigern können[113], und einer weiteren zufolge kann das Alleinsein unsere Kreativität anregen[114], was den Ausspruch Picassos untermauert: »Ohne große Einsamkeit ist kein ernsthaftes Arbeiten möglich.«

Eine allein unternommene Wanderung ist eine völlig andere Erfahrung als eine gemeinsame Tour oder ein Spaziergang mit einer Freundin – und etwas, das Sie unbedingt einmal ausprobieren sollten. Ohne Begleitung unterwegs zu sein bedeutet ultimative Freiheit. Man kann aufbrechen, wann man möchte, gehen, wohin man will, zu jeder beliebigen Zeit des Tages, in einem Tempo, das einem behagt, kann lange unterwegs sein oder nur kurz – ganz, wie es einem beliebt. Man kann stehen bleiben, wann immer und so lange man möchte. Man kann jeder Spur folgen, die einen lockt, in jeden Weg, jedes Tal, jede Allee einbiegen. Anstatt auf andere Rücksicht nehmen zu müssen, ist man völlig frei in seinen Entscheidungen.

Ohne hilfreiche Begleitung ist man zugleich auf sich selbst angewiesen, was letztendlich das Selbstvertrauen stärkt. Die britische Spaziergängerin und Bergsteigerin Dorothy Pilley erklärte, ihre »einsamen Wanderungen mit Karte und Kompass über die Hügel«[115] verliehen ihr Selbstvertrauen und Stärke wie nichts anderes. Psychologen bezeichnen diesen Effekt als »Selbstverstärkung«[116].

Sind wir allein, kommen wir außerdem wieder in Einklang mit der Natur – und das auf besonders intensive, meditative und sogar sinnvolle Art und Weise. Auch Pilley empfand ihre Alleingänge nicht nur als förderlich für das Selbstvertrauen, sondern auch als zutiefst befriedigend:

> Bei Nebel, in der Dämmerung, allein den Grat zu erreichen und dann wieder abzusteigen, war ein Abenteuer, das sich durch nichts ... übertreffen ließ. Die wehmütigen Rufe der Brachvögel über den Sümpfen, die hustenden Schafe, unsicht-

bar auf dem Grau der frostigen Ebenen, die gewaltigen, hoch über dem Grat aufragenden Felsnadeln und das Pfeifen des Windes ... waren Eindrücke, die sich tiefer in mir einbrannten als jede Erinnerung.[117]

Neuere Studien scheinen Pilleys Eindruck zu bestätigen: Sie kommen zu dem Schluss, dass wir die ganze Herrlichkeit der Natur besser *reflektieren* und wahrnehmen können, wenn wir allein unterwegs sind.[118] Außerdem sind die Erinnerungen, die bei einem einsamen Spaziergang entstehen, oft konkreter und anhaltender, da uns weniger ablenkt. Wir beschäftigen uns intensiver mit dem, was uns umgibt, und das wiederum hinterlässt in unserem Gehirn einprägsamere, tiefere Eindrücke.

Allein zu wandern kann minimal gefährlicher sein als eine gemeinsame Tour: Falls wir uns verlaufen, den Knöchel verstauchen oder zu wenig Trinkwasser dabeihaben, gibt es niemanden, den wir um Hilfe bitten könnten. Wollen Sie ohne Begleitung losziehen, sollten Sie deshalb immer gut vorbereitet sein.

Tipps

Einsamkeit ist für manche Menschen schwerer auszuhalten als für andere. Beginnen Sie mit zehnminütigen Spaziergängen, und **steigern Sie dann allmählich die Dauer**.[119]

Sollten Sie (noch) nicht so geübt im Kartenlesen sein, wählen Sie eine Strecke, der **man leicht folgen kann**, beispielsweise einen gut markierten Wanderweg entlang eines Flusses oder Kanals.

Brechen Sie früh genug auf, und planen Sie **ausreichend Zeit** ein. So vermeiden Sie, von der Dunkelheit überrascht zu werden und sich zu verlaufen.

Nehmen Sie ein **vollständig aufgeladenes Handy** und idealerweise eine Powerbank mit und geben Sie jemandem Bescheid, wohin Sie gehen und wann Sie in etwa zurück sein wollen.

Packen Sie nicht mehr ein als unbedingt nötig – es gibt niemanden, der Ihnen den Rucksack abnehmen könnte.

Stecken Sie trotzdem **genügend Wasser und Proviant** ein – es kann Ihnen niemand etwas abgeben.

Die Vorstellung, allein unterwegs zu sein, ist Ihnen nicht ganz geheuer? **Vermeiden Sie gefährliche Routen**, und überlegen Sie sich, ob Sie zuvor einen Crashkurs zur besseren Orientierung im Gelände machen wollen (so wie ich!).

Sie haben Angst vor einem **eventuellen Übergriff**? Dann suchen Sie sich eine nicht ganz so einsame Route aus (mehr dazu in der 17. Woche: Am Fluss entlang), und legen Sie Ihre Wanderung aufs Wochenende, wenn mehr Menschen unterwegs sind. Weitere Möglichkeiten: Besorgen Sie sich einen Taschenalarm, tragen Sie keine Ohrstöpsel, und nehmen Sie sich ein Beispiel an den Hunderten mutiger Autorinnen und Bloggerinnen, die regelmäßig und ohne Zwischenfälle allein unterwegs sind.

16. Woche

Müllsammeln beim Spazierengehen

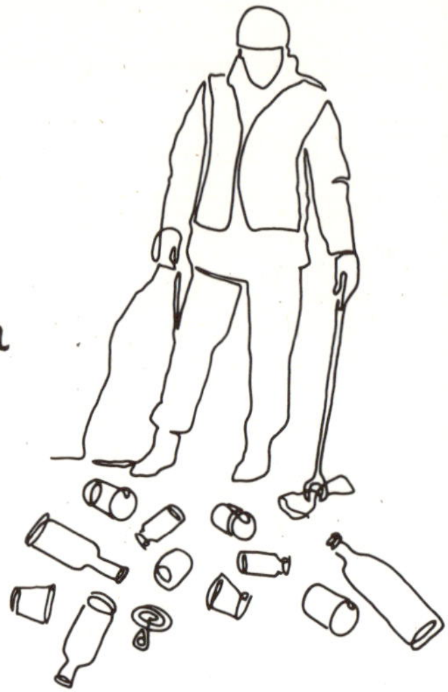

Mitten in der Coronapandemie begann Danielle Wright, die im englischen Salford eine Müllsammelgruppe organisiert, von einigen der ehrenamtlichen Helfer höchst emotionale E-Mails zu erhalten. Das Müllsammeln, so schrieben sie, habe ihnen das Leben gerettet, sie vor dem Durchdrehen bewahrt und die sozialen Kontakte ermöglicht, die ihnen während der landesweiten Ausgangssperre verwehrt gewesen seien. »Müllsammeln ist gut für die psychische Verfassung … und eine wirklich befriedigende Aufgabe«[120], erklärte Wright gegenüber der örtlichen Tageszeitung. Während des gesamten Lockdowns trafen sich die Mitglieder von Wrights Gruppe – die sich selbst die Salford Litter Heroes, die Müllhelden von Salford, nennen – und sammelten manchmal bis zu dreißig Tüten Abfall, während sie plaudernd ihre Runden drehten. Tatsächlich bietet Müllsammeln wesentlich mehr als nur ein wenig Bewegung: Es fördert die Zielstrebigkeit, ermöglicht die Interaktion mit anderen und hinterlässt die Landschaft sauberer als zuvor. Und natürlich muss man sich dabei auch tüchtig bücken, strecken und einiges tragen, was eine solche Aktion zu einem guten Training für den ganzen Körper macht.

Müllsammeln ist eine ideale Möglichkeit, mit anderen ins Gespräch zu kommen: Wenn ich mit meiner Familie zum Sammeln losziehe, bleiben andere Spaziergänger oft stehen und erkundigen sich, was wir machen, oder bedanken sich dafür. Den Mitgliedern von Wrights Team – von denen viele allein lebten – ging es genauso: Immer wieder wurde der achtlos entsorgte Abfall zum Funken, der eine Unterhaltung entfachte. Als die Regierung den Aufenthalt im Freien irgendwann auf eine Stunde pro Tag beschränkte, entschieden sich viele der Müllsammler von Salford, diese kurze Zeit darauf zu verwenden, die Straßen von Chipstüten, Bierdosen und Zigarettenkippen zu säubern. Eine der unverhofften Freuden des Abfallsammelns besteht darin, dass es einen fast augenblicklich mit Stolz erfüllt. Im Gegensatz zu vielen anderen Tätigkeiten ist das Ergebnis sofort sichtbar. Danielle Wright spricht hier von einem »Wohlfühlgefühl ... gut für die Umwelt und gut für einen selbst.«

Wir wissen, wie gefährlich Müll für Wildtiere sein kann. Sie können sich an Scherben und Konservendosen schneiden, verheddern sich in Sixpack-Ringen, ersticken in Plastiktüten, fressen giftigen Müll oder Luftballons, bleiben an Kaugummi kleben oder mit dem Kopf in Gläsern stecken, erwürgen sich mit Gummibändern – und das sind nur ein paar Beispiele. Die englische Tierschutzorganisation RSPCA erhält jedes Jahr über 7000 Anrufe wegen Tieren, die sich an Abfällen verletzt oder vergiftet haben. Jedes Stück Abfall, das wir einsammeln, hilft, solche Notfälle zu verhindern. Für alle, die unter Klimaangst leiden, ist Müllsammeln während eines gemütlichen Spaziergangs eine gute Möglichkeit, selbst aktiv und zugleich optimistischer gestimmt zu werden.

Die Umweltpsychologin Dr. Kayleigh Wyles konnte die existenzielle Bedeutung des Müllsammelns bestätigen. In einer Reihe von Experimenten ließ sie drei Gruppen von Studenten im Lauf einer Woche drei unterschiedliche Aktivitäten am Strand ausführen: Die erste Gruppe wanderte den Küstenpfad entlang, die zweite erkundete die Gezeitenbecken, und die dritte sammelte während eines Spaziergangs Müll ein. Bei den Küstenpfadgängern war das Gefühl der inneren Ruhe am stärksten ausgeprägt, bei den Strandsäuberern das Gefühl, etwas Sinnvolles geleistet zu haben.[121]

Neueste Forschungen haben außerdem gezeigt, dass Abfall zu immer mehr Abfall führt. So neigen Menschen eher dazu, ihre Chipstüte aus dem Autofenster zu werfen, wenn der Straßenrand bereits von derartigen Tüten gesäumt ist. Vor diesem Hintergrund lässt sich mit dem Müllsammeln weit mehr erreichen als nur saubere Straßenbankette und mehr Sicherheit für Wildtiere: Es hat das Potenzial, unser Verhalten längerfristig positiv zu beeinflussen.

Über vier Jahrzehnte hinweg konnte die Wissenschaft immer wieder bestätigen, dass ehrenamtliche Tätigkeiten von größerem therapeutischem Nutzen sind, als gemeinhin angenommen wird. Menschen, die regelmäßig als Ehrenamtliche aktiv sind, verfügen über eine bessere geistige wie körperliche Gesundheit: weniger Depressionen, ein stärkeres Selbstwertgefühl, einen niedrigeren Blutdruck und eine geringere Sterblichkeitsrate.[122] Jüngeren Studien zufolge führt ehrenamtliche Arbeit außerdem zu einem schärferen Verstand: Ehrenamtlichen Studienteilnehmern konnte ein besseres Arbeits-(also Kurzzeit-)gedächtnis sowie bessere Fähigkeiten der Informationsverarbeitung bescheinigt werden als den Mitgliedern der Vergleichsgruppe, die nicht ehrenamtlich tätig war.[123]

Und zu guter Letzt belohnt uns unser Gehirn für gute Taten auch noch mit einem kräftigen Schuss Dopamin, dem körpereigenen Wohlfühlhormon, das uns leicht euphorisch macht. Neurowissenschaftler sprechen hier vom *helper's high,* dem Hochgefühl, das Menschen erleben, die anderen helfen. Es kann durch ganz einfache Dinge ausgelöst werden: einen Vorübergehenden, der sich bei uns für das Saubermachen bedankt, oder den befriedigenden Anblick eines großen Abfallhaufens nach getaner Arbeit. Das bestätigt einmal mehr, dass ein Spaziergang zum Müllsammeln nicht nur dem Wohl der Wildtiere, der Umwelt und der Allgemeinheit dient, sondern auch uns selbst in vielerlei Hinsicht ein gutes Gefühl gibt – etwas, das nur wenige Spaziergänge in diesem Ausmaß für sich beanspruchen können.

Tipps

Schließen Sie sich **einer örtlichen Aktionsgruppe** zum Müllsammeln an, wenn Sie gerne in Gesellschaft sind. Genauso gut können Sie aber auch allein losziehen.

In Ihrem Wohnort gibt es keine solche Gruppe? **Organisieren Sie einfach selbst eine**, und feiern Sie den ersten gemeinsamen Rundgang zum Müllsammeln mit Kaffee und Kuchen oder einer Grillparty.

Sie sind **allein unterwegs**? Podcasts, Hörbücher oder Running-Game-Apps (Laufspiele), wie *The Walk* oder *Zombies, Run!*, sind ideale Begleiter. Verwenden Sie aber nur einen Ohrstöpsel, damit Sie heranfahrende Autos nicht überhören.

Tragen Sie eine **Warnweste** (oder helle Kleidung) und Gummihandschuhe, und beschaffen, borgen oder besorgen Sie sich einen **Abfallgreifer**.

Nehmen Sie **zwei Müllsäcke** mit: einen für recyclingfähige Abfälle und einen für Restmüll.

Sie wollen sich nützlich machen, aber Müllsammeln ist einfach nicht Ihre Sache? Verwenden Sie stattdessen eine **Charity-App** wie Charity Miles, über die beim Gehen Spenden für einen guten Zweck generiert werden, oder Miles for Meals, mit der Sie die verbrannten Kalorien pro Lauf als Geldbetrag an den Bundesverband Deutsche Tafel spenden können.

Sogar Prinz Charles ging mit William und Harry zum Müllsammeln, als die beiden noch Kinder waren. Und wenn das britische Königshaus Müll sammeln kann ... Das sollte als Argument nun aber wirklich reichen.[124]

17. Woche

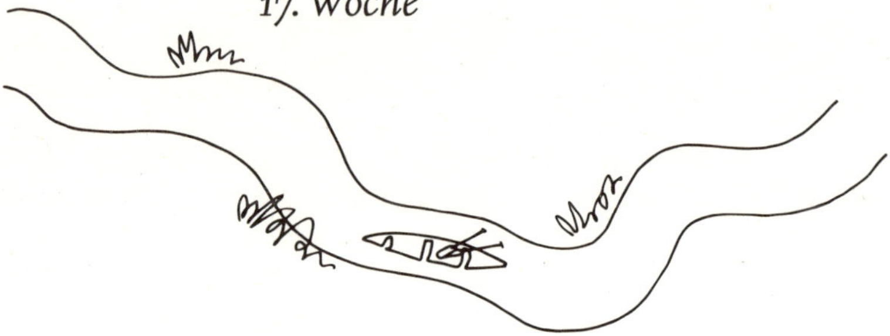

Am Fluss entlang

Die Schriftstellerin Clara Vyvyan, die ja gerne allein unterwegs war (mehr dazu in der 15. Woche), beschloss 1951, eine Flusswanderung zu unternehmen, um sich von mehreren persönlichen Rückschlägen zu erholen. »Würde es mir tatsächlich gelingen, mich in die Rhône zu versenken?«, fragte sie sich. »Diese armselige, frustrierte, desillusionierte Person zu versenken, zu der ich geworden war?« Vyvyan beendete ihren 743 Kilometer langen Fußmarsch entlang des Flusses »mit einem Gefühl des Triumphs« und fand ihr Glück wieder.[125] Eine Flusswanderung muss jedoch nicht zwangsläufig lang oder besonders abenteuerlich sein. So schrieb die Schriftstellerin Anaïs Nin am 30. Oktober 1935 in ihr Tagebuch: »bin an der Seine entlangspaziert … unendlich froh, am Fluss sein zu können«[126]. Warum aber macht es uns so glücklich, einem Fluss zu folgen?

Während wissenschaftliche Vorstöße in den *blue space* (Lebensräume am Wasser) bislang immer weit hinter denen im *green space* (Grünräume) zurückblieben, erkannten Maler, Dichter und Gartenarchitekten schon vor Jahrhunderten die angeborene Liebe des Menschen zum Wasser. Nun aber holt die Wissenschaft endlich auf und hilft uns allmählich zu verstehen, weshalb wir Wasser als so belebend und zugleich beruhigend empfinden, und warum von Wasser tatsächlich eine heilende Kraft auszugehen scheint.

Vor 25 Jahren stellten Forscher fest, dass Landschaften mit einem fließenden Gewässer eine erholsame Wirkung auf den Menschen ausüben.[127] War es der Klang des Wassers? Das Licht, das sich auf seiner Oberfläche brach? Das darin verborgene Versprechen, Durst und Hunger (Fisch!) zu stillen? Oder die Tatsache, dass wir am und im Wasser körperlich aktiver sind?

Noch immer können wir uns nicht genau erklären, warum wir uns in der Nähe des Wassers so gut fühlen, doch heutige technologisch ausgeklügelte Studien nutzen mobile Gesundheitsüberwachungsgeräte, um Daten über die Herzfrequenz, die Konzentration bestimmter Biomarker für Stress im Blut oder Veränderungen im Gehirn zu gewinnen. Und diese lassen ganz klar erkennen: Die Nähe von Wasser hat auf viele Menschen einen beruhigenden Effekt. Offenbar kann es dazu beitragen, dem Stress und der Reizüberflutung, die der Lebensstil des 21. Jahrhunderts mit sich bringt, entgegenzuwirken. So war in verschiedenen Studien zu beobachten, dass Frauen ein längeres und anstrengenderes Trainingsprogramm schafften, wenn sie dabei auf Wasser schauten; dass sich Menschen, die mehr Zeit am Wasser verbrachten, als glücklicher bezeichneten und seltener unter Depressionen litten[128]; und dass Frauen, denen man das Geräusch von fließendem Wasser vorspielte, weniger von dem Stresshormon Cortisol ausschütteten als jene, die Musik oder der Stille lauschten.[129]

Natürlich könnten hier auch andere Faktoren eine Rolle spielen: In der Nähe fließender Gewässer ist gleichzeitig die Luftverschmutzung geringer; Wassergeräusche überdecken den unangenehmen urbanen Lärm (mehr dazu in der 14. Woche: Mit offenen Ohren); am Wasser *bewegen* wir uns oft – gehen beispielsweise spazieren oder treiben Wassersport –, was ebenfalls zu unserem Wohlbefinden beitragen dürfte; und Wasser sorgt bei höheren Temperaturen für Abkühlung.

Verfechter der *Attention Restoration Theory*[130] – der Theorie zur Wiederherstellung der Aufmerksamkeitsfähigkeit – gehen davon aus, dass wir leichter abschalten können, wenn wir uns in einer strukturierten, aber nicht monotonen Umgebung aufhalten, also in Landschaften, die den Reiz des Neuen bergen, sich zugleich aber auch durch eine gewisse Berechenbarkeit auszeichnen. Das Berechenbare (zum Beispiel das stetige Fließen eines Flusses) erlaubt unserem Gehirn zu entspannen, während das Neuartige (das Spiel des Windes auf der Wasseroberfläche, die ständig wechselnden Spiegelungen, ein plötzlich aus dem Wasser springender Fisch) uns geistig fordert und anregt. Durch diese ideale Mischung aus Regelmäßigkeit und Neuartigkeit kann sich unser müdes, überfordertes Gehirn regenerieren, und wir fühlen uns energiegeladen und zugleich gelassen. Wenn wir unseren Blick über die schimmernde Wasseroberfläche eines Flusses schweifen lassen, kommen unsere Gedanken zur Ruhe, fast so wie bei einer Meditation.

Die Liste der »idealen Landschaften für die geistige Erholung«, die Wallace Nichols in seinem Buch *Blue Mind: Wie Wasser uns glücklicher macht* vorstellt, führt Flüsse deshalb auch ganz oben an, gleich nach Meeren. Natürlich sind die Geschmäcker verschieden, aber meine absoluten Lieblingsspaziergänge sind tatsächlich Touren entlang eines Flusses – ganz egal, ob es sich dabei um eine kurze abendliche Runde oder eine mehrtägige Wanderung handelt. Folgt man einem Fluss, spielen Orientierungsvermögen und Erfahrung im Kartenlesen kaum eine Rolle – was perfekt ist, wenn man allein unterwegs ist oder gemeinsam mit anderen gemütlich dahinschlendern und sich unterhalten möchte. Das bedeutet allerdings nicht, dass wir unachtsam sein dürfen: Flüsse stellen unsere geistigen Fähigkeiten durchaus auf die Probe und das oft auf ungewohnte Weise – zum Beispiel, wenn wir den Flusswindungen und dem sich ständig wandelnden Ufer folgen und dabei immer wieder den tief hängenden Zweigen der Weiden ausweichen müssen. Doch genau deshalb ist ein Flussspaziergang ganz nebenbei eben auch ein mentales Training.

Jüngsten Studien zufolge regt die Nähe zum Wasser außerdem unseren Altruismus an und verstärkt in uns das Gefühl der Zugehörigkeit. Weshalb das so ist, konnten die Forscher noch nicht endgültig klären; ich selbst empfinde einen Spaziergang am Fluss allerdings auch immer als eine besonders gesellige Angelegenheit.

Dafür sind nicht allein die vielen Hundeausführer, Angler und Radfahrer verantwortlich (die die Uferwege ohne größere Steigungen zu schätzen wissen), sondern auch die vielen Aktivitäten *auf* dem Wasser – vom Rudern übers Schwimmen bis hin zum Stand-up-Paddeln. Flüsse und Kanäle vermitteln ein Gefühl der Ruhe und Beschaulichkeit, aber auch der Verbundenheit mit anderen; das Gefühl, nicht allein zu sein, sondern irgendwie »begleitet« zu werden. Das liegt nicht nur an der größeren Anzahl von Menschen, denen wir hier begegnen; bei einem längeren Flussspaziergang wird der Fluss selbst zu unserem Begleiter. Noch gibt es keine empirischen Daten, die diesen Eindruck stützen könnten, doch haben Schriftsteller und Reisende das seltsame Gefühl, mit einem Fluss befreundet zu sein, immer wieder beschrieben – und auch ich habe es schon erlebt. Tatsächlich stellt ein Fluss in vielerlei Hinsicht nicht nur einen einzigartigen Wegweiser, sondern zudem – so seltsam es auch klingen mag – einen ausgezeichneten Weggefährten dar.

In den meisten Städten, auch in kleineren, gibt es einen Fluss oder einen Kanal. Auf dem Land finden sich etliche Flüsse und Bäche, deren Ufer oft eine üppige Fauna aufweisen. Verschaffen Sie sich einen Überblick über sämtliche fließenden Gewässer in Ihrer Umgebung und legen Sie sich passende Routen zurecht. Behalten Sie längere Touren dabei am besten gleich für später im Hinterkopf. Beginnen Sie mit einer Tagestour, und planen Sie dann eine Wochenendwanderung; für eine zweitägige Flusswanderung benötigen Sie nicht viel mehr als Wechselunterwäsche und eine Zahnbürste. Danach können Sie auch mal eine längere Tour ausprobieren. Inzwischen gibt es entlang zahlreicher großer Flüsse ausgewiesene Wanderwege mit sehenswerten Orten für Zwischenstopps. So können Sie der Rhône von der Quelle bis zur Mündung folgen, ebenso wie der Themse oder der Isar. Viele Flüsse und Kanäle verfügen über reizvolle Abschnitte zwischen zwei Städtchen, sodass sie gut zu Fuß erreichbar sind. Das Flusswandern ist jedoch keineswegs auf ländliche Gegenden beschränkt. Die meisten Städte liegen an einem Gewässer, das oftmals über eine reiche Geschichte verfügt.

Wenn Sie sich überwinden können, springen Sie unterwegs ruhig mal ins Wasser. Interessanterweise löst ein kurzes Tauchbad bei frischen Temperaturen Glücksgefühle in uns aus: Die durch die Kälte aktivierten Temperaturrezeptoren in der Haut führen zur Ausschüttung von Adrenalin und Endorphinen, den Glückshormonen. Forscher aus Bangalore konnten feststellen, dass ein einstündiges Bad die Dopaminkonzentration um ganze 250 Prozent steigen ließ. Im Oktober 2020 berichtete die BBC über die weltweit erste Studie mit Winterschwimmern: Im Blut der Teilnehmer ließ sich ein »Kälteschock-Protein« nachweisen, das den Ausbruch von Demenz bekanntermaßen verzögert.[131] Scheuen Sie den Sprung ins kalte Nass also nicht!

Tipps

Einem **stark mäandernden Fluss** zu folgen hat durchaus seine Tücken, denn oft legt man entlang des Ufers große Strecken zurück, ohne dabei besonders weit zu kommen. Nehmen Sie zur Orientierung lieber eine Karte oder eine App mit.

Ein **Handtuch aus Mikrofaser** ist praktisch, wenn Sie vorhaben, unterwegs kurz ins Wasser zu springen oder zu schwimmen. Auf den Websites des Umweltbundesamts[132] oder der European Environment Agency[133] können Sie sich anhand interaktiver Karten über die **Wasserqualität der Flüsse** in Deutschland informieren.

Denken Sie an ein **Fernglas** – an Flüssen leben zahlreiche Wildtiere – und an eine **Sonnenbrille**, um Ihre Augen an sonnigen Tagen vor der gleißenden Wasseroberfläche zu schützen.

18. Woche

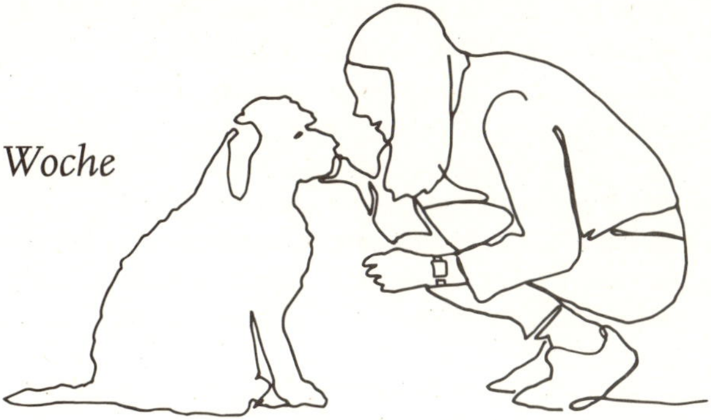

Den Hund ausführen

Nur wenige Frauen der Viktorianischen Zeit hätten gutgeheißen, was Mary Eyre aus Yorkshire 1863 wagte: Ganz allein und einem Gewirr aus alten Gebirgspfaden folgend, durchquerte sie die Pyrenäen, von Frankreich bis nach Spanien, mit nichts als einer kleinen, wasserdichten Tasche. Ein solcher Fußmarsch war für eine allein reisende Frau äußerst gefährlich, doch Mary fürchtete sich nicht, denn ihr kleiner Scotchterrier begleitete sie: ihr »Beschützer auf meinen langen, einsamen Wanderungen«[134].

Mit oder ohne Hund unterwegs zu sein sind zwei grundverschiedene Dinge. Ich selbst bin vierzehn Jahre lang zweimal täglich mit einer sehr lebhaften schwarzen Labradorhündin um den Block gegangen, und diese Gewohnheit behielt ich selbst dann noch bei, als das gute Tier längst gestorben war. Monatelang fühlte es sich unendlich traurig und ziemlich sonderbar an, sie bei meinen Spaziergängen nicht mehr an meiner Seite zu haben. Doch warum sprang ich immer noch im Morgengrauen aus dem Bett und drehte so eifrig meine Runden, obwohl ich doch gar keinen Hund mehr hatte? Ich kam zu dem Schluss, dass es ihr Vermächtnis, ihr Geschenk an mich gewesen war, und ich wollte es in Ehren halten.

Natürlich kann das Ausführen eines Hundes sehr unterschiedlich sein. Mit einem übermütigen Welpen unterwegs zu sein, ist etwas ganz anderes, als mit einem sehr alten Hund eine Runde zu drehen; ein Spaziergang mit Chihuahua und einer mit Border Collie haben kaum etwas gemeinsam. Eines aber gilt für alle: Hundebesitzer (Hundebegleiter wäre ein treffenderes Wort, aber ich werde der Verständlichkeit halber bei Ersterem bleiben) gehen in der Regel häufiger und auch länger spazieren als Menschen ohne Hund – Forscher nennen das den »Lassie-Effekt«[135]. Hund und Herrchen sind umso häufiger zusammen unterwegs, je stärker die Bindung zwischen ihnen ist.

Eine 2009 in Australien und Deutschland durchgeführte Studie ergab zudem, dass Menschen, die über längere Zeit ein Haustier hatten, deutlich seltener zum Arzt gingen und offenbar über eine bessere Gesundheit verfügten.[136] Das könnte an der höheren körperlichen Aktivität liegen, die bei Hundehaltern nachgewiesen wurde. So wissen wir zum Beispiel, dass sich Menschen mit Hund jeden Tag dreißig Minuten mehr bewegen. Hundebesitzer müssen außerdem mehr heben und sich mehr strecken und bücken als andere – wie jeder weiß, der schon einmal einen Hund mit Futter und Wasser versorgt hat.

Es überrascht also nicht, dass in einer schwedischen Studie mit über drei Millionen Erwachsenen das Sterberisiko (ungeachtet der Ursache) bei Menschen mit Hund geringer ausfiel. Lebte der Hundebesitzer (abgesehen vom Hund) allein, war diese Zahl sogar noch niedriger – ein Hinweis auf die noch unerforschte Rolle, die die Vierbeiner für unsere Gesundheit spielen, denn normalerweise ist das Sterberisiko bei alleinstehenden Menschen höher als bei Menschen aus mehrköpfigen Haushalten. Hundebesitzer weisen außerdem einen niedrigeren Cholesterinspiegel und Blutdruck auf als die hundelose Vergleichsgruppe, was möglicherweise eben darauf zurückzuführen ist, dass sie mehr spazieren gehen.[137]

Doch nicht nur um unsere körperliche Gesundheit steht es besser, wenn es einen Hund in unserem Leben gibt. Das Streicheln eines Hundes erhöht nachweislich die Konzentration von Oxytocin (dem sogenannten Kuschelhormon) und senkt die des Cortisols (des sogenannten Stresshormons). Ein Experiment mit Kindern im Krankenhaus zeigte, dass sich durch den Kontakt zu Therapiehunden Stress und Ängste abbauen ließen.[138] Eine andere Studie ergab, dass sich ältere Menschen besser von einem Schlaganfall erholten und das Laufen effizienter wieder lernten, wenn während der Reha ein Trainingshund involviert war.[139]

Doch damit nicht genug: Untersuchungen des menschlichen Mikrobioms kommen zu dem Ergebnis, dass Menschen, die Zeit mit Hunden verbringen, über eine größere Bakterienvielfalt in der Darmflora und damit möglicherweise auch bessere Abwehrkräfte verfügen (vielleicht ein weiterer Grund, weshalb die untersuchten deutschen und australischen Hundehalter seltener zum Arzt gingen). Wohl nicht ganz zu Unrecht fragte eine amerikanische Zeitung vor einer Weile augenzwinkernd: »Sind Haustiere die neuen Probiotika?«[140]

Noch dazu scheinen sich ältere Hundehalter auch einer besseren geistigen Gesundheit zu erfreuen. Wie das sein kann? Daniel Levitin verdeutlicht in seinem Buch *The Changing Mind: A Neuroscientist's Guide to Ageing Well,* wie wichtig Wandern ist, wenn wir die Alterung unseres Gehirns möglichst lange hinauszögern wollen. Beim Wandern, so erklärt er, begegnen uns immer wieder Situationen, die irgendeine Form der kognitiven Navigation erfordern: Wir müssen uns unter Zweigen hindurchducken, Felsen oder schlammigen Passagen ausweichen, vermeiden, Wildtiere aufzuschrecken, Straßen überqueren. Außerdem müssen wir »Hunderte von Mikro-Anpassungen« vornehmen, unendlich viele winzige Entscheidungen darüber, wie sanft wir auftreten, wohin wir unseren Körper neigen, um das Gleichgewicht zu halten, und so weiter. All das hält unser Gehirn auf Trab und damit funktionsfähig. Jeder, der schon einmal mit einem Hund unterwegs war, weiß, dass sich diese Entscheidungen der Geonavigation und die Mikro-Anpassungen potenzieren, wenn wir das Verhalten eines Vierbeiners mitberücksichtigen müssen: Bei einer Wanderung oder einem Spaziergang mit Hund treffen wir nicht nur Entscheidungen für uns, sondern auch für unseren Begleiter.

Vielleicht lassen sich die besseren geistigen Fähigkeiten von Hundehaltern auch auf den sozialen Aspekt des Gassigehens zurückführen, denn häufig sind damit auch Gespräche mit anderen Hundebesitzern verbunden. Diese könnten zudem der Grund für eine weitere, nur schwer zu erklärende Tatsache sein: Hundebesitzer verfügen über ein größeres Selbstwertgefühl.[141] Verleiht ihnen die Verantwortung für ihren Hund möglicherweise ein stärkeres Gefühl der Sinnhaftigkeit und dadurch ein ausgeprägteres Selbstbewusstsein? Selbst auf die sozioemotionale Entwicklung von Kindern scheint sich ein Hund positiv auszuwirken: Kinder, in deren Familie es einen Hund gibt, haben weniger Schwierigkeiten im Umgang mit Gleichaltrigen.[142]

Wenn ich mich (wie so oft) an die vielen Jahre zurückerinnere, in denen ich mit meiner geliebten Hündin spazieren ging, steht mir besonders lebhaft vor Augen, wie unfassbar glücklich sie draußen war, wie unablässig und neugierig sie an allem herumschnüffelte, wie sehr sie jede Art der Bewegung liebte – ob sie nun rannte, sprang, trabte oder, wie in den letzten Monaten ihres Lebens, schwerfällig, aber mit unvermindertem Vergnügen dahintrottete. Sie steckte mich mit ihrer Begeisterung an und schaffte es, dass ich mich voll und ganz dem gegenwärtigen Augenblick hingab. In mancherlei Hinsicht brachte meine Hündin mir also das Spazierengehen bei und nicht etwa umgekehrt.

Nicht jeder hat genügend Platz, Freizeit oder Geld, um einen Hund bei sich aufzunehmen. Doch zum Glück gibt es inzwischen zahlreiche Möglichkeiten, einen Hund auszuführen, ohne sich selbst einen zulegen zu müssen: vom Dogsharing in der Nachbarschaft – beispielsweise über hundelieb.com – bis hin zum ehrenamtlichen Gassigehen für das örtliche Tierheim oder eine Tierschutzorganisation.

Und natürlich kann auch das Spazierengehen ohne Hund ein Vergnügen sein: Wir können leichter über Zäune klettern, unbesorgt Viehweiden durchqueren, ungestört Wildtiere beobachten und wandern, ohne ständig Hundehäufchen aufsammeln zu müssen. Doch wäre Mary Eyre auch ohne ihr Hündchen – ihren Beschützer und Begleiter – über die Pyrenäen gewandert? Ich wage es zu bezweifeln.

Tipps

Leihen Sie sich von Freunden, Bekannten oder Nachbarn einen Hund aus, bevor Sie sich selbst einen anschaffen.

Neue Routen sollten Sie zuvor lieber **prüfen**: Nicht alle eignen sich, um einen Hund mitzunehmen.

Sorgen Sie dafür, dass Ihr Hund streckenweise auch **unangeleint** laufen kann, damit Sie beim Gehen die Arme schwingen und so Ihre Haltung verbessern können (mehr dazu in der 2. Woche: Den Gang verbessern).

Hundekot ist umweltschädlich und kann manchen Wildtieren sogar gefährlich werden. Nehmen Sie die **Hinterlassenschaften Ihres Hundes** immer mit nach Hause, oder entsorgen Sie sie in den dafür vorgesehenen Abfallbehältern.

19. Woche

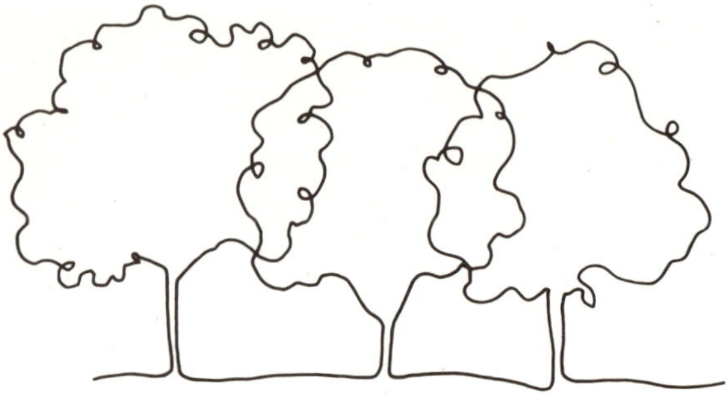

Unter Bäumen wandeln

Im Jahr 1960 wurden einige Wissenschaftler, die sich gerade am Strand sonnten und dabei müßig ihre Lieblingszeitschrift durchblätterten, jäh aus ihrer Idylle gerissen. In der Augustausgabe der *Nature* fand sich ein Beitrag mit dem Titel »Blue Hazes in the Atmosphere – Blauer Dunst in der Atmosphäre« –, verfasst von einem eher unbekannten niederländischen Biologen namens Frits Warmolt Went. Die unspektakuläre Überschrift ließ nicht ahnen, welch radikale Erkenntnisse der Artikel beinhaltete. So behauptete Went, der Dunst, der über einer Landschaft zu sehen ist, sei nichts anderes als eine gewaltige Wolke aus Molekülen und Gasen, die von Bäumen und anderen Pflanzen verursacht werde. Das auf diese Moleküle treffende Licht werde gestreut – ein als Rayleigh-Streuung bekannter Prozess – und sorge für den blauen, braunen oder weißen Schleier, den die Landschaftsmaler des 15. Jahrhunderts so liebten.

Ein russischer Biochemiker namens Boris Tokin hatte bereits die chemischen Verbindungen identifiziert, die Pflanzen zu ihrem Schutz produzieren, und dafür den Begriff Phytonzide geprägt. Dennoch war es Frits Went, der als Erster die enormen Dimensionen dieser Emissionen erfasste, ganz zu schweigen von ihrem Einfluss auf die Erdatmosphäre. Went war seiner Zeit um Jahrzehnte voraus. Seine Arbeiten blieben unbeachtet, bis neue Technologien den Forschern ermöglichten, diese extrem komplexen Verbindungen zu messen und zu analysieren. Erst ganz allmählich beginnen wir zu begreifen, was für ein erstaunliches Potenzial sie bergen, und dabei kommt unweigerlich die Frage auf, ob die Emissionen von Bäumen auch der Grund dafür sein könnten, weshalb wir uns nach einem Spaziergang im Wald so viel besser fühlen.

Tatsächlich *fühlen* wir uns nicht nur besser, es *geht* uns auch besser: Als Forscher der University of East Anglia die Daten von 140 Studien mit über 290 Millionen Menschen aus zwanzig Ländern genauer untersuchten, stellten sie fest, dass der Aufenthalt in natürlichem Grün erhebliche und umfassende gesundheitliche Vorteile mit sich bringt, darunter ein geringeres Risiko für Typ-2-Diabetes, Herz-Kreislauf-Erkrankungen, frühen Tod, hohen Blutdruck und Stress.[143]

Derzeit liegt der wissenschaftliche Fokus auf dem Wald: Eine finnische Studie fand heraus, dass Erwachsene (»besonders gesunde Frauen mittleren Alters«[144]) eine sofortige Verbesserung ihres Wohlbefindens feststellten, wenn sie unter Bäumen spazieren gingen. Nach der Rückkehr der Teilnehmer von einem Streifzug durch den Wald konnte ein signifikant verringerter Spiegel an Cortisol (ein Stressindikator) gemessen werden, was der Auswertung von 22 klinischen Studien entsprach, die ebenfalls deutlich gesunkene Cortisolwerte im Speichel von Waldspaziergängern nachgewiesen hatten. In Japan, wo Forscher bereits seit zwei Jahrzehnten über ähnliche Ergebnisse berichten, ist das ein alter Hut. Die Japaner nennen es *shinrin-yoku,* Waldbaden; sie waren die Ersten, die herausfanden, dass ein Spaziergang im Wald Blutdruck, Herzfrequenz und Stressniveau senkt, für eine geringere Entzündungsaktivität sorgt[145] und das Abwehrsystem stärkt.

Doch nicht nur unser Körper profitiert vom Waldspaziergang. Laut Wissenschaftlern des Barcelona Institute for Global Health verfügten Menschen, die in Stadtvierteln mit viel Grün lebten, auch länger über einen scharfen Verstand.[146] Eine britische Studie ergab ein ähnliches Bild: Über einen Zeitraum von zehn Jahren untersuchten die Forscher das Gehirn von 6500 Menschen und korrelierten die Ergebnisse dann mit Satellitenaufnahmen, auf denen die Vegetationsflächen in der Wohnumgebung der Studienteilnehmer zu erkennen waren. Diejenigen, die in Gegenden mit vielen Bäumen und anderen Pflanzen lebten, zeigten einen langsameren Abbau der kognitiven Fähigkeiten. Entscheidend ist jedoch nicht nur, wo wir *leben:* In einer Studie mit 50 000 Schülern im Teenageralter konnte festgestellt werden, dass diejenigen, die in einer baumreichen Gegend *unterrichtet* wurden, unabhängig von ihrem Wohnort bessere Leistungen zeigten. Offenbar beginnt die Wissenschaft die therapeutische Bedeutung von Bäumen also gerade erst zu entdecken.[147]

Bleibt nur die Millionen-Dollar-Frage: Warum haben Bäume eine derart intensive physische und psychische Wirkung auf uns? Eine Handvoll Forscher hat bereits deutlich Position bezogen und erklärt, dass Terpene dafür verantwortlich seien. Diese zählen zu den besonders wirkungsstarken Phytonziden, die in Blättern, Ästen, Wurzeln und Stämmen von Pflanzen produziert werden. Bislang wurden Terpene überwiegend in der Petrischale oder an Nagern untersucht. Dennoch sind die ersten Ergebnisse vielversprechend und hochinteressant: Viele dieser Verbindungen weisen einen starken entzündungshemmenden Effekt auf, darunter α-Pinen (kommt in Nadelbäumen und Rosmarin vor), γ-Terpinen (kommt in Eukalyptus und Teebäumen vor) und δ-Limonen (kommt in Minze, Rosskastanie, Eukalyptus, Wacholder und Schwarznuss vor). Letzteres hat bei Älteren nachgewiesenermaßen eine glukose- und insulinsenkende Wirkung und trägt bei Menschen mit Depression besser zur Stimmungsaufhellung bei als Antidepressiva.[148]

Eine entzündungshemmende Wirkung ließ sich außerdem für Sabinen feststellen, ein besonders von Buchen emittiertes Terpen. Mit Linalool – zu finden in Lavendel und Birken – konnten hervorragende Ergebnisse bei der Eindämmung von Lungenentzündungen bei Mäusen erzielt werden. Einige Terpene enthalten offenbar auch Anti-Krebs-Wirkstoffe (mehr dazu in der 38. Woche: Immer der Nase nach), vor allem diejenigen, die in Kiefern vorkommen. Andere Terpene sind starke Antioxidantien, beispielsweise Camphen, das im Amberbaum zu finden ist. Humulen (aus der Balsam-Tanne) zählt zu den Terpenen, die einen neuroprotektiven Effekt haben.

Ein Aufenthalt im Wald trägt außerdem zu einer gesunden Mikrobiota bei. Ärzte wissen längst, dass bei Kindern, die in der Natur aufwachsen, der Reichtum und die Vielfalt an Mikroorganismen größer sind; 2019 gelang es finnischen Wissenschaftlern, den Nachweis dafür zu erbringen. Dafür wurden die Spielplätze mehrerer städtischer Kindertagesstätten mit größeren Streifen Waldboden ausgestattet – mitsamt Bäumen und Gebüsch. Die Kinder durften über fünf Tage pro Woche jeweils anderthalb Stunden täglich dort spielen. Anschließend untersuchten die Forscher die im Darm und auf der Haut der Kinder vorhandenen Mikroben und verglichen die Ergebnisse mit denen von Kindern aus anderen Tagesstätten. Innerhalb von nur vier Wochen war die mikrobielle Vielfalt bei der ersten Gruppe gestiegen; auf der Haut der Kinder fanden die Forscher vor allem Mikroben aus der Klasse der γ-Proteobakteria, ein Stamm, der als unverzichtbar für unser Immunsystem gilt. Interessanterweise wurden die Veränderungen bei der Haut- und Darmflora der Kinder von »entsprechenden Veränderungen im Immunsystem«[149] begleitet: Je länger sie sich in den Waldbereichen aufhielten, umso besser wurden ihre Abwehrkräfte.

Dennoch sollten wir uns von all diesen wissenschaftlichen Erkenntnissen nicht blenden lassen: Wälder existieren keinesfalls zu unserem gesundheitlichen Nutzen. Sie sind magische Orte von außergewöhnlicher, ursprünglicher Schönheit, die eine erstaunlich vielfältige Tierwelt beheimaten, unglaubliche unterirdische Pilzgeflechte bergen und so ein ganz eigenes, komplexes und wunderbares Ökosystem darstellen. Treten Sie behutsam auf, bewegen Sie sich geräuschlos, nehmen Sie die berauschend würzige Luft und den Wohlgeruch der Terpene wahr, die Ihnen über die Haut streichen und Ihnen in die Nase dringen – nur wenige Orte sind von einem ähnlichen Zauber erfüllt wie der Wald während der Morgen- oder Abenddämmerung.

Tipps

Laubwälder sind im Jahresverlauf reizvoller als immergrüne Nadelwälder: Im Winter ermöglichen die kahlen Bäume völlig neue Ausblicke, im Herbst verwandelt das prächtig bunte Blattwerk den ganzen Wald.

Auch der Kontakt mit organischem Material bei der Gartenarbeit führt dazu, dass die Vielfalt an Proteobakterien auf unserer Haut – auch an γ-Proteobakterien – unmittelbar ansteigt. Ziehen Sie die Gartenhandschuhe also lieber aus, und arbeiten Sie ganz bewusst **mit bloßen Händen** (mehr dazu in der 6. Woche: Durch den Matsch stiefeln).

Immergrüne Bäume sondern größere Mengen von Terpenen ab. Atmen Sie beim Spazieren tief ein, damit sie ihre volle Wirkung entfalten können. Oder Sie unternehmen einen Waldduftspaziergang und streifen an den Zweigen der Bäume entlang oder zerreiben hin und wieder ein Blatt zwischen den Fingern, um den Geruch der unterschiedlichen Baumarten (Eiche, Buche, Birke oder Kastanie) wahrzunehmen.

Jeder Wald verfügt über seine ganz eigene Mischung und Menge an Terpenen. Begeben Sie sich daher zu **unterschiedlichen Tages- und Jahreszeiten** auf einen Waldspaziergang.

Studien haben gezeigt, dass **eine zweistündige Tour** ausreicht, um in unserem Körper für einen Anstieg der natürlichen Killerzellen (NK-Zellen) zu sorgen – jener Zellen in unserem Immunsystem, die Viren und Tumorzellen unschädlich machen. In einer von Dr. Wuing Li, dem Pionier des *shinrin-yoku*, durchgeführten Studie war die Zahl der NK-Zellen nach einem dreitägigen Aufenthalt im Wald um ganze fünfzig Prozent gestiegen.[150]

Unternehmen Sie möglichst **einmal pro Woche** einen Waldspaziergang. Laut einer im *American Journal of Lifestyle Medicine* veröffentlichten Meta-Analyse hält die Wirkung eines solchen Ausflugs eine Woche lang an.[151]

Beteiligen Sie sich an **Aufforstungsaktionen**, oder unterstützen Sie einen Naturschutzverband in Ihrer Nähe, um so zur Vergrößerung von Waldflächen beizutragen. Über Organisationen wie Plant for the Planet können Sie Bäume kaufen und auf diese Weise Ihre CO_2-Emissionen kompensieren.

In einem **Arboretum** (einer Sammlung verschiedenartiger Gehölze) oder einem **Botanischen Garten** finden sich meist besonders viele verschiedene Baumarten.

Mit ein wenig **Hintergrundwissen** werden Bäume und Wälder noch faszinierender. Besorgen Sie sich ein paar Bücher über die neuesten Erkenntnisse aus der Waldforschung – Sie werden staunen! Oder Sie laden sich eine App herunter, um die Flora und Fauna des Waldes besser kennenzulernen.

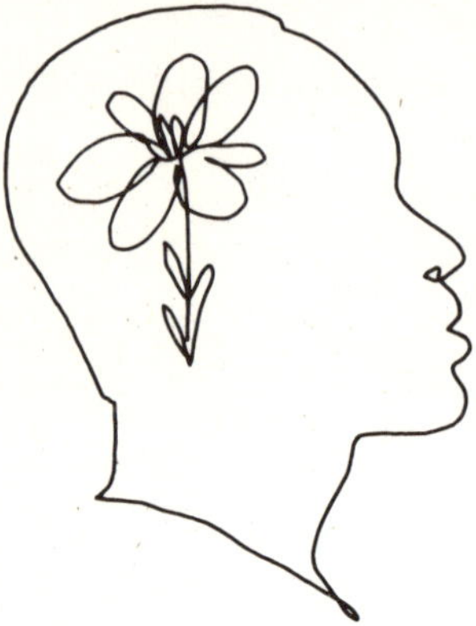

20. Woche

Gehen für ein besseres Gedächtnis

Ist Gehen förderlicher für das Erinnerungsvermögen als das Sitzen über einem Buch, vor dem Fernseher oder beim Kartenspiel? Diese Frage stellten sich vor zehn Jahren einige Psychologen aus Deutschland und den Vereinigten Staaten. Die Deutschen[152] stellten fest, dass sowohl bei Kindern als auch bei Erwachsenen der Arbeitsspeicher (die Fähigkeit, neu erlerntes Wissen abzurufen) im Gehen besser funktionierte als im Sitzen – wobei diese Beobachtung bei Kindern besonders eindeutig ausfiel. Wenn die Studienteilnehmer ihre Gehgeschwindigkeit dabei selbst bestimmen konnten, steigerte sich die Erinnerungsleistung sogar noch. Eine Erklärung hatten die Forscher dafür nicht. Etwa zur selben Zeit wurde in den Vereinigten Staaten ein ähnliches Experiment durchgeführt:[153] Die achtzig Studenten, die Psychologen der California State University und der University of Illinois als Studienteilnehmer gewonnen hatten, sollten sich lange Listen von Nomen einprägen. Einige der Probanden unternahmen einen zehnminütigen Spaziergang, bevor sie mit dieser Aufgabe begannen, andere erledigten zuerst die Aufgabe und gingen dann spazieren, wieder andere saßen einfach nur da und sahen sich vorab Bilder von Landschaften an. Eine Gruppe schnitt besonders gut ab und konnte 25 Prozent mehr der auswendig gelernten Wörter erinnern: Überraschenderweise waren es die Studenten, die zehn Minuten spazieren gegangen waren, *bevor* sie mit dem Lernen begonnen hatten; das Gehen unmittelbar nach dem Gedächtnistest zeigte hingegen nur eine geringe Wirkung. Die Forscher kamen zu dem Schluss, dass zehn Minuten Gehen vor einer Lernphase zu einem »Erinnerungsvorteil« führt. Doch weshalb das so ist, konnten auch sie sich nicht erklären.

In den letzten zehn Jahren hat unser Wissen über die Wirkung von Bewegung auf das Gedächtnis exponentiell zugenommen. Nach einem belebenden Spaziergang verspüren wir oft ein größeres körperliches und geistiges Wohlbefinden, ein Gefühl, für das manche Wissenschaftler inzwischen Endocannabinoide verantwortlich machen – winzige Moleküle, die wir bei körperlicher Anstrengung produzieren. Sie werden über das Blut im gesamten Körper verteilt, überwinden die Blut-Hirn-Schranke und binden auf eine Weise an Zellrezeptoren, die noch nicht vollständig erforscht ist. Frühe Studien über unser hochkomplexes, an der Zellkommunikation beteiligtes Endocannabinoid-System sehen hier einen Zusammenhang mit der Fähigkeit des Menschen, zu schlafen, Glücksgefühle zu empfinden, sich fortzupflanzen, Muskelmasse zu produzieren, Knochengewebe wiederaufzubauen und noch einigem mehr. Neuesten Studien zufolge beeinflusst unser Endocannabinoid-System zudem unsere Erinnerungsfähigkeit, da diese mikroskopisch kleinen Moleküle auch an Rezeptoren im Hippocampus binden – dem Teil des Gehirns, der für die Verarbeitung und Speicherung von Erinnerungen verantwortlich ist. Wenn wir zügig gehen, steigt die Konzentration des Endocannabinoids Anandamid (AEA) an: Manche Neurowissenschaftler sind inzwischen der Ansicht, dass AEA die Verformbarkeit unseres Gehirns fördert und es somit befähigt, sich neu zu vernetzen. Die Gehgeschwindigkeit scheint dabei eine Rolle zu spielen, weshalb jüngste Studien sich die Frage stellen: »Lässt sich die Gedächtnisleistung eher durch langsames oder durch schnelles Gehen verbessern?«

Die Antwort lautet: durch beides. Unterschiedliche Gehgeschwindigkeiten regen unterschiedliche Gedächtnisarten an. So konnte ein Team von Neurowissenschaftlern aus der Schweiz feststellen, dass ein moderates körperliches Training von dreißig Minuten (was einem flotten Fußmarsch ohne Steigungen entspricht) dem Assoziativspeicher zugutekam[154], während ein sehr dynamisches Gehen (also etwa fünfzehn Minuten Speed-Walking bergauf) den Endocannabinoidspiegel dramatisch ansteigen ließ, wodurch sich auch das Erinnerungsvermögen deutlich verbesserte. Andere Studien ergaben, dass schon ein zehnminütiges langsames Gehen – beispielsweise ein kleiner Verdauungsspaziergang – die Kommunikation zwischen unterschiedlichen Gedächtnisprozessen verbessert. Und eine Untersuchung aus Schweden kam zu dem Schluss, dass sich bereits zwei Minuten Gehen positiv auf die Lern- und Gedächtnisleistung junger Menschen niederschlagen.

Sie finden diese Ergebnisse verwirrend? Dann probieren Sie es einfach selbst aus. Wenn Sie gerade für eine Prüfung lernen, bei der die reine Wiedergabe von Gelerntem relevant ist, planen Sie kurze Spaziergänge bergauf oder mit sportlichem Charakter ein. Ist eher Ihr Assoziativspeicher gefragt (beispielsweise die Verknüpfung von Inhalten mit bestimmten Namen und Gesichtern), bauen Sie regelmäßig einen flotten Fußmarsch in Ihr Lernprogramm ein. Am besten probieren Sie verschiedene Geschwindigkeiten bei einer Dauer von mindestens zwei Minuten. Ideal ist außerdem, wenn Sie zu unterschiedlichen Zeiten Ihrer Lernphase gehen: davor, nach der Hälfte (oder zu jeder vollen Stunde) und wenn Sie fertig sind. So werden jedes Mal wieder andere Bereiche Ihres mentalen Speichers aktiviert.

Doch auch die *Richtung*, in die wir gehen, spielt beim Abspeichern und Strukturieren von Erinnerungen eine Rolle. Während in zahlreichen Studien ein Zusammenhang zwischen Bewegung und Erinnerungsvermögen nachgewiesen wurde, gab es einen Forscher, der noch einen Schritt weiter ging: Dr. Aleksandar Aksentijevic, Psychologe an der University of Roehampton in London, gewann 114 Personen für die Teilnahme an sechs unterschiedlichen Gedächtnisexperimenten. Zunächst zeigte man ihnen einen Film über ein nachgestelltes Verbrechen, eine Liste mit Wörtern oder eine Reihe von Bildern, dann sollten sie entweder vorwärtsgehen, rückwärtsgehen oder sitzen bleiben. Anschließend wurden sie dazu befragt, was sie gesehen hatten. Die Teilnehmer, die rückwärtsgegangen waren, konnten sich besser an Informationen und Ereignisse erinnern als diejenigen, die sitzen geblieben waren – unabhängig davon, was sie zuvor zu sehen bekommen hatten. In fünf der sechs Experimente war die Erinnerungsleistung während des Rückwärtsgehens besser als während des Vorwärtsgehens. Nachdem die Teilnehmer stehen geblieben waren, hielt dieser Gedächtnisschub im Durchschnitt noch weitere zehn Minuten an. Dr. Aksentijevic bezeichnet den Effekt einer solchen durch Bewegung ausgelösten mentalen Zeitreise als »mnemonischen Zeitreiseeffekt«[155].

Dass es aus ganz praktischen Gründen ratsam ist, sich möglichst lange ein gutes Gedächtnis zu bewahren, leuchtet ein, doch nun haben Studien noch einen weiteren, weniger offenkundigen Motivator entdeckt. Mehreren Forschern zufolge sind Menschen, die aus einem Reservoir erfreulicher Erinnerungen schöpfen können, auch weniger anfällig für Stress. Wenn wir in der Lage sind, uns positive Erfahrungen wieder ins Gedächtnis zu rufen und von schönen Erinnerungen zu zehren, können wir in belastenden Situationen mit einer größeren emotionalen Resilienz reagieren.[156]

Zwar wissen wir nicht, ob Gehen dazu beiträgt, ähnlich wie neu erlerntes Wissen auch alte Erinnerungen besser im Gedächtnis zu behalten, doch dass es den Gedächtnisschwund aufhalten kann, ist einhellige Meinung der Neurowissenschaftler: Eine 2010 durchgeführte Studie zeigte, dass die eifrigsten Spaziergänger (also die, die täglich mindestens anderthalb Kilometer zurücklegten) in späteren Jahren über das zuverlässigste Gedächtnis verfügten, womit sich auch das Risiko des Gedächtnisschwunds um die Hälfte verringerte.[157] Und eine 2021 durchgeführte Studie mit Menschen über 55 Jahren, die bereits an Gedächtnisverlust litten, konnte nachweisen, dass sich durch ein Gehtraining manche der geistigen Fähigkeiten, die im Frühstadium einer Demenz nachlassen, zumindest teilweise verbessern lassen. Diese Erkenntnis wiederum führt zur Vermutung, dass regelmäßiges Spazierengehen den Verlauf einer Alzheimererkrankung verlangsamen kann.[158]

Tipps

Sie stecken gerade in den Prüfungsvorbereitungen? Bauen Sie **regelmäßige Spaziergänge** in Ihren Lernplan ein, selbst wenn es sich dabei nur um gemächliche zweiminütige Runden zwischen zwei Fächern handelt.

Noch besser: Experimentieren Sie dabei mit **unterschiedlichen Gehgeschwindigkeiten**.

Eine in der Zeitschrift *Brain Research* veröffentlichte Studie[159] fand heraus, dass die höhere Konzentrationsleistung nach einer kurzen, intensiven Bewegungsphase – beispielsweise einem flotten Spaziergang – eine ganze Stunde lang anhält. Lernen Sie also am besten in einstündigen Einheiten, und schieben Sie **regelmäßig kurze, schnelle Spaziergänge** dazwischen.

Wenn Sie Schwierigkeiten mit Ihrem Gedächtnis haben, versuchen Sie einfach mal **rückwärtszugehen**.

Lassen Sie sich nicht zu extrem intensiven sportlichen Aktivitäten wie Sprints verleiten: Wie sich in einer Studie von 2017 zeigte, führen derartige Übungen, selbst wenn sie nur für kurze Zeit ausgeführt werden, zu einer »Beeinträchtigung des Verbal-, Kurzzeit- und Langzeitgedächtnisses«[160] – vermutlich aufgrund der anschließenden Erschöpfung. Gehen hingegen hat genau **die richtige Intensität**!

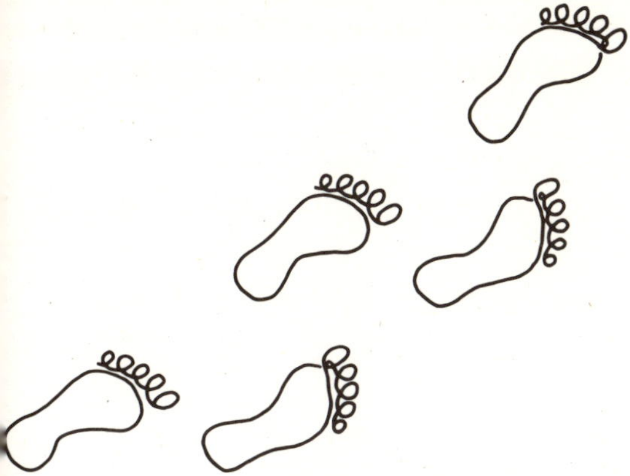

21. Woche

Stiller Spaziergang

Vor etwa zehn Jahren entdeckten Wissenschaftler, dass Ratten, die Lärm ausgesetzt waren, in ihrem Hippocampus keine Neuronen mehr produzierten.[161] Auf der anderen Seite stellten sie fest, dass sich im Hippocampus von Mäusen, denen man täglich zwei Stunden Stille gewährte, neue Neuronen entwickelten.[162] Die simple Schlussfolgerung daraus (Lärm = schlecht, Ruhe = gut, zumindest im Hinblick auf das Gehirn) sollte eigentlich nicht überraschen: Bereits 1859 schrieb Florence Nightingale, die britische Pionierin der modernen Krankenpflege, in ihrem *Ratgeber für Gesundheits- und Krankenpflege*, dass »unnötiger Lärm die grausamste Form mangelnder Fürsorge ist, die man kranken, aber auch gesunden Menschen antun kann«. Spätere Erkenntnisse sollten ihr recht geben: In jüngsten Studien zum Thema Lärm und Stille hat man die Nager längst durch Menschen ersetzt – und zwar mit erschreckenden und unerwarteten Ergebnissen.

So fanden schwedische Forscher heraus, dass Menschen, die Verkehrslärm ausgesetzt waren, häufiger an Übergewicht litten, wobei diejenigen, die zusätzlich mit dem Lärm von Zug- und Flugverkehr konfrontiert waren, als »besonders gefährdet« galten. Eine

Studie mit 380 000 kanadischen Teilnehmern entdeckte einen eindeutigen Zusammenhang zwischen Verkehrslärm und Diabetes; eine Untersuchung an Schulen zeigte, dass Schüler, die unter der Fluglinie des Londoner Heathrow Airport unterrichtet wurden, ein schlechteres Gedächtnis und ein geringeres Leseverständnis aufwiesen. In einem wissenschaftlichen Bericht der University of Michigan heißt es, dass Menschen, die in einer lärmintensiveren Umgebung leben, ein um 36 Prozent höheres Risiko haben, an Alzheimer zu erkranken.[163]

Lärm wird außerdem als Ursache für Schlafstörungen, Herzerkrankungen, Diabetes, Schwerhörigkeit, hohen Blutdruck und Stress gesehen. In letzter Konsequenz führt langfristiger oder starker Lärm zum Hörverlust. Sind die winzigen Härchen in unserem Innenohr durch Lärm geschädigt, ist unser Hörvermögen für immer zerstört.

Professor Stephen Stansfeld, ein weltweit führender Lärmexperte, erklärt, dass selbst Lärm, an den wir uns gewöhnt haben (und den wir deshalb nicht mehr bewusst wahrnehmen), uns beeinträchtigt: Er gelangt in unser Ohr, versetzt die winzigen Knöchelchen in Vibration, verwandelt sich in elektrische Impulse, die ins Gehirn weitergeleitet werden, sorgt dort für die Ausschüttung von Stresshormonen, bringt Pulsschlag, Herzfrequenz und Blutdruck aus dem Gleichgewicht und unseren Schlaf-wach-Rhythmus durcheinander – und das sogar während wir schlafen.[164] Stansfeld rät daher, so oft wie möglich Orte aufzusuchen, an denen eine absolute, zutiefst befriedigende Ruhe herrscht.

Die gute Nachricht: Ruhe ist ebenso erholsam, wie Lärm belastend ist. Mehrere Untersuchungen mit Krankenhauspatienten haben gezeigt, dass Ruhe die Schmerzwahrnehmung besser vermindern kann als das Hören von Jazz, und in einer 2006 durchgeführten Studie zur physiologischen Wirkung von Musik – mit der man eigentlich herausfinden wollte, wie Menschen auf unterschiedliche Stile reagieren – stellte sich heraus, dass nicht Musik die Stressindikatoren der Teilnehmer am stärksten beeinflusste, sondern Stille.[165] Sie erwies sich als entspannender als beruhigende Klänge, vor allem, wenn die Teilnehmer zuvor einem Musikstück gelauscht hatten. Mit anderen Worten: Durch den Kontrast zwischen Musik und Stille konnte der Effekt sogar noch verstärkt werden. Eine spätere Studie der University of Oregon konnte bestätigen, dass jener Teil des Gehirns, in dem Geräusche verarbeitet werden, nicht einfach eine Pause macht, wenn der Lärm nachlässt, sondern vielmehr auf die Stille *reagiert.*[166] Wenn es nichts gibt, dem wir lauschen können, und uns keine Geräusche stören, kann unser Körper ausruhen, und unser Gehirn hat Gelegenheit, neue Nervenzellen zu bilden – ein Prozess, der als Neurogenese bezeichnet wird. Von daher hat Stille fast dieselbe Wirkung wie Meditation (die nachgewiesenermaßen ebenfalls die Produktion neuer Nervenzellen anregt; mehr dazu in der 50. Woche: Gehen als Meditation).

Anders als eine Gehmeditation muss ein stiller Spaziergang nicht zwangsläufig allein erfolgen. Wenn wir schweigend nebeneinanderher gehen, geschieht etwas Verblüffendes: Ist unser Wegbegleiter jemand, den wir gerne mögen (oder von dem wir *glauben,* dass wir ihn eines Tages mögen könnten), passen wir unseren Gehrhythmus unwillkürlich an den seinen an – die sogenannte »Schrittsynchronisation«. Eine Studie aus Japan stellte fest, dass bereits nach weniger als zehn Minuten stillem Spazierengehen mit einer fremden Person eine Beziehung oder Bindung entstand, die sich darin zeigte, dass die Beteiligten ihre Bewegungen einander anpassten und schließlich im selben Tempo, Schritt und Rhythmus gingen. Die Teilnehmer des Experiments, die sich vorher nicht kannten, sollten immer paarweise eine bestimmte Strecke in einer ruhigen Umgebung gehen. Mithilfe eines als GPS getarnten Bewegungssensors wurde die Synchronität ihrer Schritte aufgezeichnet. War bei den Spaziergängern der erste Eindruck vom jeweils anderen positiv, übernahmen sie schon nach kurzer Zeit denselben Rhythmus. Nachdem sie 400 Meter schweigend miteinander gegangen waren, ließ sich ein noch positiverer gegenseitiger Eindruck feststellen – ein Indiz dafür, dass irgendeine Art nonverbaler Kommunikation stattgefunden hatte. Die Forscher kamen zu dem erstaunlichen Ergebnis, dass »der erste Eindruck sich selbst in einem so simplen Vorgang wie dem Gehen niederschlug« und dass wortloses Nebeneinanderhergehen das Verhältnis zwischen zwei Fremden günstig beeinflusste.[167]

Natürlich herrscht nirgendwo absolute Stille. Selbst an den ruhigsten Orten können wir unseren Atem oder unsere Schritte hören. Orte ohne Lärm, Gegenden ohne Laubbläser, Verkehr, Rasentrimmer, Autoalarmanlagen oder Flugzeuge aber gibt es sehr wohl. Machen Sie sich doch einfach mal auf die Suche danach. Nehmen Sie die Kopfhörer aus den Ohren. Beobachten Sie, wie die Ruhe nicht nur den *Klang* der Dinge verändert, sondern auch ihr *Aussehen* – so wie der Autor Peter Matthiessen, der feststellte, dass das Licht im Himalaja, wo es keinen Lärm gibt, besonders intensiv wirkt.[168]

Tipps

Wenn wir zur Ruhe kommen wollen, müssen wir nicht zwangsläufig eine lange Wanderung unternehmen. Das Gefühl der körperlichen Entspannung kann bereits nach zwei Minuten Stille eintreten. Ein **zweiminütiger Spaziergang** an einem ruhigen Ort, ohne Unterhaltung oder Handytelefonate, sollte demnach genügen.

Lassen Sie sich **nicht zum Plaudern** verleiten. Bei einem Spaziergang in Stille mit einer netten Begleitung entsteht eine ebenso starke Vertrautheit wie durch ein Gespräch.

Bleiben Sie immer wieder mal stehen, schließen Sie die Augen ... und **lauschen Sie einfach der Stille**!

Versuchen Sie **so geräuschlos wie möglich** zu gehen. Die zusätzliche Anstrengung kann dazu beitragen, dass wir akustische Reize umso intensiver wahrnehmen.

22. Woche

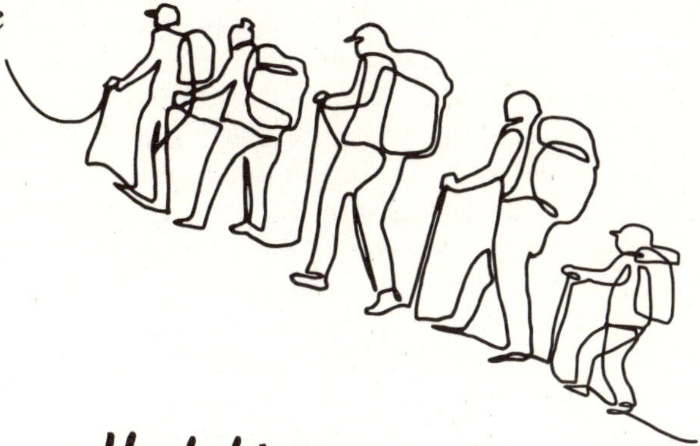

Hoch hinaus

In den 1930er-Jahren begann eine Gruppe russischer Wissenschaftler die Auswirkungen von Sauerstoffmangel auf den menschlichen Körper zu untersuchen – ein Zustand, der als Hypoxie bezeichnet wird. Jahrzehntelang – und stets hinter dem Eisernen Vorhang verborgen – führten sie Experimente und Versuche an Menschen und Tieren durch. Viele davon fanden in Höhenlagern im Gebirge statt, andere in Höhenkammern, Flugzeugen oder Labors. Dabei wurde die Wirkung sowohl eines anhaltenden als auch eines vorübergehenden Sauerstoffentzugs untersucht, was zu erstaunlichen Ergebnissen führte. Diese resultierten in einer fein abgestimmten Methode, dem Intervall-Hypoxie-Training (IHT), das eine mehrere Minuten andauernde Phase der Sauerstoffunterversorgung umfasste, gefolgt von mehreren Minuten Erholung, und unter anderem bei Athleten, Asthmatikern und Krebspatienten eingesetzt wurde.

Sechzig Jahre später erschienen in unter dem Ladentisch gehandelten russischen Medizinzeitschriften immer mehr Abhandlungen zum Intervall-Hypoxie-Training, obwohl sämtliche Detailinformationen über die frühesten Experimente spurlos verschwunden waren. Interessierte Wissenschaftler aus Westeuropa bekamen

Wind von den sowjetischen Studien, übersetzten sie und begannen mit der Durchführung eigener Versuche. Ein Konsens zeichnete sich ab: Mittlere Höhen (kombiniert mit einem leichten bis mäßigen Sauerstoffmangel) schienen biochemische Veränderungen auszulösen, die sich als gesundheitsfördernd erwiesen.

Amerikanische Wissenschaftler, die dem Zusammenhang zwischen Höhe und chronischen Krankheiten nachgingen, fanden heraus, dass die Lebenserwartung bei Menschen, die oberhalb von 1500 Metern lebten, in der Regel um drei Jahre höher lag als bei Menschen, die auf Meereshöhe lebten. Männer, vor allem aber Frauen in größeren Höhen waren seltener übergewichtig und wiesen ein deutlich geringeres Risiko für Herzerkrankungen auf als ihre Vergleichsgruppen auf Meeresniveau.[169] Derselbe Zusammenhang zwischen Übergewicht, Herzgesundheit und Höhe konnte in Nepal, Indien und Argentinien beobachtet werden. Immer wieder gewann man den Eindruck, dass Menschen in größeren Höhen gesünder lebten.

In der Höhe ist die Luft dünner und enthält weniger Sauerstoffmoleküle. Unser Körper gleicht diesen Mangel aus, indem er mehr rote Blutkörperchen produziert, zudem aber auch neue Blutgefäße entstehen lässt, die quasi als Ausweichrouten zum Herz hin dienen können. Doch nicht nur unser Herz arbeitet in moderater Höhe besser, auch Schlaganfälle und bestimmte Krebserkrankungen scheinen bei Bewohnern großer Höhen seltener vorzukommen. Neueren Studien zufolge könnte die dünnere Luft möglicherweise appetitzügelnd wirken und den Stoffwechsel anregen; zudem verbessert sie die Abwehrkräfte und die Stimmung und lindert Gelenkentzündungen und Magen-Darm-Krankheiten. Robert Roach, Leiter des Altitude Research Center am Anschutz Medical Campus der University of Colorado, erklärt, dass in Höhenlagen die Fettverbrennung effizienter und die Übungsausdauer größer seien und wir klarer denken könnten.[170]

Auf Menschen mit Atemwegsstörungen wirkt sich die Höhe normalerweise weniger gut aus, doch die russischen Wissenschaftler konnten IHT-Therapien mit einigem Erfolg auch bei Asthma und chronischen Lungenerkrankungen einsetzen; manche Krankheiten (wie die chronisch obstruktive Lungenerkrankung (COPD), eine der weltweit verbreitetsten Todesursachen) scheinen in größeren Höhen weniger stark verbreitet zu sein.[171]

Ambitionierte Theorien gibt es in diesem Zusammenhang zuhauf. Manche Forscher vertreten die Ansicht, dass der verbrauchte Sauerstoff (der letztlich zur Hypoxie führt, jenem lebensbedrohlichen Zustand, bei dem Zellen und Gewebe nicht mehr ausreichend mit Sauerstoff versorgt werden) unser Nervensystem zu einer Abwehrreaktion zwingt, in deren Verlauf die Zellen und Neuronen geschützt und repariert werden.[172] Wie das im Einzelnen geschieht, lässt sich noch nicht genau sagen, doch Spitzensportler wollen nicht erst abwarten, bis diese Frage geklärt ist. Viele von ihnen absolvieren schon jetzt Höhentrainings, um ihre Kraft, Geschwindigkeit und generelle Leistungsfähigkeit zu verbessern – und ihre roten Blutkörperchen topfit für den nächsten Wettbewerb auf Meeresniveau zu machen. Zugleich erforscht eine neue Generation von Wissenschaftlern eifrig die Möglichkeiten der intermittierenden Hypoxie-Therapie bei so unterschiedlichen Krankheitsbildern wie Rückenmarksverletzungen, Multipler Sklerose und Schlaganfall.

Wandern in gemäßigten Höhen eignet sich hervorragend, um in den Genuss mancher gesundheitlicher Vorteile der Höhenluft zu kommen. Ich selbst verbringe jedes Jahr eine Woche in den Bergen, meist auf einer Höhe zwischen 2000 und 3000 Metern – die allgemein als am besten geeignet gilt, die Fitness zu steigern, ohne den Körper der Belastung größerer Höhenlagen auszusetzen.[173] Ich tue das vor allem, weil ich diese Landschaft liebe, aber auch, weil ich die Luft dort so belebend finde und mir der Gedanke gefällt, dass meine Zellen und Neuronen dabei (auf welche Weise auch immer) neue Kraft tanken können.

Tipps

Zunächst sollten Sie sich **nicht allzu ehrgeizige Ziele** setzen. Nehmen Sie sich genügend Zeit für die Akklimatisierung, und wählen Sie einen Ausgangspunkt, der auf einer niedrigeren Höhe liegt als die geplante Tour.

Sie sollten nur dann wandern gehen, wenn Sie in einer **guten körperlichen Verfassung** sind. Falls Sie noch nie in höheren Lagen unterwegs waren oder irgendwelche Beschwerden haben, konsultieren Sie zuvor Ihren Hausarzt. Jeder Mensch reagiert anders auf Höhenluft, und was dem einen angenehm ist, kann für den anderen extrem anstrengend sein.

Denken Sie daran, **genug (Wasser) zu trinken**. In der Höhe verliert man über die Lunge viel Feuchtigkeit, selbst wenn man nicht schwitzt. Vermeiden Sie während der Akklimatisierung Alkohol, oder beschränken Sie sich auf ein Gläschen Wein am Abend.

Kleiden Sie sich nach dem **Schichtprinzip** – in der Regel wird es umso kälter, je weiter Sie aufsteigen. Achten Sie auf Material, das die Feuchtigkeit gut nach außen transportiert, und lassen Sie Kleidung aus Baumwolle lieber zu Hause.

Das Wetter in den Bergen ist oft unberechenbar. Werfen Sie daher immer wieder mal einen Blick auf die **Wettervorhersage**, und nehmen Sie sicherheitshalber immer Regensachen mit.

Die UV-Strahlung ist in der Höhe grundsätzlich intensiver und kann zu einer Schädigung der Augen führen. Denken Sie deshalb unbedingt an eine **Sonnenbrille** und geeignetes **Sonnenschutzmittel**.

Nehmen Sie nur mit, was Sie unbedingt brauchen. Das Wandern in größeren Höhenlagen kann durchaus anstrengender sein als in der Ebene. Denken Sie beim Packen daran, und teilen Sie sich Ihre Kräfte gut ein.

Nutzen Sie bei längeren, anspruchsvolleren Anstiegen die **Gehtechnik der Afghanen**, wie sie in der 34. Woche (Gehen wie die Nomaden) beschrieben ist.

Nehmen Sie unbedingt eine **Wanderkarte** mit, und verlassen Sie sich niemals ausschließlich auf Ihr Handy!

Nicht bei jedem macht sich die **Höhenkrankheit** bemerkbar, doch wer empfindlich ist, spürt die Auswirkungen möglicherweise schon ab 2000 Metern. Sie sollten daher in der Lage sein, erste Anzeichen – Kopfschmerzen, Schwindel, schwere Atemnot – zu erkennen. Im Notfall ist ein sofortiger Abstieg unerlässlich.

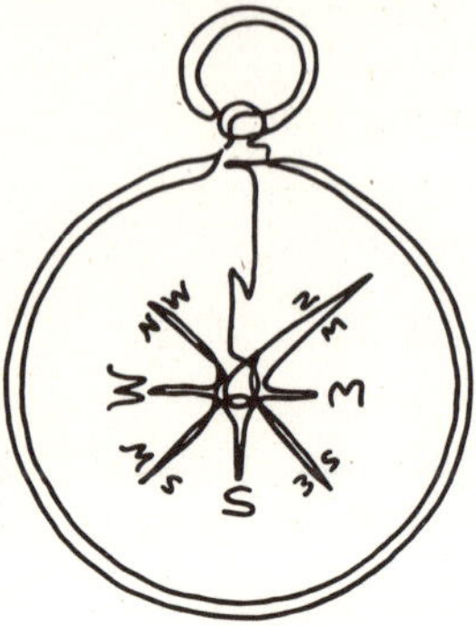

23. Woche

Navigieren mit Stadtplan oder Landkarte

Im September 1924 legte sich die achtzehnjährige Phyllis Pearsall unter der Pont Saint-Michel im Pariser Quartier Latin zum Schlafen hin und deckte sich mit den Seiten einer alten *Le Monde* zu. Sie war mit ihrem Bruder hierhergekommen, doch er war verschwunden, und ohne Geld, Freunde oder Verwandte wusste sie nicht, wohin sie hätte gehen können. Schon bald hatten sich Betrunkene und andere Randgestalten der Gesellschaft neben ihr niedergelassen, doch Phyllis beachtete sie nicht, sondern konzentrierte sich voll und ganz auf die Karte, die eben in ihrem Kopf entstand. Zwar besaß sie keinen Stadtplan von Paris, doch sie hatte einen gesehen und sich alles genau eingeprägt – als grobe Skizze, die sie vor ihrem inneren Auge immer wieder aufzeichnete. Mithilfe dieser kognitiven Karte fand sie sich schon bald in der Stadt zurecht, und wenn sie die Nase hob und die Pariser Luft schnupperte, konnte sie genau sagen, wo sie sich befand und wie spät es gerade war: Morgens roch es nach Brot und *chocolat chaud,* mittags nach Hühnchen und Galettes, abends nach gebratenem Fisch, Knoblauch, Lammfleisch und Tarte Tatin.[174] Später wurde Phyllis eine der erfolgreichsten Kartografinnen der Welt: Sie veröffentlichte das erste *London A–Z* – bis heute ein Straßenverzeichnis mit Kultstatus – und gründete die Geographers' A–Z Map Company. Phyllis arbeitete bis zu ihrem Tod einen Monat vor ihrem neunzigsten Geburtstag. Sie war der lebende Beweis dafür, dass ein Spaziergang eine hervorragende Möglichkeit ist, das Gehirn zu trainieren.

Am leichtesten tun Sie sich dabei mit einem physischen Stadtplan. Weichen Sie doch einfach mal von der gewohnten Route ab, und orientieren Sie sich ausschließlich an einer gedruckten oder geistigen Karte. Sie werden feststellen, wie sich auf diese Weise der Horizont buchstäblich erweitern lässt.

Neurowissenschaftliche Erkenntnisse deuten darauf hin, dass der Hippocampus – jenes Gehirnareal, das für die räumliche Orientierung zuständig ist – wächst, wenn er gefordert wird, und schrumpft, wenn er ungenutzt bleibt. Auch für diesen Muskel gilt also: Wer rastet, der rostet. In mehreren Studien stellte man fest, dass der hintere Teil des Hippocampus bei Londoner Taxifahrern eine besonders beeindruckende Größe hatte, wofür man ihre besondere Navigationsfähigkeit verantwortlich machte, denn sie mussten sich jede Straße Londons einprägen.[175] Doch leider ist dieses Können längst satellitengestützten Navigationssystemen zum Opfer gefallen. Sich auf derartige Technologien zu verlassen führt laut David Barrie, einem Fachmann zum Thema Navigation, jedoch nicht nur dazu, dass wichtige Bereiche unseres Gehirns schrumpfen, sondern macht uns außerdem anfälliger für Alzheimer und Demenz.[176] Bei Alzheimerpatienten ist die Orientierungsfähigkeit bekanntermaßen stark beeinträchtigt (oder gar nicht mehr vorhanden) – auch ich erinnere mich noch gut daran, wie meine Großmutter ziellos umherlief, ohne zu erkennen, wo sie gerade war.

Doch warum ist das so, und wie lässt es sich mithilfe des Gehens verhindern? Der Hippocampus dient als Speicher für alle räumlichen Eindrücke, die wir jemals wahrgenommen haben. Immer wenn wir uns an einen unbekannten Ort begeben, entsteht eine räumliche Erinnerung, die dann in bestimmten Zellen abgespeichert wird – den sogenannten Orts-, Gitter- und Grenzzellen. Die Einzelheiten werden auf einer Art Karte verzeichnet und im Hippocampus abgelegt. Kommen wir an den nächsten unbekannten Ort, werden diese Karten wieder umgestaltet, und es entsteht eine aktualisierte Version. Man kann sich das Ganze wie ein riesiges Ablagesystem vorstellen, auf das wir jederzeit zugreifen können. Es enthält sämtliche Orte, an denen wir gelebt, und jedes Büro, in dem wir je gearbeitet haben, ja selbst unseren alten Schulweg mitsamt den umliegenden Straßen, Feldern oder Parks – alles ordentlich sortiert und abrufbereit. Unsere Karten sind einzigartig, da sie nach unseren ganz persönlichen Kriterien erstellt werden.

Dieses unglaublich beeindruckende Konstrukt sollten wir uns unbedingt erhalten – nicht nur, weil wir sonst jede physische Orientierung verlieren würden, sondern auch, weil unsere räumlichen Erinnerungen einen wesentlichen Anteil unserer Identität ausmachen. Wie wir uns selbst erleben, steht in engem Verhältnis zu den Orten, an denen wir uns aufgehalten haben. Verlieren wir unsere Erinnerung daran, verlieren wir zugleich auch einen wichtigen Teil von uns selbst.

Darüber hinaus vermuten Forscher inzwischen, dass die Regionen des Gehirns, die für räumliche Orientierung zuständig sind, auch für andere, konzeptionellere Aspekte der Navigation eine Rolle spielen könnten, beispielsweise die Fähigkeit, Vorhersagen zu treffen, oder das Vorstellungsvermögen und die Kreativität, bei denen wir ebenfalls unser geistiges Auge nutzen, um Entscheidungen zu treffen. Manche gehen davon aus, dass diese Regionen möglicherweise auch an der sozialen Orientierung beteiligt sind und dazu beitragen, dass wir uns in zwischenmenschlichen Beziehungen zurechtfinden können.[177] Was das bedeutet, ist offensichtlich: Verkümmern unsere Ortszellen, verkümmert auch der Rest von uns.

Natürlich hat es viele Vorteile, dass wir uns von der Technologie so gut wie überallhin führen lassen können, doch besonders förderlich für unser Gehirn ist es ganz sicher nicht. Besorgen Sie sich also lieber eine Landkarte oder einen Stadtplan (und dazu eine wasserdichte Schutzhülle, wenn es regnet), schalten Sie das Handy aus, und machen Sie sich einfach auf den Weg.

Wenn ich auf diese Weise unterwegs bin, überlege ich mir zuvor zwar, wohin ich ungefähr gehen möchte, setze mir aber kein zeitliches Ziel (schließlich handelt es sich weder um einen Spaziergang, bei dem das Verlorengehen bewusst einkalkuliert ist – mehr hierzu in der 40. Woche –, noch um ein Wettrennen). Besonders gut funktioniert diese Art des Gehens in der Stadt, da sich dort die vielfältigsten Routen anbieten und allein schon die Auswahl der passenden eine geistige Herausforderung sein kann.[178] Nehmen Sie sich genügend Zeit, um die Karte gründlich zu studieren, bevor Sie aufbrechen – Sie sollten wissen, in welche Richtung Sie gehen müssen, eine ungefähre Vorstellung davon haben, wie lange Sie unterwegs sein werden, und sich möglichst eine Strecke aussuchen, die nicht gerade an Hauptverkehrsstraßen entlangführt. Achten Sie beim Losgehen vor allem auf markante Punkte, mit deren Hilfe Sie – ob mit Karte oder ohne – wieder nach Hause oder auf den richtigen Weg finden. Dabei hat sich gezeigt, dass größere Orientierungspunkte als besonders nützlich empfunden werden; Kirchtürme und hohe Bäume sind also geeigneter als Abfallbehälter oder Büsche. Wegmarken, die eine persönliche Bedeutung für uns haben, bleiben uns ebenfalls länger im Gedächtnis. So prägen sich beispielsweise meine Kinder immer sämtliche Bäckereien und Eisdielen ein, die sie unterwegs gesehen haben. Die Verwendung visueller Bezugspunkte bei der Orientierung ist eine Strategie, die als landmarkenbasierte Navigation bezeichnet wird.

Wollen wir unser Gehirn noch intensiver fordern, sollten wir dafür sorgen, dass alle unsere Sinne angesprochen werden. Inzwischen geht man davon aus, dass der menschliche Geruchssinn wesentlich ausgeprägter ist, als man früher glaubte. In neueren Experimenten sollten Studenten zum Beispiel mit verbundenen Augen und auf allen vieren einer Duftspur folgen – was erstaunlich gut funktionierte.[179] Wenn Sie unterwegs sind (aufrecht gehend, nicht krabbelnd), dann saugen Sie also ruhig mal den Geruch von Fabriken, Tankstellen, Bäckereien oder Bäumen ein. Nutzen Sie auch Ihr Gehör, und prägen Sie sich jedes an einem Ort wahrnehmbare Geräusch ein. Wenn Sie möchten, können Sie sich Wegpunkte, Gerüche oder Geräusche auf Ihrem Stadtplan notieren.

Sind Sie auf dem Land unterwegs, lassen Sie sich von Tristan Gooleys wunderbaren Büchern über das Orientieren und Navigieren in der Natur inspirieren. Wussten Sie beispielsweise, dass Tagpfauenaugen Vorboten der Zivilisation sind, oder dass man sich mithilfe von Flechten zurechtfinden kann?[180]

Spaziergänge mit Landkarte oder Stadtplan sind auch für Kinder eine tolle Sache – nicht nur, weil sie ohnehin für jedes Abenteuer zu haben sind, sondern auch, weil die Gefahr, das Orientierungsvermögen zu verlieren, für sie besonders groß ist; diese Entwicklung wird noch dadurch begünstigt, dass Kinder so viel Zeit vor dem Bildschirm verbringen und Eltern sich immer mehr Sorgen um ihre Sicherheit machen.[181] Doch egal, mit wem Sie unterwegs sind: Teilen Sie sich die Aufgabe des Kartenlesens und Navigierens, sodass alle davon profitieren können.

Tipps

Auf dem Land ist es etwas schwieriger, sich zu orientieren: Nehmen Sie daher einen **Kompass oder Ihr Handy** mit.

Während Sie sich bei einem Spaziergang mit dem Stadtplan vielleicht schon vorher überlegt haben, wohin Sie gehen möchten, bieten sich in der freien Natur oft keine nahe liegenden Ziele an. Eine Tour mit der Landkarte entlang einer ausgewählten Strecke, bei der anstelle eines bestimmten Endpunktes **der Weg selbst im Vordergrund** steht, eignet sich jedoch genauso gut, um die Orientierung zu trainieren.

Sie sind **mit Kindern unterwegs**? Dann delegieren Sie das Kartenlesen zwischendurch doch einfach, ohne sich groß einzumischen, und lassen Sie sich überraschen, wohin die Kinder Sie führen.

Egal ob im Stadtbereich oder im Grünen: Versuchen Sie auch einmal, **ohne Karte zurückzufinden**.

Vor allem aber sollten Sie **der Versuchung widerstehen**, Google Maps (oder den mitwandernden Punkt anderer Apps) zu bemühen, solange es nicht unbedingt notwendig ist.

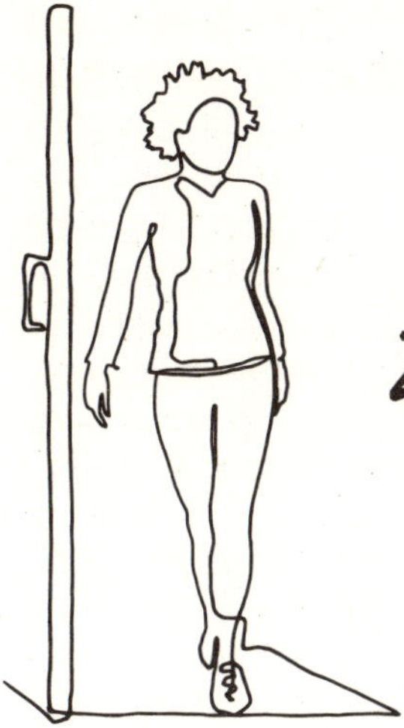

24. Woche

Zielgerichtetes Gehen

Der gefeierte französische Komponist Erik Satie ging jeden Tag zu Fuß von seinem Zuhause in sein Atelier – eine Strecke von fast zehn Kilometern quer durch Paris, die er Abend für Abend auch wieder zurücklief. Sein Weg führte ihn dabei durch einige Straßen, die damals als nicht ungefährlich galten. Satie hatte zu seinem Schutz deshalb immer einen Hammer dabei. Er marschierte zügig und entschlossen, und selbst während er seine Umgebung wachsam im Blick behielt, komponierte er im Geiste. Mir gefällt der Gedanke, dass es möglicherweise sein flottes, zielstrebiges Gehen war, das ihm half, seiner Absinthabhängigkeit etwas entgegenzusetzen, und ihm ermöglichte, bis zu seinem Tod Werke von fantastischer Neuartigkeit zu komponieren.

Heute wird diese Form der zweibeinigen Fortbewegung, wie auch Satie sie betrieb – als *zielgerichtetes Gehen* oder einfach als *Gehen mit Ziel* bezeichnet. Immer wieder konnte nachgewiesen werden, dass unser Selbstbild durch unser Bedürfnis nach Sinnhaftigkeit definiert ist: Ein Ziel gibt unserem Leben einen Sinn. Zahlreiche Studien bestätigen, wie entscheidend ein Ziel ist, wenn Engagement, Neugier und Zufriedenheit langfristig erhalten bleiben sollen. Dasselbe gilt für das Gehen: Haben wir ein Ziel vor Augen, können wir – wie Satie – schneller gehen und weiter kommen. Und das wiederum sorgt dafür, dass wir uns besser und gesünder *fühlen*.

Jeder liebt einen gemütlichen Sonntagnachmittagsspaziergang, und viele Menschen fahren hinaus ins Grüne, um dort mit Freunden oder der Familie ein wenig durch die Natur zu streifen. Diese Form des Gehens wirkt sich in vielerlei Hinsicht positiv aus (mehr dazu beispielsweise in der 5., 21. und 32. Woche). Gehen wir stattdessen von zu Hause aus irgendwohin oder haben ein bestimmtes Ziel – sei es das Büro, ein Café oder ein Arzttermin –, dann handelt es sich um eine »beiläufige Aktivität«, wie Gesundheitsexperten diese Art der Fortbewegung nennen, einen Teil unseres regulären Alltags, etwas, das nicht zu einer festen Zeit und an einem bestimmten Ort stattfindet (so wie es beispielsweise bei einer sportlichen Betätigung der Fall ist, etwa wenn wir am Feierabend zum Training im Fitnessstudio sind). Das beiläufige Gehen mit einem Ziel ist die einfachste Methode, die tägliche Schrittzahl zu erhöhen – und zudem möglicherweise auch noch die gesundheitsförderndste.

So ergab eine Studie der Ohio State University mit 125 000 Erwachsenen, dass Probanden, die beim Gehen ein Ziel im Blick hatten, schneller gingen und sich gesünder fühlten als jene, bei denen das Gehen eine reine Freizeitbeschäftigung war. Dabei spielte es keine Rolle, wie lange sie unterwegs waren oder wohin, wie Professor Gulsah Akar erklärt. »Das zielgerichtete Gehen«, so die Lehrbeauftragte der Universität, »führt zu einer signifikanten Verbesserung der Gesundheit.«[182] Eventuell ist es das dabei üblicherweise schnellere Tempo, das uns das Gefühl gibt, mehr für unsere Gesundheit zu tun.

Wenn wir das Auto stehen lassen und einige unserer täglich anfallenden Strecken zu Fuß bewältigen, können wir außerdem ein Mehr an Bewegung für uns verbuchen. Akars Studie ergab, dass wir auf »Wegen, die an unserer Haustür beginnen«, längere Strecken gehen, was in einer »deutlich besseren ... Gesundheit« resultiert. Dasselbe Argument führt auch die Gehtrainerin Joanna Hall an: »Manche Wege von zu Hause aus zu Fuß zurückzulegen, selbst wenn sie nur kurz sind, ist wichtig, denn wenn wir die Strecke bereits kennen, gehen wir grundsätzlich schneller. Beginnt sie direkt vor unserer Haustür, ist es auch viel schwieriger, sich davor zu drücken.«[183] Der Grund dafür mag für viele Menschen darin liegen, dass sich die unmittelbare Umgebung so unspektakulär und allzu vertraut anfühlt oder der Weg zunächst an einer viel befahrenen Straße entlangführt, wo man automatisch schneller geht. Oder dass an arbeitsreichen Tagen für solche Strecken ohnehin nur wenig Zeit bleibt.

Jedenfalls ist es gar nicht so schwer, das zielgerichtete Gehen in den Alltag zu integrieren. Versuchen Sie, auf das Auto zu verzichten, wann immer Sie einen Termin oder ein Treffen vereinbart haben, zu dem Sie auch zu Fuß gelangen können. Planen Sie nicht allzu viel Zeit ein; schließlich wollen Sie ja nicht bummeln, sondern zügig gehen. Auch bei einem Abendspaziergang oder einer gemütlichen nachmittäglichen Runde zu Fuß können Sie sich ein Ziel stecken. Legen Sie ein Zeitlimit fest, oder überlegen Sie sich einen Grund, weshalb Sie zu einer bestimmten Uhrzeit wieder zu Hause sein wollen: ein Eintopf, der vom Herd muss, eine bestimmte Fernsehsendung oder einfach nur der Wecker Ihres Handys – fast alles eignet sich als fester Zeitpunkt, den Sie sich als Ziel setzen können.

Tipps

Wollen Sie Ihr Tempo beschleunigen, **gehen Sie einfach etwas später los**, peilen aber dieselbe Ankunftszeit an.

Wo immer möglich, suchen Sie nach **Seitenstraßen und Fußwegen** als Alternative zu gefährlichen, verkehrsreichen Straßen. Navigationsapps wie komoot sind bei der Anzeige von Routen, die sich speziell für Fußgänger eignen, wesentlich besser als die meisten Apps für Autofahrer.

Steigen Sie nicht ins Auto, nur weil Ihre unmittelbare Umgebung Ihnen wenig reizvoll erscheint. Auch Strecken, die Ihnen eintönig vorkommen, können interessant sein, wenn Sie ein paar der anderen Tipps aus diesem Buch beherzigen und sich zum Beispiel von Ihrer Nase leiten lassen, wie in der 11. Woche (Rundgang mit Stadtgerüchen) beschrieben.

Hörbücher und Podcasts können einen täglichen Fußmarsch zu einer spannenden Angelegenheit machen. Sind Sie in einer verkehrsreichen Gegend unterwegs, sollten Sie allerdings lieber nur einen Ohrstöpsel verwenden.

Starten Sie **direkt vor der Tür**: Eine vertraute und daher nicht besonders aufregende Umgebung führt zu einem höheren Gehtempo.

Es gibt noch andere Möglichkeiten, zielgerichtetes Gehen **in Ihren Alltag zu integrieren**: das Training für einen Gehmarathon oder das Schrittzählen. Studien haben gezeigt, dass Gehmuffel, die einen Schrittzähler benutzen, in der Regel weiter und länger gehen.

Es gibt von Ihrer Haustür aus keine sicheren Fußwege? Setzen Sie sich mit dem Gemeinde- oder Stadtrat in Verbindung, und **fordern Sie die Planung von Wegen für Fußgänger**, mehr Grünflächen oder Gesetze zur Verringerung der Luftverschmutzung und Geschwindigkeitsbeschränkung im Straßenverkehr.

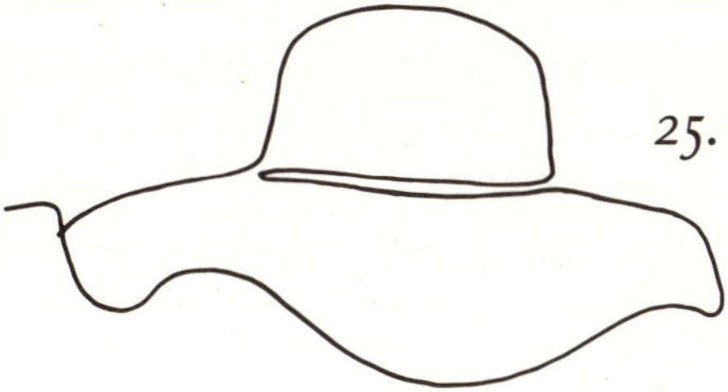

25. Woche

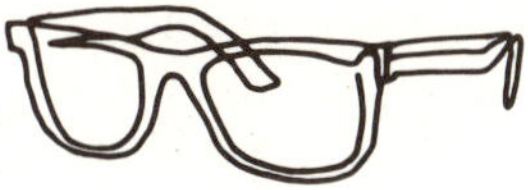

Im Sonnenschein flanieren

Schon seit Jahrtausenden beten die Menschen die Sonne an, doch erst als ein kaum bekannter dänischer Wissenschaftler mit der Beobachtung seiner Nachbarskatze begann, wurde der gesundheitsfördernde Nutzen des Sonnenlichts entdeckt. Niels Ryberg Finsens Interesse an der Heliotherapie lag in der Stoffwechselkrankheit begründet, an der er litt; sie schwächte ihn zunehmend und sollte letztlich dazu führen, dass er mit nur 44 Jahren starb. Zwanzig Jahre zuvor, als Medizinstudent, hatte er festgestellt, dass er sich bei Sonnenschein regelrecht verjüngt fühlte. Als er beobachtete, dass Katzen sich oft zu sonnigen Plätzchen hingezogen fühlen, unternahm er ein paar gewagtere Selbstversuche, die ihn in seiner Vermutung bestärkten. Sein Fazit: »Die Sonne hat einen großen Nutzen und eine bedeutende Wirkung.«[184]

Später, im Jahr 1903, erhielt Finsen den Nobelpreis für seine Errungenschaften im Bereich der Lichttherapie, vor allem für seine Erfolge im Kampf gegen Pocken und Lupus vulgaris, eine Form der Tuberkulose. Seine Forschungsarbeiten wurden allseits bekannt, und schon bald errichtete Dr. Auguste Rollier, der später berühmteste Heliotherapeut, in den Schweizer Alpen 36 Zentren für Sonnenlichtbehandlungen (gelegentlich auch als Sonnenkliniken oder Sonnenliegehallen bezeichnet). Unter Rolliers Aufsicht wurden die Patienten sukzessive – und oft mit hervorragenden Ergebnissen – dem Sonnenlicht ausgesetzt; begonnen wurde dabei mit lediglich fünf Minuten Morgensonne auf den Füßen. So überrascht es nicht, dass sonnengebräunte Haut schon bald in Mode kam und nicht nur von Wohlstand, sondern außerdem von einer guten Gesundheit zeugte. Sogar der Herausgeber der *Times* fühlte sich zu einer gewagten Behauptung verleitet: »Die Zeit der Dunkelheit ist zugleich die Zeit des Todes und des Leidens.«[185]

Heutzutage vermeiden wir die Sonne, und viele von uns verbringen den schönsten Teil des Tages in Räumen mit künstlichem Licht. Unser Alltag findet zunehmend drinnen statt, wir schmieren uns dick mit Sonnencreme ein, sind von wachsender Luftverschmutzung betroffen und von einer zwanghaften Angst vor Falten besessen – mit dem Ergebnis, dass Schätzungen zufolge bis zu siebzig Prozent der Weltbevölkerung einen Mangel an Vitamin D aufweist, dem bekanntesten, aber nicht dem einzigen Nebenprodukt der Sonnenstrahlung. Wissenschaftler, die das Rätsel um die fast schon übernatürlichen Kräfte des Sonnenlichts zu entschlüsseln suchen, sind inzwischen davon überzeugt, dass Vitamin D nur einer ihrer vielen bemerkenswerten Vorzüge ist. Wie schon Finsen richtig annahm, benötigen wir die gesamte Palette der Sonnenstrahlen. Wer in nördlicheren Breiten lebt, weiß, wie wichtig es ist, nach draußen zu gehen, sobald sich auch nur ein Fünkchen Sonne am Himmel zeigt.

Vitamin D wird gebildet, wenn die ultraviolette Strahlung (UVB) im Sonnenlicht auf unsere Haut trifft, von dort zu unserer Leber und dann zu den Nieren transportiert und anschließend in das Hormon Calcidiol umgewandelt wird. Calcidiol besitzt eine Halbwertszeit von zwei bis drei Wochen, sodass unser Körper kontinuierlich Sonnenlicht aufnehmen muss, um den Serumspiegel konstant zu halten. Experten empfehlen, Gesicht, Hals und Arme täglich – je nach Hauttyp und UV-Index – zwischen fünf und dreißig Minuten dem Tageslicht auszusetzen.[186] Welche zentrale Rolle Vitamin D für unsere Gesundheit spielt, zeigte sich einmal mehr während der Coronapandemie, als ein Zusammenhang zwischen einem niedrigen Vitamin-D-Spiegel und einem schlechteren Heilungsverlauf festgestellt wurde.

Inzwischen geht man davon aus, dass wir zwei Immunsysteme besitzen: ein angeborenes und ein erworbenes. Letzteres entwickelt sich durch den Kontakt mit Krankheitserregern – ein Prozess, der zur Produktion von Antikörpern führt (und auf dem auch die Wirkungsweise von Impfstoffen basiert). Unser angeborenes Immunsystem hingegen ist ein körpereigener Abwehrmechanismus, der uns ermöglicht, angemessen beispielsweise auf die Keime und Allergene zu reagieren, mit denen wir Tag für Tag konfrontiert werden. Es ist auch für die Abwehr vieler Viren verantwortlich. Bei der Untersuchung des Zusammenspiels von angeborenem Immunsystem und Vitamin D wurde deutlich, dass sich durch einen ausreichenden Serumspiegel typische Winterkrankheiten wie Grippe und Erkältung in Schach halten ließen[187] – eine Erkenntnis, die durch zahlreiche weitere Studien bestätigt werden konnte.[188]

Was dabei besonders interessant ist: Vitamin D ist nicht der einzige Grund, warum Sonnenlicht so wertvoll ist – was auch erklärt, weshalb eine künstliche Vitaminzufuhr nicht immer funktioniert. So hat man vor Kurzem erkannt, dass Herzerkrankungen, Bluthochdruck, Osteoporose, verschiedene Krebsarten, Depression, Demenz und mehrere Autoimmunkrankheiten nicht mit einem Mangel an Vitamin D zusammenhängen, sondern mit einem Mangel an Sonnenlicht. In einer schwedischen Langzeitstudie über zwei Jahrzehnte mit 30 000 Frauen zeigte sich, dass die Todesrate bei Menschen, die die Sonne mieden, erheblich höher war.[189] Die Autoren erklärten, ein Mangel an Sonnenlicht sei ebenso gesundheitsgefährdend wie Rauchen, und forderten »eine ausgewogenere, angemessenere Sichtweise, was die Auswirkungen der Sonnenexposition auf unsere Gesundheit betrifft«[190].

Ist die Sonne also doch das lang ersehnte Lebenselixier? Nach heutigem Forschungsstand aktivieren Photonen im Sonnenlicht unsere T-Zellen – die sogenannten Abwehrzellen, ein lebenswichtiger Bestandteil unseres Immunsystems –, indem sie in der Haut Stickstoffmonoxid freisetzen und in den Blutkreislauf gelangen lassen.[191] In unserer Haut befinden sich zahlreiche T-Zellen – doppelt so viele wie in unserem Blut. Der blaue Anteil des Sonnenlichts erreicht nicht nur die obersten Hautschichten, sondern auch die darunterliegende, die Dermis oder Lederhaut, und sorgt dort für die rasche Aktivierung unzähliger einsatzbereiter T-Zellen. »Das Sonnenlicht aktiviert ganz unmittelbar wichtige Abwehrzellen, indem es deren Beweglichkeit steigert«, erklärte der Forscher Gerard Ahern vom Georgetown University Medical Center.[192]

Darüber hinaus spielt Sonnenlicht eine entscheidende Rolle für das Funktionieren unserer inneren Uhr und die Steuerung der Melatoninproduktion – beides erforderlich für einen ungestörten Schlaf-wach-Rhythmus.[193] Nichts davon hat irgendetwas mit Vitamin D zu tun, was bedeutet, dass es kompletter Unsinn ist, Sonnenlicht zu meiden und stattdessen Vitamin-D-Präparate zu verwenden.

Die komplexen Zusammenhänge zwischen Sonnenlicht und Vitamin D bleiben umstritten. Noch immer ist sich die Forschung nicht einig, wie viel Vitamin D und/oder Sonnenlicht wir denn nun wirklich brauchen. Manche Wissenschaftler befürchten, dass hoch dosierte Vitaminpräparate das empfindliche Gleichgewicht unseres Mikrobioms beeinträchtigen können[194], während viele Onkologen und Dermatologen der Ansicht sind, dass wir komplett auf Sonnenbestrahlung verzichten und ausschließlich auf künstliche Vitaminzufuhr vertrauen sollten.

Das mag alles kompliziert klingen, doch letztlich ist die Sache ganz einfach: Wann immer die Sonne scheint, unternehmen Sie einen kurzen Spaziergang mit hochgekrempelten Ärmeln und ohne Sonnencreme. Ich persönlich jedenfalls habe im Selbstversuch festgestellt, dass meine Spaziergänge mit behutsamer Sonnenbestrahlung nach einem halben Jahr zum Abklingen der Symptome meiner Autoimmunkrankheit beitrugen und ich den ganzen nachfolgenden Winter von Husten und Erkältungen verschont blieb.

Das letzte Wort soll jedoch der britische Chirurg und Heliotherapeut Henry Gauvain haben, der über das Sonnenlicht sagte, es sei »wie ein guter Champagner. Es belebt und beflügelt; doch im Übermaß genossen, berauscht und vergiftet es.«[195]

Tipps

Gehen Sie einfach **auf der sonnigen Seite des Weges** oder der Straße, wenn möglich auch am Wasser entlang (es reflektiert das Sonnenlicht und sorgt für zusätzliche UV-Strahlung).

Sie haben **nicht viel Zeit**? Machen Sie sich mittags auf den Weg, wenn die UVB-Strahlung am intensivsten ist.

Um **Sonnenbrand zu vermeiden**, sollten Sie Ihre Haut nach zehn bis dreißig Minuten bedecken – je nachdem, welchen Hauttyp Sie haben, wo Sie leben und zu welcher Tages- oder Jahreszeit Sie unterwegs sind. Stellen Sie sich dazu den Wecker Ihres Handys oder Ihrer Armbanduhr. Wenn er läutet, schützen Sie sich mit Ihrer Kleidung, gehen Sie in den Schatten, und/oder tragen Sie Sonnencreme auf.

Im Winter sind die Abwehrkräfte üblicherweise schwächer, und die Sonne zeigt sich seltener am Himmel; Sie können jedoch schon im Herbst vorsorgen, indem Sie jede Gelegenheit für einen Spaziergang in der Sonne nutzen.

Vermeiden Sie Gegenden mit einer besonders hohen Schadstoffbelastung: Studien mit Kindern in Indien, jungen Frauen im Mittleren Osten und belgischen Frauen nach der Menopause haben gezeigt, dass ein hohes Maß an Luftverschmutzung die UVB-Menge »signifikant« reduziert und so das Risiko eines Vitamin-D-Mangels erhöht.[196]

Machen Sie sich bewusst, dass **Sonnenlicht am frühen Morgen** Ihrem Schlaf-wach-Rhythmus förderlich ist und nachts für einen besseren Schlaf sorgt (mehr dazu in der 10. Woche: Spaziergang am frühen Morgen).

Das helle Licht blendet Sie so, dass Sie beim Gehen den Kopf senken müssen? Ein **Hut mit einer breiten Krempe** hilft Ihnen, eine aufrechte Körperhaltung zu bewahren.

Sie haben sich schon immer gefragt, **weshalb Sie sich besser fühlen**, wenn die Sonne scheint? Zusätzlich zu den genannten Gründen regt das Sonnenlicht auch die Produktion des Wohlfühlhormons Serotonin an. Je heller es ist, umso höher ist auch der Serotoninspiegel, wie eine Studie in der Zeitschrift *The Lancet* erklärt.

Wenn Sie Ihre Haut nur ungern der Sonne aussetzen, ohne sie vorher einzucremen, gewöhnen Sie sie langsam daran, indem Sie Ihren **Aufenthalt in der Sonne schrittweise verlängern**. Falls Sie sich dennoch Sorgen machen, konsultieren Sie Ihren Arzt. Einen Sonnenbrand sollten Sie auf alle Fälle vermeiden.

Alternativ können Sie sich eine **Sonnencreme mit mineralischem Filter** besorgen. Sie schützt vor der schädlichen UV-Strahlung, ohne die Bildung von Vitamin D und Stickstoffmonoxid zu verhindern.

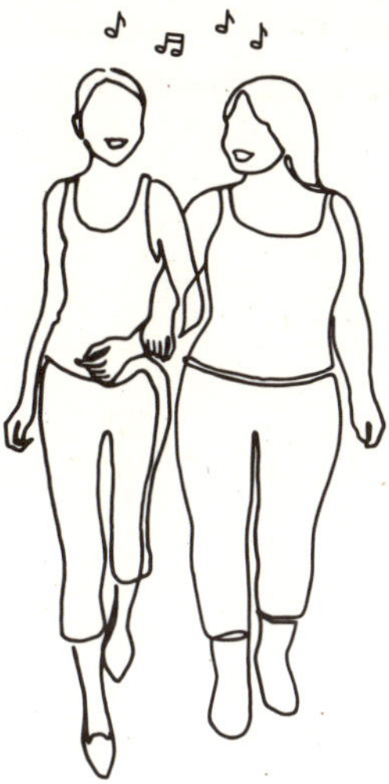

26. Woche

Die Kraft des Gesangs

An einem feuchten Herbsttag im Jahr 1854 brach der britische Schriftsteller und begeisterte Wanderer George Borrow auf, um den Snowdon, den höchsten Berg in Wales, zu besteigen. In seinem obligatorischen schwarzen Anzug, den Regenschirm unter den Arm geklemmt, hakte er sich bei seiner Begleiterin, seiner Stieftochter Henrietta, unter und sang aus vollem Hals walisische Lieder, bis sie am Gipfel angekommen waren. Warum? Weil er befürchtete, Henrietta könnte – weil sie eine Frau war – eine derart anstrengende Wanderung nicht schaffen. Und er machte sich Sorgen, dass Henrietta sich – weil sie eine Frau war – womöglich ängstigen könnte. Jedenfalls sollte der Gesang ihr die nötige Kraft geben.

Mr Borrow begriff offenbar intuitiv, was zahlreiche Wissenschaftler inzwischen mithilfe von Stimmungsskalen, Messungen des Stressniveaus, Blutuntersuchungen, Speichelproben und Gehirnscans bewiesen haben: die verbindende, stärkende und belebende Kraft des Gesanges. Singen beim Gehen wurde im Lauf der Geschichte immer wieder gezielt eingesetzt – von marschierenden Soldaten, wandernden Schulkindern, unzufriedenen Demonstranten … und erschöpften Familien. So machten auch wir während unseres ersten Wanderurlaubs in den österreichischen Alpen ausgiebigen Gebrauch davon. Je steiler die Hänge wurden, umso lauter wurde unser Gesang. Und damit erreichten wir – ebenso wie Mr Borrow mit seiner Henrietta – die Gipfel in Rekordzeit.

Weshalb aber hilft uns das Singen beim Erklimmen von Bergen? Der körperliche Nutzen ist inzwischen umfassend belegt: Singen kann Schmerz betäuben, wofür manche Mediziner bestimmte Neurochemikalien verantwortlich machen, die dabei freigesetzt werden, beispielsweise Beta-Endorphin, ein körpereigenes Schmerzmittel.

Und natürlich ist Singen ein gutes Training für unsere Lungen; es stärkt die Atemmuskulatur und verbessert die Atmung. Forscher sprechen von einer »optimierten Atmung«, und die können wir beim Gehen tatsächlich gut brauchen, vor allem, wenn wir im Takt mit unseren Schritten singen. Wir öffnen unsere Lunge, nehmen automatisch eine bessere Körperhaltung ein und lockern beim Ausatmen verspannte Muskeln. Singen ist wie ein aerobes Training, denn dabei wird, wie auch beim Gehen, Sauerstoff ins Blut gepumpt, was uns belebt und Auftrieb gibt.

Außerdem stärkt Singen das Immunsystem. Immer wieder wurde im Speichel von Sängern – und damit sind alle Menschen gemeint, die gerne vor sich hin trällern – eine erhöhte Konzentration von Immunglobulin A (IgA) festgestellt, einem Antikörper mit abwehrstärkender Wirkung.

Einen weiteren Nutzen erkannte die Schriftstellerin Katharine Trevelyan ganz intuitiv: Als sie 1935 allein und zu Fuß Kanada durchquerte, sang sie, um sich selbst zu beruhigen. Diese Wirkung konnte inzwischen mithilfe von Speicheltests nachgewiesen werden: Singen entspannt uns tatsächlich, indem es den Cortisolspiegel senkt. Cortisol ist wichtig, weil es für die sogenannte Kampf-oder-Flucht-Reaktion verantwortlich ist, führt im Übermaß jedoch zu Stress, Depression, Schlafstörungen und Herzerkrankungen.

Und auch für einen psychischen Effekt des Singens finden sich überzeugende Belege. So haben Dutzende von Studien mit Krebspatienten und Pflegern, psychiatrischen Patienten, älteren Menschen mit Demenz, Schwangeren, Pflegepersonal und Studenten erwiesen, dass beim Singen Endorphine freigesetzt werden, die unser Wohlgefühl steigern.[197] Bei vielen dieser Untersuchungen lag der Fokus auf Chören – eine Studie aber verglich das Singen in der Gruppe mit dem Singen für sich allein und konnte dabei keinen Unterschied feststellen: Bei jedem, der singt, werden Wohlfühl-Endorphine freigesetzt, unabhängig davon, wo er das tut und ob er in Gesellschaft ist oder nicht. Oder wie ein Forscher es zusammenfasste: »Nach dem Singen im Chor, aber auch allein, war das Glücksgefühl gestiegen, während Sorgen und Traurigkeit weniger geworden waren.«[198]

Einen zusätzlichen Bonus hat das Singen mit anderen jedoch: Es zwingt uns dazu, uns nach außen zu wenden, indem es anregt, Rhythmus, Melodie und Text mit den Mitsängern abzustimmen. Ganz automatisch richten wir uns gedanklich auf die anderen aus anstatt auf uns selbst; vor allem aber nehmen wir uns dabei als Teil einer Gruppe wahr. Wissenschaftler sehen darin einen Auslöser für die Produktion einer weiteren Neurochemikalie, des Oxytocin, das auch als Kuschel- oder Bindungshormon bekannt ist. Wenn es unser Gehirn überschwemmt, empfinden wir etwas, das Daniel Levitin, der Autor von *Der Musik-Instinkt,* als echte Bindung bezeichnet, und fühlen gegenüber denen, die mit uns singen, Wohlbefinden und Vertrauen.[199]

Berichte von Schlaganfallüberlebenden und Parkinsonpatienten haben gezeigt, dass Singen beim Gehen auch förderlich für die Rehabilitation ist. Das Gehvermögen beider Patientengruppen ist oft deutlich beeinträchtigt: Die Schritte fallen kürzer aus, das Gleichgewicht ist gestört, der Gang ungleichmäßig, und die Bewegungen sind insgesamt extrem langsam, weshalb viele nur mithilfe eines Gehstocks und nur wenige Meter laufen können. Ein koreanisches Experiment[200] mit Schlaganfallüberlebenden zwischen 19 und 78 Jahren erzielte jedoch beachtliche Ergebnisse: Die Probanden sangen beim Gehen ein Kinderlied, das ausgewählt worden war, weil es mit einem Tempo von 90 bis 120 Schlägen pro Minute einer idealen Gehgeschwindigkeit entspricht. Schon nach dreißig Minuten waren die Bewegungen der Probanden fließender, ihre Schritte länger, und sie gingen schneller. Eine Studie mit Parkinsonpatienten kam zu ähnlichen Erkenntnissen; das Singen beim Gehen führte zu deutlicheren Verbesserungen als jede andere Maßnahme.[201] Der Grund dafür ist, dass jene Hirnregionen, die unsere Bewegungen dirigieren, zugleich unsere Fähigkeit steuern, einen gleichmäßigen Rhythmus zu halten.

Aber warum singen wir dann nicht einfach immer beim Gehen? Levitin verweist hier auf eine Sperrschaltung in unserem Gehirn, die uns beständig zu einem »angemessenen« Verhalten anhält, indem sie für Hemmungen und Verunsicherung sorgt, sobald wir uns albern aufführen. Dieselben Hirnareale werden auch durch Alkohol beeinträchtigt, was erklärt, weshalb wir uns manchmal nach ein paar Gläsern Wein so wunderbar und unverschämt enthemmt fühlen.

Wir könnten also beim Spazierengehen einen Schluck aus dem Flachmann nehmen und darauf hoffen, dass der Alkohol uns von allen gesellschaftlichen Konventionen befreit. Oder aber wir überreden unsere Begleiter, mit uns zu singen (was vor allem Kindern großen Spaß macht). Genauso gut können wir aber auch einfach allein ungeniert ein Lied anstimmen, in dem Wissen, dass dies unseren Abwehrkräften zugutekommt, die Laune hebt, uns beschwingter ausschreiten lässt, die Beziehung zu unserer Begleitung stärkt ... und wir so den Gipfel erreichen werden. Mangelndes Talent ist dabei keine Ausrede: Musikwissenschaftlern zufolge kann fast jeder Mensch richtig singen, vor allem, wenn er es gemeinsam mit anderen tut.

Tipps

Suchen Sie sich ein Lied aus, das die anderen ebenfalls kennen oder in ein paar Minuten lernen können und das das richtige Tempo hat – letztendlich aber **eignet sich jede Melodie**, die ins Ohr geht.

Wenn dann auch noch der Text passt, umso besser. Wir lieben beispielsweise das Volkslied »She'll Be Coming 'Round the Mountain«.

Rechnen Sie nicht damit, dass sich irgendwelche Wildtiere zeigen, wenn Sie in den höchsten Tönen singen.

Nehmen Sie **Rücksicht auf andere Spaziergänger**, da vielleicht nicht alle begeistert sein werden, wenn Sie Ihren lieblichen Gesang durch das ganze Tal erklingen lassen.

27. Woche

Ausflug mit Picknick

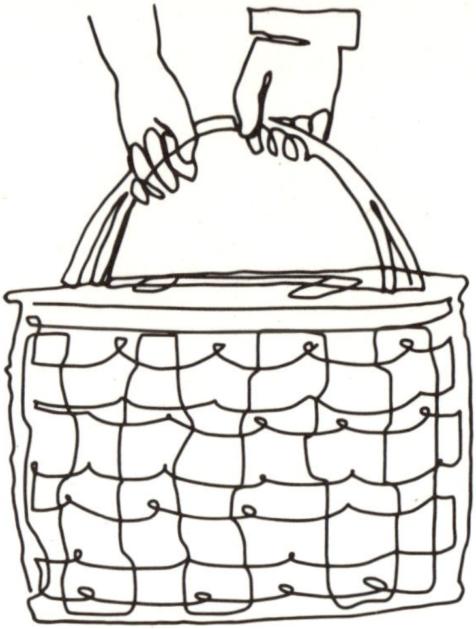

Irgendwann um das Jahr 1858 – zwischen dem Tod ihres ersten Babys und der Geburt ihres zweiten – verfasste die berühmte englische Kochbuchautorin Mrs Isabella Beeton den Speiseplan für ein Picknick. Es bestand aus Folgendem:

> Kaltes Roastbeef (ganze Keule), kaltes Suppenfleisch (ganze Keule), 2 Lammrippchen, 2 Lammschultern, 4 Geflügelbraten, 2 gebratene Enten, 1 Schinken, 1 Zunge, 2 Kalbfleisch-Schinken-Pasteten, 2 Taubenpasteten, 6 Hummer (mittlere Größe), 1 Stück Presssack aus Kalbskopf, 18 Salatköpfe, 6 Körbe Blattsalat, 6 Gurken ... 2 Dutzend Apfeltaschen (oder mit anderem Obst), 4 Dutzend Käsekuchen, 2 kalte Brotkuchen in der Backform, 1 großer Plumpudding (kalt), mehrere Körbe mit frischem Obst ...[202]

Noch nicht mit eingerechnet waren dabei Brot, Kuchen, Käse, Butter (5 Pfund) und Getränke!

All das zu einem entlegenen Picknickplätzchen zu befördern (und die Knochen und übrig gebliebenen Speisen, das Geschirr und Besteck sowie die vielen laut Mrs Beeton unverzichtbaren Servietten und Tischdecken später wieder zurückzuschleppen) wäre selbst für den durchtrainiertesten Wanderer ein wahrer Härtetest.

Doch das *Tragen* ist etwas, das unsere Vorfahren tatsächlich zur Genüge taten, Tag für Tag, stundenlang. Dabei kommt es zu einer isometrischen Kontraktion der Muskeln, einer Anspannung über längere Zeit, die sich deutlich von dem unterscheidet, was bei einem Bizeps-Curl passiert. Sind wir mit dem Picknickkorb unterwegs, bleibt die Muskulatur in den Armen, Schultern und im Rumpf aktiv, bis wir den Korb absetzen. Auf diese Weise werden die Muskeln trainiert, ohne dass die Gelenke belastet würden – weil diese sich ja gar nicht bewegen.

Man unterscheidet grundsätzlich drei Arten der Muskelkontraktion: die konzentrische (das Zusammenziehen eines Muskels, beispielsweise beim Heben eines Gewichts), die exzentrische (das Längerwerden eines Muskels, beispielsweise beim Absetzen eines Gewichts) und die isometrische (die Haltearbeit eines Muskels über eine längere Zeit). Obwohl beim Stützen und Stabilisieren unserer Gliedmaßen alle drei Prozesse zum Einsatz kommen, ist es vor allem die isometrische Bewegung, die für Muskelaufbau, Ausdauer und Beweglichkeit sorgt. Heutzutage gehen nur mehr wenige Menschen einer Tätigkeit nach, bei der eben diese Kontraktion gefragt ist, obwohl jüngsten Studien zufolge dabei 95 Prozent eines Muskels beansprucht werden, während es bei exzentrischen oder konzentrischen Kontraktionen lediglich 88 bis 90 Prozent sind. Manche Sportwissenschaftler nehmen an, dass sich durch isometrisches Training sogar ein besserer Muskelaufbau erzielen lässt als durch das Heben und Absetzen von Gewichten (wo es überwiegend zu konzentrischen und exzentrischen Kontraktionen kommt).[203]

Isometrische Übungen sind häufig Teil von Rehabilitationsprogrammen, wenn die Gelenke geschont werden müssen, die Muskelmasse hingegen wieder aufgebaut werden oder erhalten bleiben soll. Ebenso sinnvoll sind solche Übungen aber auch für Menschen, die gerne Yoga machen, langlaufen, klettern oder Ballett tanzen – alles

Aktivitäten, bei denen man eine kräftige Muskulatur benötigt, um in einer bestimmten Position zu verharren.

Die Kombination aus Gehen und Tragen (teils auch als »Gehen mit Zusatzgewicht« oder »Gewichte schleppen« bezeichnet) ist wesentlich komplexer als reines Hanteltraining. Unser Körper muss bei jedem Schritt stabil und im Gleichgewicht bleiben, während unser Gehirn berechnen muss, wie wir uns mit einer möglicherweise auch noch ungleichmäßig geformten Last am besten fortbewegen. Müssten wir ein Picknick wie das von Mrs Beeton transportieren, wäre die Muskulatur in Armen, Schultern, Bauch und Rumpf jedenfalls kräftig gefordert.

Ähnlich erging es auch der Tagebuchautorin Ellen Weeton und den vier Männern, die ihr am 8. Juli 1810 bei der Beförderung ihres Picknicks behilflich waren. Sie wanderten »acht oder neun Kilometer ... einen äußerst steinigen, holprigen Pfad entlang ... über Torfmoor und Felsen«, um den Gipfel des Fairfield Fell im englischen Lake District zu erreichen. Mit dabei hatten sie »Kalbfleisch, Schinken, Hühnchen, Stachelbeerkuchen, Brot, Käse, Butter, abgehangene Hammelkeule, Wein, Porter, Rum, Brandy und Magenbitter«. Ihr Fußmarsch – »zwischen dreizehn und sechzehn Kilometer lang ... manche sagen auch, es waren zwanzig«[204] – mit all dem schweren Proviant, großenteils »kletternd« zurückgelegt, erforderte eine langfristige Kontraktion der Muskeln, durch die Kräfte aufgebaut, die Ausdauer gefördert und das Gleichgewicht verbessert wurde.

Früher war es absolut üblich, beim Gehen etwas zu tragen. Die Menschen transportierten regelmäßig Körbe mit Lebensmitteln, Wassereimer, Kleinkinder, Koffer oder Rucksäcke aus Leinen und Leder mit massiven Messingschnallen. So marschierte beispielsweise die englische Schriftstellerin Mary Webb 1914 mit ihrem Ehemann jeden Samstag eine Strecke von sechzehn Kilometern, beladen mit riesigen Mengen an Gartengemüse, das die beiden auf dem Wochenmarkt von Shrewsbury verkaufen wollten.[205] Der begeisterte Spaziergänger und Geschäftsmann William Hutton legte noch mit 73 Jahren täglich eine Strecke von 45 Kilometern zurück, im Gepäck eine Feldflasche mit Wasser, einen Regenschirm, Karten, Schreibfedern und mehrere Tintengläser – eine Last, die er als leicht empfand, die aber vermutlich doch einige Kilo wog.[206]

Das soll aber nicht etwa heißen, dass wir nun alle schwer bepackte Picknickkörbe die Berge hinauf- und herunterschleppen müssen. Worauf ich hinauswill, ist vielmehr, dass unsere Muskeln nicht nur dafür geschaffen sind, Dinge hochzuheben und wieder abzusetzen, sondern sie auch *für eine längere Zeit zu tragen*. Wenn wir sie nicht auf diese Weise benutzen, verkümmern sie, was letztlich zu Sarkopenie führt: so stark zurückgebildeten Muskeln, dass wir außerstande sind, uns von einem Stuhl zu erheben. Tatsächlich sind manche Fitnesstrainer der Ansicht, dass das Tragen von Gewichten die einzige und effektivste Methode des Muskelaufbaus ist. Sie denken dabei zwar eher an Sandbags als an Picknickkörbe, aber wir wollen ja keine Haarspalterei betreiben …

In unserer Familie war das Picknicken ein beliebter Zeitvertreib, als die Kinder noch klein waren. Einen reinen Spaziergang fanden sie langweilig, doch wenn daraus eine Expedition mit einem Picknick am Ende wurde, war es plötzlich ein Abenteuer – weil draußen in der Natur nun mal alles unendlich viel besser schmeckt, ganz egal bei welchem Wetter. Wir picknickten im Regen unter Büschen, tief im Wald zwischen Tausenden von Insekten, in Stadtparks und auf Friedhöfen, im Sommer wie im Winter. Vermutlich hätte keines unserer Picknicks Mrs Beetons Ansprüchen genügt – aber dafür hatten wir auch nicht so viel zu schleppen.

Anstatt also im Fitnessstudio Gewichte zu stemmen, füllen Sie doch einfach mal den Picknickkorb, laden sich ein paar Freunde ein, und ziehen Sie los. Und sollte es anstrengend werden, denken Sie nicht nur an die bevorstehenden kulinarischen Genüsse, sondern halten Sie sich auch vor Augen, dass Ihre Muskulatur gerade ordentlich trainiert wird – es hat etwas unglaublich Erhebendes, zu wissen, dass man jemanden den Berg hinuntertragen könnte, wenn es nötig wäre.

Tipps

Nehmen Sie nur mit, was Sie **ohne große Mühe** befördern können.

Tragen Sie die Tasche (oder den Korb) mit den Picknicksachen **nah an der Taille**, und halten Sie sie am besten **mit beiden Armen**, damit das Gewicht möglichst gleichmäßig verteilt ist (eine Methode, die gelegentlich als »sandbag carry« oder »bear-hug carry« – also »Bärenumarmung« – bezeichnet wird). Oder Sie bedienen sich des sogenannten Bauerngangs (in jeder Hand etwas) oder des Koffertragens (abwechselnd links und rechts).

Wenn Sie etwas anheben (oder absetzen), **gehen Sie in die Knie**, anstatt sich zu bücken.

Ändern Sie beim Gehen die Richtung, dann drehen Sie sich nicht aus dem Rumpf heraus, sondern von den Füßen her.

Halten Sie die **Wirbelsäule immer aufrecht**, und aktivieren Sie die Rumpfmuskulatur, um den Rücken zu schonen.

Machen Sie sich keine Gedanken, wenn Sie **nur einseitig tragen**: Untersuchungen haben ergeben[207], dass das Gehirn bei der Benutzung nur eines Armes ein Signal zum anderen Arm sendet und dafür sorgt, dass auch dort die Muskulatur aktiviert wird – eine Art Stellvertretertraining und ein weiteres Beispiel dafür, was für ein unglaubliches Wunderwerk unser Körper ist.

Sie haben **eine längere Strecke** vor sich? Tragen Sie einen Teil der Picknicksachen auf dem Rücken (mehr dazu in der 35. Woche: Mit Gepäck marschieren). So lässt sich das Gewicht leichter transportieren, und Sie haben die Hände frei.

Haben Sie ein Picknick für Ihre Nachtwanderung oder Ihren Spaziergang bei Regen oder Wind vorgesehen, **planen Sie entsprechend**: warme, leichte Gerichte für den späten Abend, unaufwendige für ein schnelles Picknick bei Regenwetter und etwas Heißes, Deftiges bei Wind.

Besonders gelungen ist ein Picknick dann, wenn es **etwas Neues zu probieren** gibt. Anstatt die obligatorischen Snacks einzupacken, suchen Sie doch lieber mal im Internet nach Alternativen, oder lassen Sie sich von Büchern mit Picknickrezepten inspirieren.

Anstatt einen Picknickkorb zu tragen, können Sie auch **ein Fitnessband verwenden** – obwohl das natürlich längst nicht so viel Spaß macht. Die Harvard-Fitnessberaterin Michele Stanten empfiehlt als Muskeltraining für Brust, Arme und Schultern, das Band vor oder über dem Körper gespannt zu halten. Sie können es während des Gehens aber auch um den Oberkörper legen und mit den Armen von sich drücken.

28. Woche

Barfußlaufen

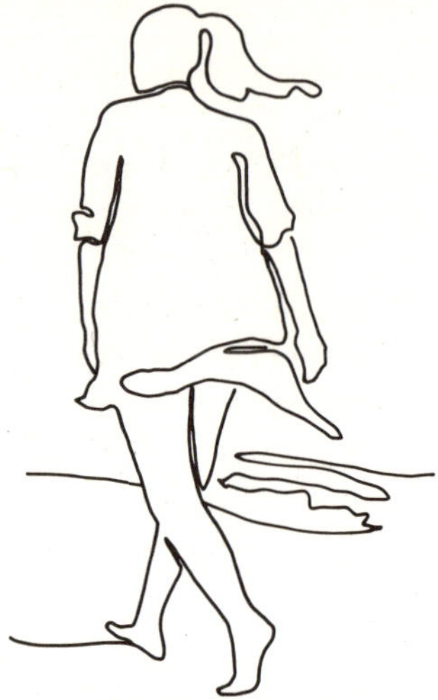

Vor hundert Jahren war das Barfußlaufen für einen kleinen, gesundheitsbewussten Kreis innerhalb der britischen Bevölkerung ein beliebter Zeitvertreib. James Bain, schottischer Minister und Gründer der Barefoot League – des »Barfuß-Verbandes« –, erklärte: »Jede Art von Boden, auf dem wir gehen, ist der körperlichen Gesundheit in irgendeiner Weise dienlich.« Bain war der Überzeugung, dass die Füße die guten Eigenschaften des Erdbodens aufnehmen können und die darin enthaltenen Nährstoffe direkt in den Blutkreislauf gelangen. Zunächst lief er barfuß durch die schottische Landschaft, später setzte er diese Gewohnheit »auf den Bürgersteigen von London und … Edinburgh« fort, weil er sich die beglückende Freiheit, die er ohne Schuhe empfand, und das Gefühl, »von einer strahlenden Kraft regelrecht durchglüht« zu werden, auf keinen Fall entgehen lassen wollte. In einer Sommerschule in Brighton brachte Bain jungen Männern und Frauen das Barfußlaufen näher, indem er jeden Tag einen drei Kilometer langen Spaziergang von der Schule zum Strand anbot. Mit dem Ergebnis war er höchst zufrieden: »Schon nach kürzester Zeit waren ihre Körper von den belebendsten Kräften durchwirkt, die es gibt … Bald waren für alle, die sehenden Auges sind, verblüffende Effekte erkennbar, was die Schönheit der Gesundheit betrifft.«[208]

Tatsächlich gibt es immer mehr Belege dafür, dass John Bain auf der richtigen Spur war. So fand der Evolutionsbiologe Daniel Lieberman in seinen Studien über verschiedene Laufstile heraus, dass das Tragen gepolsterter Schuhe zu einem schwereren Auftreten und so zu einer extremen Überlastung der Kniegelenke führt. »In einem Schuh mit Polsterung ist die Kraft, die das Bein hinaufschießt, dreimal so groß wie beim Barfußlaufen«, erklärt er. Seiner Ansicht nach könnte diese zusätzliche Belastung auch der Grund dafür sein, warum sich die Zahl der Menschen, die an Kniearthrose leiden, innerhalb der vergangenen siebzig Jahre – also genau der Zeit, seit der technologische Fortschritt uns gepolsterte Sohlen beschert hat – verdoppelt hat. Darüber hinaus könnten Laufsohlen mit Luftpolster dem Wissenschaftler zufolge unser Gleichgewichtsvermögen beeinträchtigen und mit zunehmendem Alter die Sturzgefahr erhöhen.[209]

Lieberman ist nicht der Einzige, der diese Bedenken hegt. Eine 2007 durchgeführte Studie verglich die Füße heutiger Menschen mit denen zweitausend Jahre alter Skelette und stellte fest, dass unsere barfußgehenden Vorfahren gesündere und besser geformte Füße hatten als wir.[210] In anderen Forschungsprojekten fanden Wissenschaftler heraus, dass der Verzicht auf Schuhe die Symptome von Kniearthrose lindern, Rückenschmerzen verhindern und sich positiv auf das Gangbild auswirken kann.[211]

Jüngste Untersuchungen richten das Augenmerk auf die sogenannte Zehenfeder, die bei den meisten Laufschuhen stark hochgezogene Fußspitze: Sie macht das Gehen zwar leichter und bequemer, schwächt aber zugleich unsere Füße und lässt sie anfälliger für schmerzhafte Fußbeschwerden wie Plantarsehnenentzündungen werden. Die Autoren dieses ersten wissenschaftlichen Berichts weisen darauf hin, dass eine »schwache innere Fußmuskulatur letztlich eine evolutionäre Fehlanpassung ist, die dadurch entsteht, dass unsere Füße nicht wirklich geeignet für das heutige Schuhwerk sind«, das mit »Fußbett, Polsterung und anderen stützenden Elementen ... komfortabler ist und der Fußmuskulatur so einen Teil der Arbeit abnimmt.«[212] Wie es aussieht, schätzen unsere Füße – und die 26 Knochen, 33 Gelenke und 20 Muskeln, die dazugehören – den Komfort und die Bequemlichkeit moderner Schuhe gar nicht so sehr, wie wir das vielleicht tun.

Beim Barfußlaufen gehen wir anders als sonst: Wir treten behutsamer auf, belasten die Ferse weniger stark und verteilen unser Gewicht gleichmäßiger auf den Fuß; wir gehen langsamer und mit kürzeren, dafür aber mehr Schritten. Bemerkenswerter als das ist jedoch die extreme Vielfalt an Sinneseindrücken, die uns diese Art des Gehens ermöglicht und die wir mit dicksohligen Stiefeln oder besonders weich gepolsterten Turnschuhen gar nicht wahrnehmen können. Im Fuß befinden sich fast doppelt so viele Nervenenden wie im Penis, was ihn zu einem unserer berührungsempfindlichsten und wahrnehmungsfähigsten Körperteile macht. Für mich besteht genau darin der immense Reiz des Barfußlaufens – weicher Sand, taufeuchte Wiesen, getrimmtes Gras, von der Sonne gewärmte Steine und etliche andere Reize lassen keinen Zweifel daran, warum John Bain von einer solchen strahlenden Kraft durchglüht war, wenn er von seinen Spaziergängen zurückkehrte.

Barfuß zu sein verändert unser Geherlebnis. Wir bewegen uns nicht nur anders, sondern fühlen uns außerdem auf wunderbare Weise geerdet und werden uns der unbekannten Welt unter unseren Füßen bewusst. Das Gehen wird so zu einer 360-Grad-Erfahrung – und zu einer wahren Freude.

Tipps

Sandstrände, grasüberwachsene Berghänge und moosige Waldböden eignen sich perfekt, um das **Barfußgehen auszuprobieren**.

In der Stadt sind **Friedhöfe** ideale Orte. **Parks** mit hundefreien Wiesen sind meist ebenso sauber. Ansonsten können Sie natürlich auch zu Hause oder in Ihrem **Garten** barfuß gehen.

Suchen Sie nach **Barfußparks oder Barfußpfaden** in Ihrer Nähe. Deutschland ist ein wahres Eldorado für Barfußgeher, denn hier gibt es Dutzende entsprechender Wanderwege – Inspiration finden Sie unter barfusspark.info. Der erste deutsche Barfußpfad wurde übrigens 1992 in Bad Sobernheim als Rundweg am Fluss angelegt, mit Watstrecke durch Lehm, unterschiedlichen Bodenbelägen, Balancier- und Spielstationen und sogar einem Geologiepfad, auf dem man die Erdgeschichte erfühlen kann.

Minimal- oder Barfußschuhe mit ihren dünneren Sohlen, der fehlenden Polsterung und dem breiteren Zehenraum sind ein perfekter Kompromiss zum Barfußgehen: Sie bieten den Schutz eines Schuhs, verzichten aber auf die potenziell ungesunden Charakteristika moderner Laufschuhe wie Polsterung, Fußbett und Zehenfeder. Wissenschaftlichen Erkenntnissen zufolge stärken derartige Schuhe Fußgewölbe und -muskeln ebenso wie das Barfußgehen.[213]

Beachten Sie bitte, dass **regelmäßiges Barfußlaufen den Fuß breiter macht**. Rechnen Sie also damit, dass Ihnen manche Schuhe nach einer Weile nicht mehr passen!

Sie befürchten, dass eine dickere Hornhaut die Empfindungsfähigkeit Ihrer Füße beeinträchtigen könnte? Keine Sorge: Studien haben gezeigt, dass selbst hartgesottene Barfußgeher **trotz der dickeren Haut dieselben Reize empfinden**.

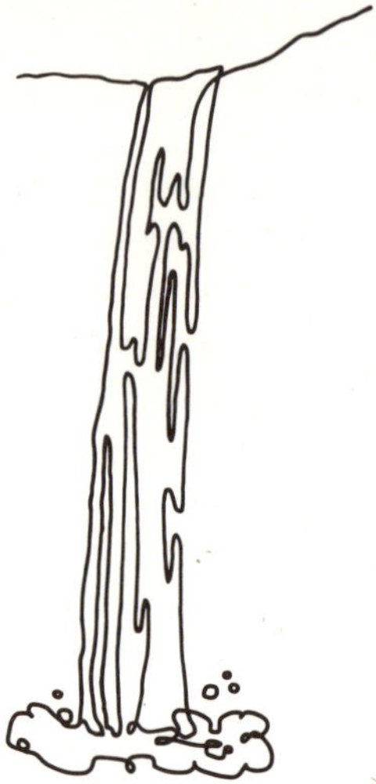

29. Woche

Von Ionen umgeben

Dem Dichter Samuel Taylor Coleridge waren die Verzweiflung, die endlose Trübsal und die ausweglosen Sackgassen der Depression wohlvertraut, als er im Frühling 1802 in die finsterste Tiefe seines Lebens verfiel. Doch ebenso wusste er, dass es möglich war, dieser »Dunkelheit & Düsterkeit … [der] irritierenden Scham und Qual, die ganz und gar Herr über uns ist«, zu entfliehen – die passende Umgebung vorausgesetzt. Er war seit jeher ein leidenschaftlicher Spaziergänger gewesen und begann nun immer längere Wanderungen zu unternehmen. In den folgenden achtzehn Monaten nutzte er jede Gelegenheit, um sich auf den Weg zu machen: allein, zerklüftete Berge hinauf und hinunter, durch morastige Wälder, entlang reißender Flüsse, bei strahlendem Sonnenschein, aber auch – und zwar mit großer Begeisterung – bei strömendem Regen und beißenden Graupelschauern.

Besonders bemerkenswert ist, wie häufig er einen Wasserfall als Ausgangspunkt oder Ziel seiner Wanderungen wählte. Der Autor Robert Macfarlane, der Coleridges plötzliche Faszination für Wasserfälle beschrieb, meint, dass »falls [Coleridge] irgendetwas damit bezweckte, dann vermutlich, die Wasserfälle in seiner Umgebung auf diese Weise zusammenzuführen«. Coleridge bezeichnete sie als »große Wasserhänge« und träumte davon, seine ganz persönliche Wasserfalllandkarte zu erstellen. Speziell diese Wanderungen, die er oft auch bei »schwerem Starkregen« unternahm, waren in jener trüben, turbulenten Phase seines Lebens die tröstlichsten und erbaulichsten seiner vielen Spaziergänge.[214]

Aktuelle wissenschaftliche Erkenntnisse bieten eine mögliche Erklärung für die heilsamen Kräfte der von Coleridge so geschätzten Wasserfälle: negative Luftionen.[215] Bricht eine Wasseroberfläche auf, werden die Moleküle auseinandergerissen und gespalten, die entzogenen Elektronen verbinden sich mit den Luftmolekülen und laden sie elektrisch auf (ionisieren sie), wodurch Luftionen entstehen. Diese sind entweder positiv (generell weniger gut für uns) oder negativ (generell gut für uns) geladen, je nachdem, ob mehr Elektronen oder mehr Protonen vorhanden sind. Positive Ionen sind schwerer und sinken in der Regel zu Boden. Negativ geladene Ionen sind dagegen klein und leicht, weshalb sie in der Luft bleiben.

Dieser Vorgang lässt sich verstärkt in der unmittelbaren Umgebung von Wasserfällen beobachten, wo die gewaltigen herabstürzenden Wassermassen die Tröpfchen auf eine ganz bestimmte Weise aufbrechen und so unzählige Nanopartikel entstehen lassen, die in Form dicker Dunstwolken durch die Luft schweben. Dass die Luft in der Nähe von Wasserfällen besonders ist, wurde von der Wissenschaft erstmals vor mehr als hundert Jahren entdeckt; heute bezeichnet man dieses Phänomen als »Wasserfalleffekt«[216].

Ein österreichisches Forschungsteam unternahm im Rahmen einer zweijährigen Studie regelmäßig sorgfältige Messungen der Ionenkonzentration an fünf verschiedenen Wasserfällen und entdeckte, dass ein Kubikzentimeter Luft oft Zehntausende negativ geladener Ionen enthielt – eine erstaunlich hohe Dichte, bis zu 120-mal höher als in normaler Außenluft.[217]

Kann sich ein Aufenthalt in der Nähe eines Wasserfalls aber auch günstig auf unsere Stimmung und Gesundheit auswirken? Studien aus früheren Jahren konnten zumindest zeigen, dass asthmakranke Kinder, die eine Stunde am Tag an einem Wasserfall gespielt hatten, mildere Symptome hatten, ihre Lunge und ihre Abwehrkräfte stärken konnten und eine geringere Entzündungsaktivität aufwiesen.[218] Um genauer zu untersuchen, ob sich bei gesunden Erwachsenen dieselben Ergebnisse erzielen lassen würden, gewann ein anderes Team österreichischer Forscher neunzig gestresste Pflegekräfte als Versuchspersonen und teilte sie in drei Gruppen auf: Die erste verbrachte täglich eine Stunde an einem Wasserfall, die zweite befand sich in der gleichen Zeit etwa 1000 Meter vom Wasserfall entfernt (sonst war der Tagesablauf bei beiden gleich und beinhaltete auch Wanderungen), und die dritte – die Kontrollgruppe – setzte ihr bisheriges Leben unverändert fort. Nach einer Woche war bei beiden Wandergruppen eine niedrigere Herzfrequenz und ein deutlich verringertes Stressniveau feststellbar. Eine ganze Reihe von Tests ergab, dass die erste Gruppe, die Wasserfallgruppe, nahezu durchgängig ein signifikant geringeres Maß an psychischen Fehlbelastungen, eine stark vergrößerte Lungenkapazität und eine deutlich höhere Konzentration an sekretorischem Immunglobulin A (sIgA) aufwies. sIgA, ein lebensnotwendiger Abwehrstoff, lässt sich in den Schleimhäuten von Nase, Magen und Mund nachweisen und spielt in unserem Immunsystem eine besonders wichtige Rolle, da es uns vor einer ganzen Reihe von Krankheitserregern und Giftstoffen schützt, von Coronaviren bis zu Verunreinigungen in der Luft. Zur Überraschung der Wissenschaftler konnte sogar noch acht Wochen später ein erhöhter sIgA-Spiegel und damit eine bessere Immunabwehr festgestellt werden.[219] Die Ergebnisse bestätigten frühere Experimente mit Mäusen und Ratten (dabei hatten sich die Abwehrkräfte der Nager durch mithilfe von Wasser erzeugte negativ geladene Ionen verbessern lassen). Die Wissenschaftler vermuteten, dass die bei Wasserfällen in hoher Konzentration vorhandenen Negativionen über Haut und Schleimhäute (beispielsweise in der Nase oder im Mund) aufgenommen werden, unsere Mikrobiota verändern und ein »Wasserfall-modifiziertes Mikrobiom« entstehen lassen, das wiederum die Ursache für das bessere Immunsystem der Probanden gewesen sein könnte.

Ist das mikrobiologische Klima an einem Wasserfall – in dem Mikroben und Phytonzide aus der Natur mit Wolken negativ geladener Ionen vermischt sind – also eine Art Wundermittel für unseren

Körper und Geist? Bislang kann die Wissenschaft diese Frage noch nicht beantworten – ganz im Gegensatz zu Coleridge: Er fand aus seiner Depression heraus, und an ihre Stelle trat »ein fantastisches Vergnügen, das die Seele mitreißt«. Dr. Eva Selhub und Dr. Alan Logan liefern in ihrem Buch *Your Brain on Nature* unterstützendes Beweismaterial: Negativ geladene Ionen fördern die Gesundheit, Kognition und Langlebigkeit, sorgen für mehr Entspannung sowie weniger Depressionen, Stress und Angstgefühle.

Als Untersuchungen während der Coronapandemie zeigten, dass negative Luftionen Coronaviren deaktivieren können[220], nahm die Forschung in diesem Bereich erneut Fahrt auf. In Experimenten an der University of Oklahoma – allerdings mit Negativ-Ionen-Generatoren anstelle von Wasserfällen – konnten Wissenschaftler beobachten, auf welche Weise negativ geladene Luftionen an das positiv geladene Protein am Ende der Spikes eines Coronavirus binden und es so schließlich unschädlich machen. Auch in Laborversuchen mit Menschen, die unter saisonaler Depression litten, erwiesen sich Negativ-Ionen-Generatoren als wirkungsvoll: Schon Sitzungen von dreißig Minuten täglich führten zu einer deutlichen Stimmungsaufhellung.

Die Bedingungen und Faktoren, die über das Vorhandensein negativer Ionen entscheiden, sind vielfältig und komplex, und die Forschung ist weiterhin darum bemüht, die entsprechenden Zusammenhänge aufzuklären. Eines aber ist sicher: Die Luft in Innenräumen weist die geringste Konzentration an negativ geladenen Ionen auf. Vergessen Sie also das Fitnessstudio, und gehen Sie lieber an die frische Luft! Wobei es keineswegs nur auf die Konzentration ankommt: Negative Luftionen haben eine unterschiedliche Lebensdauer. So verschwinden Ionen in urbanen Räumen innerhalb von Sekunden, während sie in Wäldern, am Meer und bei Wasserfällen teils bis zu zwanzig Minuten lang bestehen bleiben.[221]

Tipps

Die österreichischen Wissenschaftler beobachteten, dass die Ionenkonzentration in Abhängigkeit vom Gewicht oder der Kraft des fließenden Gewässers schwankte: Während der Schneeschmelze im Frühling oder bei strömendem Regen war die Anzahl der Ionen am höchsten. Begeben Sie sich deshalb – so wie Coleridge – bei **nassem, stürmischem Wetter an ein möglichst turbulentes Gewässer**, und halten Sie sich **mindestens eine halbe Stunde** dort auf, um das wilde Rauschen des Wassers und die vitalisierende Kraft der Ionen in vollen Zügen zu genießen.

Studien zufolge ist die Konzentration von Negativionen **in den Bergen** insgesamt am höchsten: Suchen Sie daher, wenn möglich, Wasserfälle in gebirgigen Gegenden auf.

Ein nebliger Morgen? Dann nichts wie los in den Wald! Auch **Wälder und Forstgebiete** weisen eine außergewöhnliche Dichte an negativen Luftionen auf – sie ist dort doppelt so hoch wie in waldlosen Gebieten, vor allem, wenn die Bäume neu austreiben, oder bei Nebelwetter, weil die Ionen dann länger in der Luft bleiben.[222]

Ein **Bad in einem Wildbach** mit viel Geplansche erzeugt ein mikrobiologisches Klima, das dem in der Nähe eines Wasserfalls (nahezu) gleichkommt. Suchen Sie deshalb nach einer Wanderroute zu einem Badeplätzchen im Grünen.

An der Küste wird die Luft durch die Brandung am Meeresufer mit negativen Ionen gesättigt. Gehen Sie so nah an die schäumende Gischt heran, wie es möglich (und sicher) ist.

Bei Flüssen setzt **eine schnelle Strömung** – ebenso wie Hochwasser – in großem Umfang Ionen frei; mehr dazu in der 17. Woche: Am Fluss entlang.

In Städten sind negative Ionen in der Regel Mangelware, suchen Sie dort also am besten fließende Gewässer auf – Brunnen, Wasserspiele oder einen Fluss.

Bei Regenwetter werden besonders viele Ionen freigesetzt – auch wenn dieser Effekt nach einer Weile abflaut.[223] Gehen Sie doch einfach mal während eines Wolkenbruchs nach draußen, ganz egal, wo Sie gerade sind (mehr dazu in der 12. Woche: Zu Fuß durch den Regen).

Die höchsten Konzentrationen an negativen Luftionen sind **zwischen Mitternacht und dem Vormittag** messbar, vor allem zwischen sieben und elf Uhr; über Mittag sinkt ihre Zahl, gegen Abend steigt sie wieder an. Bei einem Spaziergang am Morgen (mehr dazu in der 10. Woche: Spaziergang am frühen Morgen), in der Nacht (45. Woche: Nachtspaziergang) oder nach dem Abendessen (41. Woche: Spaziergang nach dem Essen) lässt sich eine besonders hohe Aufnahme negativer Luftionen erzielen.[224]

Negative Luftionen gibt es das ganze Jahr über, vermehrt aber **im Sommer und Herbst**, wie einige Studien bewiesen haben. In **sauberer Luft** können sie sich außerdem länger halten.

Die **Wetterbedingungen** beeinflussen die Verbreitung und Konzentration von negativen Ionen erheblich. So nimmt ihre Zahl an langen, sonnigen Tagen ab und an windigen oder stürmischen Tagen zu; am behaglichsten ist ihnen im feuchten Klima, während sie sich im Großstadtnebel schnell verflüchtigen – ein Grund mehr, einfach mal einen Spaziergang bei Wind zu unternehmen (mehr dazu in der 9. Woche).

Negative Ionen entstehen auch durch **UV-Strahlung** (mehr dazu in der 25. Woche: Im Sonnenschein flanieren) oder bei **Gewitter**, wenn die gesammelte »Ladung« riesiger Mengen an ionisierten Molekülen die Luft vor Elektrizität regelrecht knistern lässt.

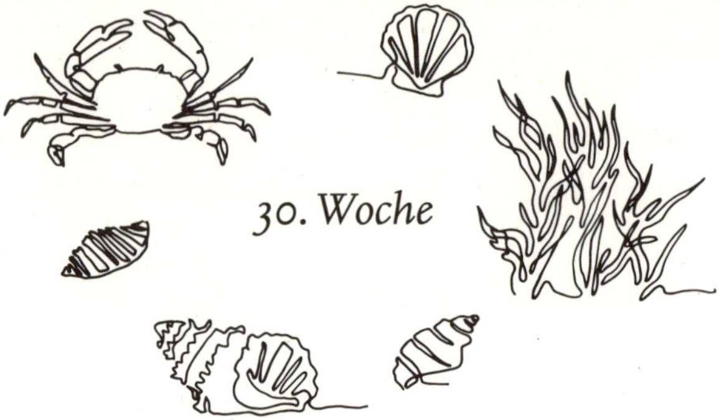

30. Woche

Spaziergang am Meer

Im ersten Absatz von *Moby-Dick* erklärt der Erzähler Ismael, welche Wirkung das Meer auf seinen Geist und sein Gemüt hat. »Den wässrigen Teil der Welt« zu sehen, sagt er,

> »ist meine Art, den Gram zu vertreiben und den Kreislauf zu regulieren. Immer wenn ich trüb um den Mund zu werden drohe; immer wenn in meiner Seele ein nasser, nieseliger November herrscht; immer wenn ich unbewusst vor Sarglagern stehen bleibe ... merke ich, dass es höchste Zeit ist, so schnell wie möglich auf See zu gehen.«

Der Autor, Herman Melville, wusste instinktiv, dass das Meer unsere Stimmung positiv beeinflusst, dass den Ozeanen eine heilende Kraft innewohnt. 165 Jahre später griff der Meeresbiologe Callum Roberts Melvilles Worte auf: »Wir Menschen haben eine tiefe emotionale Verbindung zum Meer. Die Ozeane inspirieren, faszinieren und beruhigen uns ... Unser Verhältnis zum Meer reicht weit zurück in die Vergangenheit ... bis zum Ursprung des Lebens. Wir sind Geschöpfe des Ozeans.«[225]

Erst fünf Jahre darauf sollte es Wissenschaftlern gelingen, Daten zusammenzutragen, die bewiesen, was viele von uns längst wussten, und 2019 erschien schließlich eine der umfassendsten Untersuchungen über die gesundheitsfördernde Wirkung der Nähe zum Meer. Auf Grundlage der Angaben von fast 26 000 Personen kamen die Forscher zu der Erkenntnis, dass sich Menschen, die maximal einen Kilometer von der Küste Englands entfernt lebten, glücklicher fühlten und in einer besseren psychischen Verfassung waren als Menschen weiter im Landesinneren. Bei Haushalten mit besonders niedrigem Einkommen fiel das Ergebnis am deutlichsten aus.[226]

Es war jedoch bei Weitem nicht die einzige Studie, die zeigte, dass das, was Melvilles Ismael 1851 formulierte, auch heute noch von allgemeiner Bedeutung ist. Ein wissenschaftlicher Bericht aus Neuseeland erklärte, dass sich Menschen umso entspannter, gelassener und neu belebter fühlten, je länger sie auf das Meer hinausschauten. Auch im Hinblick auf die Stimmungslage und das Wohlbefinden übertraf die Wirkung des Meeres alle anderen, sogar die von Pflanzen und Bäumen. In einer Studie der University of Exeter von 2016 hatte man entdeckt, dass Menschen in Küstennähe »generell gesünder und glücklicher waren als jene, die im Landesinneren wohnten«[227], ein Ergebnis, das eine irische Studie mit älteren Teilnehmern bestätigen konnte: Diejenigen, die mit Blick aufs Meer lebten, hatten seltener mit Depressionen zu kämpfen.

Doch warum trägt das Meer zu unserem Wohlbefinden bei? Laut Professor Douglas Kenrick führen eine ständige Reizüberflutung und eine mentale Überfrachtung in unserem Gehirn zu einer Art »Übersteuerung«, was in einem belastenden Stressniveau resultiert. Dann brauchen wir eine Phase der geistigen Erholung, die Möglichkeit, zur Ruhe zu kommen und neue Kraft zu tanken – oder, wie Kenrick es formuliert, eine Zeit der »natürlichen Wiederherstellung«[228]. Am wirkungsvollsten gelingt uns das in einer Umgebung, die unser Interesse und unsere Neugier ein wenig weckt, zugleich aber ein hohes Maß an Berechenbarkeit birgt, uns also gleichzeitig fordert und entspannen lässt. Man kann sich das als etwas vorstellen, das regelmäßig, aber nicht eintönig ist, vertraut, aber nicht langweilig – ganz so wie die Flusswanderung in der 17. Woche. Das Meer könnte sehr wohl der Inbegriff einer solchen Regelmäßigkeit ohne Eintönigkeit sein: Vom Wesen her beständig, bezaubert es uns mit seinen schäumenden Wellen, tauchenden Vögeln und dem besonderen Licht doch immer wieder aufs Neue. Manche schreiben die beeindruckende Wirkung des Meeres auf unsere Gemütslage auch dem Wechsel der Gezeiten zu und glauben, dass es die Stetigkeit dieses Bewegungsmusters ist, die unseren Geist dazu bringt, aus dem Strudel der eigenen Gedanken auszubrechen.[229]

Daneben gibt es natürlich weitere Erklärungsansätze. So geht die Theorie der Biophilie davon aus, dass wir automatisch entspannen, wenn wir uns in der Nähe von Nahrungs- oder Wasserquellen befinden, ganz so, als würden in unserem Gehirn noch vorzeitliche molekulare Erinnerungen an Verhungern oder Verdursten wachgerufen.

Manche Forscher sind auch der Meinung, dass die Omega-3-Fettsäuren, die in fettreichem Fisch und Schalentieren enthalten sind, eine Schlüsselrolle bei der Entwicklung des menschlichen Gehirns spielten und wir nach wie vor ein angeborenes, diffuses Wissen in uns bergen, das uns mit dem Meer als einstigem Lebensraum verbindet, sodass wir darin selbst heute noch den Ort unserer Herkunft und zugleich eine Quelle lebenswichtiger Nahrung erkennen.

Es gibt sogar die Vorstellung, Meerwasser enthalte bestimmte Bakterien, die unsere Abwehrkräfte stärken und in uns einen körperlichen Drang zum Meer hin entstehen lassen, weil wir darauf aus sind, unser Mikrobiom zu erhalten.

Einige Wissenschaftler haben außerdem bestimmte Eigenschaften untersucht, die dem Meer zugeschrieben werden. Ihrer Ansicht nach wirken Meeresrauschen und der Klang der Brandung zutiefst entspannend auf uns, während das Spiel von Schatten und Licht uns auf mentaler Ebene anregt und fordert und die fraktalen Muster von Muscheln oder Wellen unseren erschöpften Geist zur Ruhe kommen lassen.

Doch brauchen wir die allerneuesten wissenschaftlichen Erkenntnisse überhaupt, um uns einen Spaziergang am Meer schmackhaft zu machen? Das ganze 19. Jahrhundert hindurch waren Seeheilbäder beliebte Ziele, Millionen Menschen verbringen ihren Jahresurlaub am Meer, in der Literatur findet sich eine wahre Flut von Büchern über die Ozeane, und über ein Drittel der Weltbevölkerung lebt an der Küste. Die Wissenschaft bestätigt letztlich nur unseren oft unwiderstehlichen körperlichen Drang zum Meer hin und erinnert uns daran, dass wir uns immer wieder mal die Zeit für einen Spaziergang am Strand oder an der Küste nehmen sollten.

Tipps

An regnerischen Tagen und im Winter sind Wanderwege am Meer meist **weniger überlaufen**.

Vogelfreunde dürfen sich an der Ostsee vor allem über Seeadler und Kraniche freuen. An der Nordsee sind von Mitte März bis Mitte Mai verschiedene Gänse wie die Nonnen- oder die Ringelgans auf ihrem Zwischenstopp zu beobachten, und von Ende April bis Juli brüten hier viele Wattvögel wie der Austernfischer.

Im September und Oktober ist die beste Zeit, um **Sanddorn zu sammeln**; auch verschiedene Arten von Meeresalgen lohnt es mitzunehmen (mehr dazu in der 36. Woche: Streifzug durch die Wildnis).

Nehmen Sie sich ruhig Zeit für einen **Sprung ins Wasser**: Es gibt immer mehr Hinweise darauf, dass das Schwimmen im Meer Entzündungen reduziert und möglicherweise auch Demenz verhindern kann – ganz zu schweigen von den positiven Auswirkungen auf Depression, Angstzustände und Stimmungsumschwünge. Bei 61 Kaltwasserschwimmern, die an einer Untersuchung teilnahmen, konnte eine signifikante Verbesserung der Laune festgestellt werden, die man auf eine geringere Entzündungsaktivität zurückführte.[230]

Das **Gehen im Wasser** (mehr dazu in der 31. Woche) können Sie das ganze Jahr über betreiben. Sie brauchen dazu lediglich einen sicheren Bereich mit möglichst ruhigem Wasser.

Probieren Sie am Meer auch das **Barfußgehen** aus – Sand stellt einen natürlichen Widerstand dar und stärkt so die Beinmuskulatur und den Rumpf (mehr dazu in der 28. Woche).

Sie wohnen nicht in Küstennähe? Eine **Wanderung entlang eines Flusses** (mehr dazu in der 17. Woche) ist fast genauso gut.

31. Woche

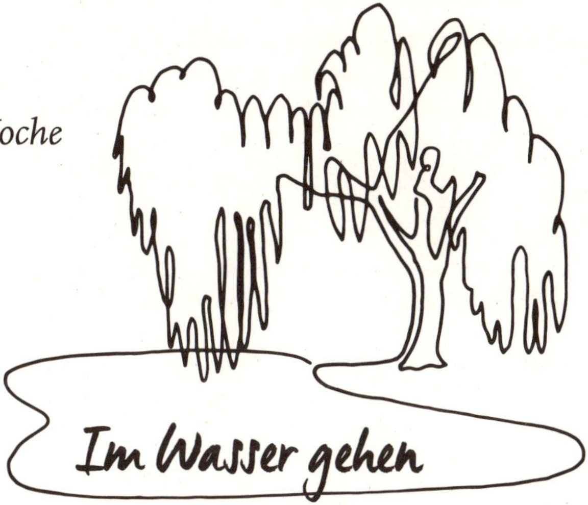

Im Wasser gehen

In der ersten Woche des neuen Jahres beendete die prämierte Eiskunstläuferin Nancy Kerrigan um 14:30 Uhr ihre Trainingseinheit in einer Detroiter Eishalle. Sie bereitete sich gerade auf die US-amerikanischen Meisterschaften im Eiskunstlaufen 1994 vor, die wenige Tage später stattfinden würden. Doch an diesem Nachmittag geschah etwas, das ihrer Karriere beinahe ein Ende bereitet hätte. Als Kerrigan die Halle verließ, versetzte ihr jemand einen heftigen Schlag gegen das Bein. Der Angreifer floh; später fand man heraus, dass der Ehemann von Kerrigans schärfster Konkurrentin ihn angeheuert hatte. Kerrigan war so schwer verletzt, dass sie bei den Meisterschaften nicht antreten konnte; sie war allerdings fest entschlossen, an den Olympischen Winterspielen sieben Wochen später teilzunehmen – ein geradezu absurdes Ziel. Und dennoch verblüffte sie die Welt, als sie tatsächlich eine Silbermedaille gewann und dabei Gold nur um Haaresbreite verfehlte. Wie sie das schaffte? Indem sie ihre gewohnten Bewegungsabläufe völlig neu lernte – und zwar *im Wasser.*

Gehen im Wasser befreit den Körper von den Auswirkungen der Schwerkraft und ermöglicht ein kraftvolles, zugleich aber sanftes

Cardiotraining, das Muskeln stärkt, die beim Gehen an Land oftmals gar nicht involviert sind. Das bedeutet natürlich nicht, dass wir mit dem Schwimmen aufhören sollten. Vielmehr sollten wir das Wasser als belebende Möglichkeit betrachten, unsere Füße auf völlig neue Weise zu setzen.

Gehen im Wasser ist ideal, wenn man Muskeln aufbauen und Kalorien verbrennen möchte, ohne die Knochen und Gelenke allzu sehr zu belasten. Es ist das perfekte Medium für Schwangere, gebrechliche Menschen, Arthritis- oder Osteoporosepatienten und alle, die sich gerade von einer Verletzung erholen. Da das Wasser unser Gewicht trägt, können wir uns ungehindert bewegen, ohne Schmerzen oder Schwierigkeiten. So gewann beispielsweise meine Schwägerin (eine Chiropraktikerin) ihre Kraft und Fitness mithilfe eines selbst entwickelten Trainingsprogramms für das Gehen im Wasser zurück, nachdem sie sich bei einem Fahrradunfall mehrere Knochenbrüche zugezogen hatte.

Etliche Studien haben gezeigt, dass sich das Gehen im Wasser bei Patienten mit Hüft- oder Kniearthrose, chronischen Rückenschmerzen und Wirbelsäulenverletzungen positiv auswirkt. Eine Studie fand heraus, dass es, über zwölf Wochen praktiziert, Patienten mit Lumbalstenose half, Muskelkraft und Gleichgewicht wiederzugewinnen.[231]

Aufgrund der höheren Dichte bietet Wasser einen natürlichen Widerstand, der zwölf- bis vierzehnmal so groß ist wie der, den wir an Land überwinden müssen; es ist deshalb hervorragend geeignet, um Muskeln aufzubauen und den Muskeltonus zu erhöhen – und das nicht nur bei Verletzten, Gebrechlichen oder Schwangeren. Der Puls steigt beim Gehen im Wasser stärker an als beim Gehen an Land,[232] und bei Frauen mit niedrigem Fitnesslevel sank auch der Blutdruck während einer Studie deutlich stärker beim Gehen im Wasser als an Land.[233]

Außerdem trainieren wir dabei das Gleichgewicht, besonders im Meer, wo der Sand oder Kies unter unseren Füßen sich bewegt und eine zusätzliche Herausforderung darstellt. Wem das immer noch nicht ausreicht: Gehen im Wasser fördert auch unsere Gelenkigkeit und unseren Bewegungsradius, denn vom Wasser getragen können wir in dem sicheren Bewusstsein ausschreiten, dass wir uns nicht wehtun werden, sollten wir umfallen.

Und schließlich gibt es auch Belege dafür, dass Gehen im Wasser (wie jede Form des Gehens) unsere Stimmung verbessert. So probierten Patienten mit Fibromyalgie es aus und berichteten später nicht nur, dass sie sich weniger steif fühlten und ihre Herz-Kreislauf-Werte sich positiv entwickelt hatten, sondern auch dass sie eine Verbesserung ihrer Lebensqualität wahrnahmen, da sie tiefer schliefen und weniger Ängste und Depressionen hatten – Ergebnisse, die sich übrigens mit Studien über das Wildschwimmen decken.[234]

Je seichter das Wasser, desto stärker wirkt die Schwerkraft; um also nahezu ohne Schwerkraft zu sein, muss man bis zum Hals im Wasser stehen.[235] Allerdings hat sich gezeigt, dass Wasser, das bis zu den Oberschenkeln reicht, einen intensiveren Trainingseffekt bietet als brusthohes Wasser.[236] Letzteres verlangt uns dafür weniger Energie ab und führt, da wir darin länger gehen können, zu größerer Ausdauer. Wollen Sie auch die Armmuskeln trainieren, müssen Sie die Arme in brusthohem Wasser unter der Wasseroberfläche bewegen. Ansonsten probieren Sie es in hüfthohem Wasser oder abwechselnd.

Fangen Sie einfach an, es ist ganz einfach! Wenn Sie in einem Schwimmbecken gehen, brauchen Sie nichts als Badesachen und ein Handtuch. Entscheiden Sie sich für einen See oder das Meer, kann das mit Bade- oder Segelschuhen aus Kunststoff oder Schwimmsocken aus Neopren angenehmer sein. Gehen Sie eine bestimmte Strecke (idealerweise 12 bis 25 Meter), und kehren Sie dann um. Wiederholen Sie das Ganze. Anschließend gehen Sie eine Strecke seitwärts und wieder zurück, wiederholen auch das und schwingen dabei mit den Armen mit, als ob Sie an Land laufen würden. Sie werden den Widerstand sofort spüren; machen Sie dennoch weiter.

Probieren Sie unterschiedliche Schrittlängen und (falls möglich und sicher) auch unterschiedliche Wassertiefen aus. Wenn Sie sich ein wenig ans Gehen im Wasser gewöhnt haben, versuchen Sie, die Knie noch ein wenig höher zu heben und die Schnelligkeit Ihrer Bewegungen zu variieren. Bauen Sie das Knie- und Wadenheben mit ein, ebenso wie Sprünge, Ausfallschritte oder improvisierte Tanzbewegungen. Viele der Vorschläge aus anderen Wochen in diesem Buch sind auch im Wasser sehr effektiv.

Übrigens ist Gehen im Wasser der perfekte Zeitvertreib, wenn man kleine Kinder beim Planschen beaufsichtigt. Sie können sie auf diese Weise gut im Blick behalten, ohne untätig am Strand oder am Beckenrand liegen zu müssen. Machen Sie derweil einfach Ihre Übungen im Wasser!

Tipps

Spannen Sie die Bauchmuskeln an, halten Sie den Rücken gerade, ziehen Sie die Schultern zurück, heben Sie das Kinn, und schauen Sie geradeaus – das ist die **ideale Körperhaltung** beim Gehen, wie sie auch in der 2. Woche (Den Gang verbessern) beschrieben ist.

Schwimmen ist nicht Ihre Stärke? Dann verwenden Sie einfach eine **Schwimmweste oder Auftriebshilfe**, um sich sicherer zu fühlen.

Meiden Sie Warmwasserbecken, und trinken Sie viel – wenn wir im Wasser sind, merken wir oft nicht, wie durstig wir sind (oder dass wir schwitzen).

Ein **Neoprenanzug** kann empfehlenswert sein, wenn Sie in der kälteren Jahreszeit in einem Fluss oder im Meer gehen wollen.

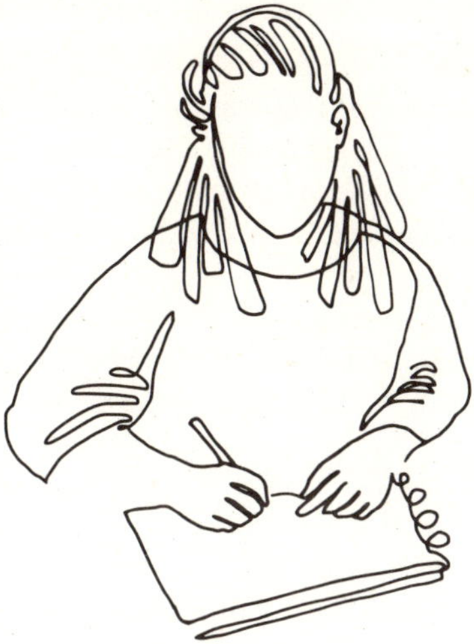

32. Woche

Unterwegs mit dem Skizzenblock

Wir machen unzählige Fotos mit unserem Handy. Doch lässt sich so wirklich ein Moment einfangen? Verlieren wir ihn damit nicht vielmehr? Als ich letztes Jahr Hunderte von Bildern durchsah, hatte ich den Eindruck, als wäre eher Letzteres der Fall. Oft konnte ich mich nicht einmal mehr daran erinnern, wo ich bei einer Aufnahme gewesen war oder weshalb ich sie überhaupt gemacht hatte. Der Zeitpunkt, den ich eigentlich hatte festhalten wollen, war letzten Endes also doch vergessen.

Früher war es nicht unüblich, dass Spaziergänger oder Reisende *en plein air* – in der freien Natur – zeichneten oder malten. Anstatt wie wir mit Tausenden von Fotos zurückzukehren, die schon bald unbeachtet auf dem Handy versauerten, brachten sie einen einzigen Skizzenblock mit ausgewählten Motiven mit nach Hause, den sie stolz herumzeigten und später der Nachwelt hinterließen. Mir wurde klar, dass auch ihre Art, ein Motiv zu betrachten, nichts mit meinen weitestgehend austauschbaren, nach der Methode »draufhalten und abdrücken« geknipsten Schnappschüssen gemein hatte.

Ich nahm mir deshalb vor, zwei Tage lang wandern zu gehen, ohne mit meinem Smartphone ein einziges Foto zu machen. Stattdessen wollte ich Zeichnungen anfertigen. Eine Freundin hatte mir erzählt, dass Picasso immer mit Skizzenblock, Bleistift und Radiergummi unterwegs gewesen war. Ich bin zwar kein Picasso und hatte nicht mehr gezeichnet, seit ich mit vierzehn Jahren Kunst in der Schule abgewählt hatte, meldete mich aber dennoch zu einem Zeichenkurs an und besorgte mir Skizzenblock, Bleistift und (am wichtigsten) Radiergummi.

Die Zeichnungen, die ich während jener zweitägigen Wanderung machte, sind nicht besonders gelungen. Doch darum geht es auch gar nicht. Immer wenn ich sie zur Hand nehme, erscheint vor meinem inneren Auge die Wanderung von damals – genauer gesagt, die Erinnerung an den Moment des Zeichnens ... an den Duft der Wasserminze, die Sonne in meinem Nacken, das milchige, jadegrüne Wasser, das an mir vorbeifloss, das rotbraune Fell des Hundes, der an mir schnupperte. Wenn wir zeichnen, dann *beobachten* wir. Und wenn wir etwas aufmerksam beobachten, nehmen wir unsere Umgebung auf ganz andere Weise wahr: Wir werden zu einem Teil des Motivs, des Augenblicks, mit einer Intensität und Unmittelbarkeit, die alles andere ausschließt. Wir versuchen, diese umfassende Sinneswahrnehmung irgendwie in Linien, Formen, ja sogar Farben zu übertragen. Das Zeichnen eines Motivs macht uns unsere eigene Lebendigkeit bewusst.

Doch es hat auch noch andere Vorteile, unter anderem eine gesundheitsfördernde physiologische Wirkung. Die Einführung eines Kunstprogramms für die Patienten eines Londoner Krankenhauses sorgte beim Klinikpersonal für Erstaunen: So zeigten Patienten, die sich künstlerisch betätigten, »in signifikantem Maß ... positivere Behandlungsergebnisse, darunter bessere Vitalwerte und einen niedrigeren stressbedingten Cortisolspiegel, und hatten einen geringeren Bedarf an schlaffördernden Medikamenten«[237]. Eine mögliche Erklärung dafür lieferte eine zehn Jahre später durchgeführte Studie aus Deutschland, bei der die Technologie des Gehirnscannings eingesetzt wurde. Die Wissenschaftler untersuchten zwei Gruppen von Rentnern, von denen die eine Kunstwerke betrachtete, während die andere selbst künstlerisch tätig wurde. Durch Vorher-nachher-Scans ließ sich bei den Kunstschaffenden in den entsprechenden

Hirnregionen ein besseres räumliches Vorstellungsvermögen feststellen als bei der Kontrollgruppe. Besonders spannend für die Forscher aber war, dass es ausschließlich bei der Gruppe der Zeichner zu »signifikanten« Veränderungen in einem bestimmten Hirnbereich gekommen war, nämlich dem medialen präfrontalen Kortex, der die psychische Belastbarkeit und die Stressresistenz maßgeblich beeinflusst. Ihr Fazit: »Das Schaffen bildender Kunst hat einen positiven Einfluss auf die psychische Resilienz«[238]. So überrascht es nicht, dass sich auch in anderen Untersuchungen herausstellte, wie gut sich eine künstlerische Betätigung eignet, um Stress, Burn-out, Depression und Angstzustände zu bewältigen.[239]

Auch unseren Gehirnzellen kommt das Zeichnen zugute: Eine amerikanische Studie mit 256 älteren Erwachsenen stellte fest, dass sich die mentalen Fähigkeiten durch Zeichnen und Malen besser erhalten ließen als durch jede andere Beschäftigung (beispielsweise Basteln, den Kontakt mit anderen und Computerspiele). Die positiven Auswirkungen waren bei den Probanden, die das Zeichnen und Malen im mittleren Alter begonnen, aber bis ins hohe Alter fortgesetzt hatten, am deutlichsten. Die Forscher fragten sich, ob das künstlerische Schaffen durch die kontinuierliche Stimulation unserer Gehirnzellen zur Entwicklung neuer Nervenbahnen führen könnte.[240]

Wenn wir unsere Umgebung nach Motiven und Gegenständen absuchen, die wir zeichnen könnten, konzentrieren wir uns nicht mehr so sehr auf uns selbst oder auf das Ziel unserer Route. Wir rasen nicht länger dem Gipfel, Endpunkt oder nächsten Rastplatz entgegen, verharren nicht länger in irgendwelchen Grübeleien. Stattdessen achten wir auf die kleinen Dinge am Wegesrand: einen knorrigen, mit blaugrauen Flechten überwachsenen Baumstamm, die Silhouette eines Kranichs, der sich im letzten Abendlicht am Himmel abzeichnet, eine Kirche mit einer bezaubernd schiefen Turmspitze.

Inzwischen zeichne ich regelmäßig und genieße dabei die volle Konzentration, die es erfordert, und das Gefühl der inneren Ruhe, das damit einhergeht. Das Zeichnen und Malen hilft, genauer hinzuschauen und gründlicher zu beobachten, sodass die Augen selbst dann, wenn Block und Bleistift längst beiseitegelegt wurden, wahrnehmungsfähiger sind, Linien und Farben, Formen und Nuancen bewusster sehen können – eher auf das gerichtet sind, was einen umgibt, als auf das Selbst.

Außerdem hat sich jede Gelegenheit, die sich mir bislang bot, unterwegs zum Skizzenblock zu greifen, tief in mein Gedächtnis eingeprägt – und kann ganz ohne umständliches Scrollen hervorgeholt werden ...

Tipps

Beurteilen Sie Ihre Zeichnungen nicht. Sie sind für keine Ausstellung vorgesehen, und es braucht sie auch niemand zu sehen.

Probieren Sie unterschiedliche Arten von Bleistiften, Kohle, Federn oder Wasserfarben aus. Wollen Sie Ihre Zeichnungen kolorieren, besorgen Sie sich einen leichten Wasserfarbkasten für die Hosentasche.

Suchen Sie im Internet nach einem **Zeichenkurs**, oder kaufen Sie sich ein Buch mit entsprechenden Anleitungen.

Sehen Sie sich den Stil der großen Meister genauer an, und **experimentieren Sie** selbst ein wenig herum – es gibt viele verschiedene Arten zu zeichnen.

Professionelle Gehkünstler nutzen **das Wetter und die landschaftlichen Gegebenheiten** ganz bewusst: So lassen sie beispielsweise zu, dass sich der Regen mit der Farbe mischt, vermengen diese mit Gras und Fruchtständen, verwenden Zweige anstelle von Pinseln und malen mit Erde. Versuchen Sie es ruhig auch mal!

Wenig Zeit sollte kein Hinderungsgrund sein: Eine Skizze anzufertigen dauert nur ein paar Minuten; Sie können sie später immer noch genauer ausarbeiten. Manch einer zeichnet gar während des Gehens und gönnt sich nur wenige Sekunden, um ein Motiv oder eine Landschaft auf Papier zu bringen – eine Art, Schnappschüsse zu machen, die ebenfalls zur Nachahmung anregt.

33. Woche

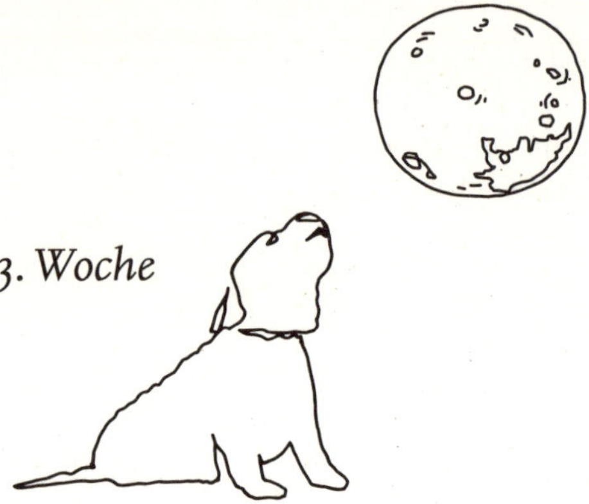

Im Licht des Vollmonds

Eines späten Abends vor zwanzig Jahren kam ich mit heftigen Wehen in eine Londoner Klinik. Sie hatten zwei Tage vor dem errechneten Geburtstermin eingesetzt und wurden immer schmerzhafter. Während ich auf ein freies Bett wartete, fiel mir auf, dass das Krankenhaus viel überlaufener schien als sonst. Bei der Geburt meines ersten Kindes in derselben Klinik war es mir längst nicht so hektisch vorgekommen. Endlich tauchte meine Hebamme auf und sagte etwas, was mich völlig verblüffte: »Es ist Vollmond ... alle kriegen heute Nacht ihre Kinder!«

Eine weitere Wehe spülte über mich hinweg, und ich vergaß ihre Worte – bis ich rund zehn Jahre später mit meinen Vollmondwanderungen begann. Während ich eines Nachts über ein mondbeschienenes Feld spazierte, kam mir plötzlich die merkwürdige Geschäftigkeit auf der Entbindungsstation an jenem Abend in den Sinn. Ich ging nach Hause und durchforstete das Internet. Und tatsächlich dauerte es nicht lange, bis ich auf eine Studie stieß, die bestätigte, was meine Hebamme damals gesagt hatte. Forscher im japanischen Kyoto hatten die Geburtstage von 1007 Babys über einen Zeitraum von drei Jahrzehnten hinweg mit den Mondzyklen verglichen. Sie fanden heraus, dass die Geburtenrate bei Vollmond signifikant stieg, und folgerten daraus, dass »die Gravitation des Mondes einen Einfluss auf die Häufigkeit von Geburten hat«[241].

Bei Vollmond intensiviert sich die Anziehungskraft, da Mond und Sonne gemeinsam auf die Erde wirken. Wir wissen, dass dieses Phänomen für die Gezeiten verantwortlich ist, aber kann es sich tatsächlich auch auf meine Wehen ausgewirkt haben? Nun, für jede Studie, die diesen Zusammenhang nachweist, findet sich eine andere, die genau das Gegenteil feststellt ...

Beim menschlichen Schlafverhalten ist die Beweislage hingegen weniger kontrovers. Eine Schweizer Studie, die angeblich auf Forschungen unter »streng kontrollierten Laborbedingungen« beruht, kam zu dem Ergebnis, dass sich die Schlafdauer in Vollmondnächten um 30 Prozent verringert. Sie zeigt außerdem, dass wir in diesen Nächten normalerweise fünf Minuten länger brauchen, um einzuschlafen, und anschließend zwanzig Minuten *weniger* schlafen als in anderen Nächten. Mithilfe von EEG und Speicheltests wurden die Gehirnströme der Studienteilnehmer aufgezeichnet und ihr Hormonspiegel gemessen: In Vollmondnächten sank der Spiegel des Schlafhormons Melatonin, und die Schlafqualität nahm dadurch ab. Daraus folgerten die Wissenschaftler, dass »der Abstand zur nächsten Vollmondphase nachweislich einen signifikanten Einfluss auf den Schlaf und den Melatoninspiegel des Menschen hat.«[242] Ihre Überzeugung bestätigte sich: Mindestens drei andere Studien kamen zu demselben Ergebnis.[243]

Die Mondzyklen scheinen auch unser Verhalten zu beeinflussen. Tatsächlich leitet sich das englische Adjektiv *lunatic* (verrückt, geistesgestört) vom lateinischen Wort *luna* für Mond ab. Doch auch hier sind die Studienergebnisse variabel und oftmals widersprüchlich. Ein wissenschaftlicher Bericht von 2019 beispielsweise setzte Mordfälle in Finnland in zeitlichen Bezug zum Zyklus des Mondes. Man kam tatsächlich zu dem Ergebnis, dass unbestreitbar »ein Zusammenhang zwischen Mondphasen und Mordfällen existiert ... Letztere nahmen bei Vollmond (um 15 %) ab«[244]. In Florida hingegen häuften sich Morde und Fälle von schweren Körperverletzungen rund um den Vollmond. Interessanterweise wird in dieser Studie auch erwähnt, dass zu Zeiten des Neu- und Vollmonds »psychiatrische Notfälle signifikant abnahmen«[245]. Andere Untersuchungen kamen zu dem Ergebnis, dass sich bei Vollmond mehr Motorradunfälle ereignen und mehr Frauen Selbstmord begehen.[246] Eine deutsche Studie dagegen, die Polizeiberichte mit den Mondphasen abglich, fand nicht den geringsten Zusammenhang zwischen dem Vollmond und Morden, Körperverletzungen oder Suizid.

Sicherlich muss der Zusammenhang zwischen unserem Verhalten und dem Vollmond noch genauer erforscht werden. Aber sollten wir deswegen die zahlreichen Studien, die auf eine Verbindung hinweisen, außer Acht lassen? Keinesfalls! Tierbeobachtungen haben gezeigt, dass sich das Verhalten unter Einfluss des Mondlichts ändern kann und auch tatsächlich ändert. Man ist heute der Ansicht, dass in vielen Lebewesen eine Art circalunare Uhr tickt, die ihren circadianen Rhythmus mit einer Art Mondphasenuhr synchronisiert. So ziehen zum Beispiel afrikanische Mistkäfer in mondhellen Nächten geradere Spuren. Bestimmte Meereslebewesen verändern ihre Position unter Wasser je nach Helligkeitsgrad der Nacht. Und die Leguane auf den Galapagosinseln, die über eine sehr genaue Monduhr verfügen, leben länger als Leguane mit einer weniger präzisen Uhr. Inzwischen gibt es zudem Studien, die beim Europäischen Dachs und beim Hausrind sogar einen Zusammenhang zwischen dem Vollmond und den Geburtenraten zeigen.[247]

Natürlich könnte das alles auch einfach nur Zufall sein. Aber warum sollte man die Möglichkeit, dass der Mond Geheimnisse birgt, die wir noch nicht kennen, von vornherein ausschließen? Viele Wissenschaftler sind fest davon überzeugt, dass es so etwas wie einen »Mondeffekt« gibt. Wir haben ihn nur noch nicht vollständig aufgedeckt.

Die merkwürdigen, unerklärlichen Ergebnisse dieser zahlreichen Studien tragen sicherlich zu jenem gespenstisch-rätselhaften Gefühl bei, das uns bei einem Spaziergang im Mondschein befällt. Unter klarem Himmel bei Vollmond wandelt sich die Landschaft, sodass sie völlig anders aussieht und sich auch anders anfühlt (mehr dazu in der 45. Woche: Nachtspaziergang). Damit erscheint die Vorstellung, dass auch wir uns gemeinsam mit dem Zyklus des

Mondes verwandeln und verändern, mit einem Mal gar nicht mehr so abwegig.

Das Licht des Vollmonds ist nicht, wie man vielleicht denken könnte, doppelt so intensiv wie das des Halbmonds – es ist vielmehr zehnmal so stark und macht den Himmel so hell, dass man zwar keine Sterne mehr sehen, dafür aber wunderbar weite Strecken laufen, im Wald unterwegs sein oder nachtaktive Tiere beobachten kann.

Noch spektakulärer sind Spaziergänge während eines Supermonds, der üblicherweise zweimal im Jahr in aufeinanderfolgenden Monaten auftritt. Zu diesen Zeiten präsentiert sich der Himmelskörper in seiner ganzen Pracht, groß und strahlend, und so voll und nah an der Erde wie sonst nie. Der Zeitpunkt, an dem ein Supermond zu sehen ist, variiert je nach Zeitzone – schauen Sie am besten online nach, wählen einen geeigneten Ort aus, laden ein oder zwei Freunde ein – und hoffen auf gutes Wetter!

Obwohl der Supermond unglaublich hell strahlt, mag ich den Herbstmond im September am liebsten. Besonders schön ist er, wenn er am frühen Abend aufgeht – etwa um die Zeit des Sonnenuntergangs. Oftmals steht er nur knapp über dem Horizont, was ihn größer und heller erscheinen lässt als den normalen Vollmond. Manchmal umgibt ihn auch ein ätherischer roter Schein. Dieser zarte Bernsteinton entsteht dadurch, dass wir den Erdtrabanten durch eine dickere Schicht der Atmosphäre wahrnehmen. Der Mond präsentiert sich im Frühherbst mehrere Tage vor und nach dem Vollmond in dieser besonderen Größe, Form und Lage, weshalb man in dieser Zeit wunderbar eine ganze Reihe aufregender Vollmondspaziergänge unternehmen kann. Neumondnächte eignen sich hingegen besonders gut für die Sternenbeobachtung, da sie so viel dunkler sind. Zwar hat man dann nicht das spektakuläre, gleißende Licht des Vollmonds, doch die zarte Mondsichel strahlt eine himmlische Schönheit aus.

Tipps

Am besten recherchieren Sie im Internet die **genauen Daten und Tageszeiten** für Vollmond, Supermond und Herbstmond, die jedes Jahr und an jedem Ort unterschiedlich sind, und notieren diese in Ihrem Kalender.

Beachten Sie die Tipps zum **Gehen in der Nacht** (45. Woche), aber trauen Sie sich ruhig auch ein bisschen mehr zu: Spazieren Sie durch den Wald, denn dort ist es im Mondschein hell genug, um ohne Stirnlampe laufen zu können, oder entlang der Küste, wo die Spiegelung des Mondlichts auf dem Wasser Sie begeistern und faszinieren wird!

Wenn Sie die **Route sorgfältig aussuchen** (also beispielsweise schattige Abstiege vermeiden), ist der Weg unter Umständen durchgehend hell erleuchtet.

Vollmondnächte im Frühjahr sind eine wunderbare Gelegenheit, um unterwegs **Gezeitentümpel** aufzusuchen. Bei niedrigstem Stand der Ebbe kommen in diesen kleinen Wasserbecken Lebewesen zum Vorschein, deren nächtliches Fluoreszieren man mit einer UV-Taschenlampe sichtbar machen kann (mehr dazu in der 45. Woche: Nachtspaziergang).

Vergessen Sie auf keinen Fall die **kalten Vollmondnächte** im Winter – es gibt nichts Magischeres als einen vollen weißen Mond, der von dichten Wolken aus Eiskristallen umgeben ist.

Achten Sie unterwegs darauf, **wie Sie sich fühlen** ... Ausgelassener? Risikobereiter? Weniger müde? Oder genauso wie immer? Eines Tages wird die Wissenschaft uns vielleicht eine Erklärung liefern können ...

34. Woche

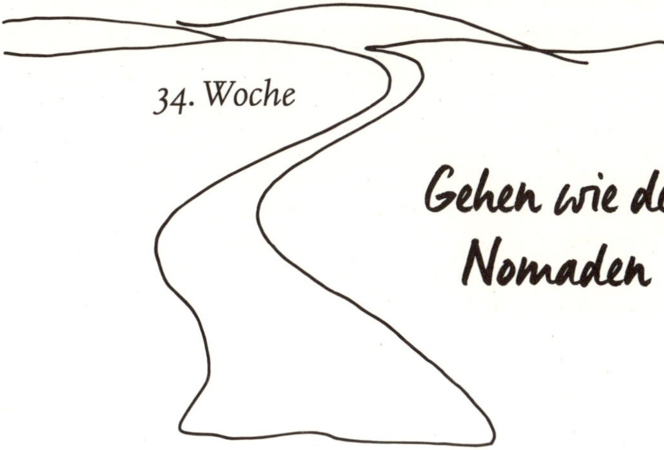

Gehen wie die Nomaden

Der französische Forscher Édouard Stiegler arbeitete 1980 gerade in Kabul, als er mehrere afghanische Nomaden sah, die zu Fuß zum Viehmarkt der Stadt gekommen waren. Ihm fielen ihre leuchtenden Augen und ihr lebhaftes Gebaren auf, und er wollte von ihnen wissen, wo sie eben gewesen seien. Die Männer erklärten ihm, sie hätten einen 700 Kilometer langen Fußmarsch durch Wüsten und Gebirge hinter sich. Stiegler war verblüfft, doch als er erfuhr, dass sie für ihre Reise lediglich zwölf Tage gebraucht hatten, war er vollends sprachlos. Er begann sie zu beobachten, denn er wollte herausfinden, wie sie es schafften, eine Strecke von sechzig Kilometern am Tag zurückzulegen, noch dazu ohne jedes Anzeichen von Erschöpfung. Der Grund – so seine Schlussfolgerung – war ihre am Atmen orientierte Gangart. Die Nomaden praktizierten eine bestimmte Gehtechnik, bei der sie den Atem gezielt mit ihren (geschmeidigen und gar nicht allzu schnellen) Schritten synchronisierten.

Der begeisterte Forscher kehrte nach Frankreich zurück und entwickelte einen Wanderstil, den er als »afghanisches Gehen« bezeichnete. Ein Jahr später erschien sein erstes Buch, *Régénération par la marche afghane*. Heute wird das afghanische Gehen manchmal auch atemorientiertes Gehen oder yogisches Wandern genannt, und obwohl es jeder praktizieren kann, ganz egal, wo er sich gerade befindet, hat es sich bei konditionell fordernden Wanderungen besonders bewährt. Ich wende diese Technik an, wenn ich in größeren Höhen unterwegs bin oder an längeren geführten Wanderungen teilnehme. Als ebenso nützlich empfinde ich sie, wenn ich im nächstgelegenen Londoner Park eine Runde drehe und meinen Kopf von all dem Ballast freibekommen möchte, der sich dort immer wieder ansammelt, oder ein paar Augenblicke der inneren Ruhe suche. Das afghanische Gehen, bei dem Rhythmus und Atmung im Vordergrund stehen, hat eine beinahe meditative Wirkung, sodass es sich bestens eignet, um Stress oder Angstgefühle zu vertreiben.

Die Theorie dahinter ist einfach: Eine effiziente Atmung sorgt dafür, dass unser Körper optimal mit Sauerstoff versorgt wird, sodass wir weiter gehen können, ohne uns erschöpft zu fühlen. Häufig atmen wir nicht richtig, wenn wir uns sportlich betätigen: Wir schnappen eher hastig nach Luft, anstatt das Einatmen – in tiefen Zügen durch die Nase – an unsere Schritte anzupassen. Gleichen wir unser Gehtempo dagegen an den Atemrhythmus an – oder atmen gar im Rhythmus unserer Schritte –, werden die einzelnen Atemzüge ruhiger und länger. Stimmt dann auch noch die Körperhaltung (so wie Stiegler es bei den afghanischen Nomaden beobachten konnte), trägt eine gleichmäßige, rhythmische Atmung dazu bei, dass wir anspruchsvolle Anstiege im Gebirge und lange Wanderungen als weniger anstrengend empfinden.

Afghanisches Gehen ist nicht schwer zu erlernen, aber ein wenig Übung empfiehlt sich trotzdem. Die einzige Faustregel lautet: Atmen Sie ausschließlich durch die Nase und im Takt Ihrer Schritte. Haben Sie den Dreh raus, können Sie versuchen, das Tempo zu finden, das zu Ihrem Schritt, dem Gelände und Ihrer persönlichen Fitness passt. Stiegler empfiehlt, das Ein- und Ausatmen dahingehend anzupassen, ob wir bergauf oder bergab gehen, langsam oder schnell, ob wir uns auf Meeresniveau befinden oder in größeren Höhen – und wie es um unsere Kondition bestellt ist.

Womit man am besten anfängt? Stiegler rät, dreimal hintereinander durch die Nase einzuatmen – bei jedem Schritt einmal –, beim vierten Schritt die Luft anzuhalten und bei den folgenden drei Schritten durch die Nase auszuatmen. Beim nachfolgenden Schritt atmet man weder ein noch aus, sondern hält die Lunge leer. Probieren Sie es einfach aus: Insgesamt sind es acht Schritte, und währenddessen wird einmal eingeatmet (in drei Zügen/Schritten) und einmal ausgeatmet (in drei Zügen/Schritten); dazwischen wird die Luft jeweils kurz angehalten. Dieses 3–1:3–1-Schema ist die Grundtechnik des afghanischen Gehens.

Wenn Sie bergauf gehen, sollten Sie Ihren Atemrhythmus ein wenig anpassen. Ich persönlich verwende beim Bergsteigen zum Beispiel ein 2–0:2–0-Schema: einmal einatmen in zwei Zügen über zwei Schritte, gefolgt von einmal ausatmen in zwei Zügen über die nächsten zwei Schritte, also ganz ohne Luftanhalten. Finden Sie den Rhythmus, der zu Ihrem individuellen Schritt und Gehtempo sowie zum Gelände passt – Hauptsache, Schritte und Atmung sind miteinander synchronisiert. Wenn Sie das afghanische Gehen erst einmal beherrschen, fühlt es sich unglaublich befreiend an. Man hat dann das Gefühl, man könnte immer so weitergehen, bis zum Horizont und noch darüber hinaus.

Stiegler starb kurz nach der Veröffentlichung seines Buches, sodass der Nutzen, den er dem afghanischen Gehen zuschrieb (tieferer Schlaf, bessere Abwehrkräfte, gesünderes Herz-Kreislauf-System) zu seinen Lebzeiten nicht mehr bewiesen werden konnte. Doch das soll sich nun ändern: Eine Forschergruppe der University of California schrieb vor Kurzem, eine achtsame Fortbewegung »könnte sogar günstigere Auswirkungen auf die Lebensqualität, Stimmung und kognitiven Fertigkeiten haben als die übliche sportliche Betätigung«[248]. Und James Nestor führt in seinem Buch *Breath: Neues Wissen über die vergessene Kunst des Atmens* zahlreiche Studien an, die einen Zusammenhang zwischen dem richtigen Atmen und einem niedrigeren Blutdruck, einer besseren Immunität, dichteren Knochen und einem tieferen Schlaf sehen.

Tipps

Das Atmen sollte sich für Sie **keinesfalls erzwungen** anfühlen. Atmen Sie tief, gleichmäßig und langsam ein, und synchronisieren Sie Ihren Atem mit Ihren Schritten. Auch diese sollten entspannt und nicht zu schnell sein. Mehr über das Atmen während des Gehens finden Sie in der 5. Woche.

Achten Sie auf die richtige Körperhaltung und einen guten Gang (mehr dazu in der 2. Woche: Den Gang verbessern), damit Sie nicht zu flach atmen. Außer beim Bergsteigen sollten Sie Ihren Atem bis ins Zwerchfell spüren.

In seinem anderen Buch, *Marche, respire, vivre*, stellt Stiegler **verschiedene Atem-Schritt-Schemata** für unterschiedliche Geländeformen, Altersgruppen und Fitnesslevels vor, darunter auch ein 6:6-Schema für Menschen mit einer besonders guten Kondition.

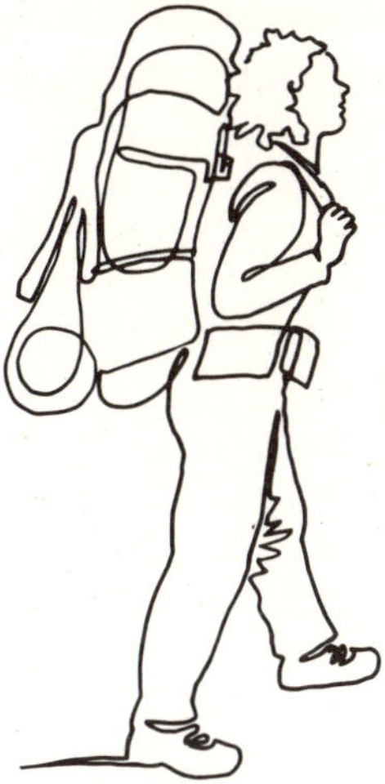

35. Woche

Mit Gepäck marschieren

»Wenn man zu Fuß unterwegs ist, lebt man wirklich«, schrieb die amerikanische Schriftstellerin Alice Brown. Sie wanderte 1886 mit all ihren Habseligkeiten auf dem Rücken durch England und erklärte, dabei das Gefühl gehabt zu haben, »wie eine Taube zu fliegen, unter Wasser zu leben, Wurzeln in der Erde zu schlagen und zu wachsen«[249]. Brown war der Überzeugung, die Tatsache, dass sie ihr Gepäck selbst getragen hatte (was für eine gebildete Frau im Großbritannien des Viktorianischen Zeitalters höchst ungewöhnlich war), sei dabei entscheidend gewesen, und meinte: »Das Gepäck zu spüren ist keine Bürde, sondern ein zusätzliches Geschenk.« Brown wurde 92 Jahre alt – ebenfalls höchst ungewöhnlich für eine 1856 geborene Frau.

Seitdem haben Millionen von Menschen – vom bekannten Reiseschriftsteller Bill Bryson bis zur amerikanischen Autorin und Podcasterin Cheryl Strayed – die Freuden des möglichst minimalistischen Rucksackwanderns für sich entdeckt. Sich Gepäck auf die Schultern zu schnallen und dann einfach Kilometer um Kilometer hinter sich zu lassen hat etwas unglaublich Befreiendes. Das Gefühl von Unabhängigkeit, Freiheit und Autonomie, das weite Wanderstrecken uns verschaffen, ist mit nichts auf der Welt zu vergleichen – endlich können wir uns beim Wandern einmal von allen Sorgen und Verantwortlichkeiten des Alltags lossagen. Schließlich ist die Welt voller aufregender Landschaften und erfüllender Wege, die oftmals so weit abseits der ausgetretenen Pfade liegen, dass sie sich nur zu Fuß und mit Rucksack erkunden lassen.

Auf diese Weise unterwegs zu sein bereichert uns aber auch auf andere, weniger offensichtliche Weise: Es trainiert Beharrlichkeit und Ausdauer. Dann wird aus einem gemächlichen Spaziergang eine Meisterleistung in Sachen Durchhaltevermögen. Beim Militär ist das stramme Gehen mit Rucksack – der Gepäck- oder Leistungsmarsch – sogar eine eigene Disziplin und gilt als Nonplusultra im Bereich des Ausdauertrainings. Es ist schonender für die Knie als Joggen und weist laut einer Studie im *British Journal of Sports Medicine* eine geringere Verletzungsrate auf als beispielsweise der Langstreckenlauf. Es verbessert die Stabilität der Hüfte und die Körperhaltung und reduziert auf diese Weise auch die Verletzungsgefahr bei anderen Sportarten. Zudem ist es ein erstaunlich effektives Cardioworkout: Manche Studienergebnisse deuten darauf hin, dass man beim Gehen mit Gepäck ebenso viele Kalorien verbraucht wie beim Joggen (wenn nicht sogar noch mehr).

Wenn wir einen Rucksack tragen, leisten unsere Muskeln mehr Arbeit, da sie uns und unsere Last stundenlang im Gleichgewicht halten müssen – und dabei verändert unser Herz seine Form und Größe. So haben Untersuchungen an Ausdauersportlern gezeigt, dass sich ihr Herz von dem anderer Menschen unterscheidet: Es ist lang gestreckter, größer, und die linke Herzkammer ist elastischer, sodass das Blut leichter und effizienter hindurchgepumpt werden kann. Menschen, die viel sitzen oder die in kurzen, intensiven Einheiten trainieren, haben ein kleineres, verhärtetes Herz und neigen daher eher zu Herzkrankheiten und hohem Blutdruck.[250] Ausdauersportler leiden selten an Stoffwechselerkrankungen, da bei ihnen die Balance zwischen Fettspeicherung und Energieverbrauch perfekt im Gleichgewicht ist.

Professor Daniel Lieberman zufolge war der Mensch im Lauf der Evolution zunächst ein ausdauernder Läufer, der Lasten mit sich trug. Er weist darauf hin, dass nomadisch lebende Stämme (und dort besonders die Frauen, die immer den Löwenanteil zu schleppen haben) auch heute noch regelmäßig 20 Prozent ihres eigenen Körpergewichts tragen. Ausdauer, so erklärt er, ist etwas, wofür unser Körper perfekt geschaffen ist[251], weshalb wir auch über fünf bis zehn Millionen Schweißdrüsen und lange, federnde Beine mit elastischen Sehnen verfügen. Wir entwickelten uns zu Wesen, die immer weiter und weiter liefen – und dabei Babys, Tierkadaver, Wasser oder Feuerholz trugen. Vielleicht fühlt sich Gehen mit Gepäck deshalb so seltsam richtig an – als würde es uns Zugang zu einem tief verankerten molekularen Gedächtnis gewähren.

Das Rucksackwandern kräftigt alle Muskeln, die von unserer Wirbelsäule über unser Gesäß bis zur Rückseite unserer Beine verlaufen – die sogenannte hintere Muskelkette. Diesen Muskelstrang, der aufgrund unserer überwiegend sitzenden Lebensweise zunehmend verkümmert, benötigen wir für alle Beugebewegungen, beim Springen, Aufstehen und für eine gute Körperhaltung. Wenn wir mit einem Gewicht auf dem Rücken gehen, öffnet sich unsere Brust (wodurch wir leichter und effektiver atmen können), unsere Rumpfmuskulatur wird aktiviert und die hintere Muskelkette trainiert.[252]

Doch damit nicht genug: Frühere Studien weisen darauf hin, dass Gehen mit Gepäck zu einer Verbesserung – und sogar Wiederherstellung – unserer Denkfähigkeit führen kann. In verschiedenen Versuchen ließ man Ratten, denen man kleine Beutel mit Holzkügelchen auf den Rücken geschnallt hatte, Leitern hinaufklettern und stellte fest, dass ihr Gehirn nach diesem Training offenbar vor neuen Neuronenverknüpfungen und Enzymen nur so strotzte. Selbst Nager mit einer milden Form von Demenz zeigten eine deutliche Verbesserung; ihre kognitiven Fähigkeiten waren »erfolgreich wiederhergestellt« worden.[253]

Übrigens sind Wanderungen mit Gepäck ideal für Frauen aller Altersklassen. Dazu erklärt die italienische Neurowissenschaftlerin Dr. Lisa Mosconi: »Ein Training mit niedriger bis mittlerer Intensität führt zu einer optimalen Stoffwechselleistung bei Frauen, insbesondere wenn es über einen längeren Zeitraum durchgeführt wird.«[254] Mehr zu diesem Thema lesen Sie auch in der 39. Woche: Auf Pilgerpfaden

Effektives Rucksackwandern bedarf einer gewissen Planung und Vorbereitung. Am besten trainieren Sie Ihre Kraft und Ausdauer mit täglichen Spaziergängen; wenn Sie wollen, tragen Sie dabei einen leichten Rucksack. Oder, noch besser, Sie lassen einfach mal das Auto stehen, gehen zu Fuß zum Einkaufen und packen die Lebensmittel anschließend in den Rucksack. Übungen zur Stärkung der Rückenmuskulatur können ebenfalls hilfreich sein. Stew Smith, Fitnesscoach beim britischen Militär, empfiehlt zur Vorbereitung ein Training mit einer Mischung aus Kreuzheben, Kniebeugen und Ausfallschritten mit Hanteln.[255] Machen Sie zunächst Tages- und Wochenendausflüge, bevor Sie sich an einen längeren Marsch wagen, damit sich Ihr Körper nach und nach an die volle Last eines Rucksacks gewöhnen kann.

Am besten motivieren Sie sich, indem Sie eine längere Wandertour planen und dann ein Foto davon an die Wand hängen oder als Bildschirmschoner verwenden, sodass sie es immer vor Augen haben. In den letzten Jahren sind zahlreiche neue Wanderwege entstanden und viele alte wieder instand gesetzt worden. Eine Fülle von Apps ermöglicht es, Routen zu erarbeiten und im Netz zu teilen oder aber den Spuren anderer Wanderer zu folgen. Es gibt also vermutlich keinen besseren Zeitpunkt als jetzt, um den Rucksack zu packen und loszulaufen!

Tipps

Legen Sie sich einen **geeigneten Rucksack** zu. Er sollte auf jeden Fall ein gepolstertes Rückenteil sowie gepolsterte Hüft- und Schultergurte haben.

Tragen Sie den Rucksack richtig: Benutzen Sie immer Hüft- und Brustgurt. Sie entlasten Ihren Rücken und die Schultern, indem sie das Gewicht auf den gesamten Oberkörper verteilen.

Ziehen Sie die Gurte so fest, dass der **Rucksack gut am Körper anliegt**. Der Hüftgurt sollte so eng wie möglich sitzen, aber keinesfalls unbequem sein.

Wenn der Rucksack gegen Ihr Gesäß schlägt, sitzt er **zu tief**. Wenn er über Ihren Kopf hinausragt, ist er **zu hoch**.

Schwere Gegenstände sollten im Rucksack möglichst nah am Rücken (in der Nähe der Wirbelsäule) verstaut werden, **leichtere Dinge** weiter außen. Lieberman empfiehlt, schwerere Sachen eher in den oberen Bereich zu packen und sich beim Auf- und Absetzen des Rucksacks ein wenig nach vorn zu beugen, weil dies kräftesparender ist.

Gehen Sie leicht in die Knie, wenn Sie den Rucksack anheben, und tragen Sie ihn niemals nur an einem Schultergurt.

Laufen Sie nicht gebeugt, sondern **gehen Sie aufrecht** und öffnen Sie Ihren Brustkorb (stellen Sie sich einfach vor, jemand würde Ihnen einen Eiswürfel in den Kragen stecken).

Probieren Sie aus, **welches Tempo** für Sie am angenehmsten ist; es sollte weder zu schnell noch zu langsam sein. Wenn Sie zu schnell laufen, werden Sie rasch erschöpft sein, wodurch die Verletzungsgefahr steigt. Wenn Sie zu langsam gehen, werden Ihre Schultern irgendwann vom Gewicht des Rucksacks schmerzen.

Gehen Sie nur in **Schuhen**, die gut eingelaufen sind und die Sie gern tragen.

Wenn Sie **Wanderstöcke** verwenden, ist das ein zusätzliches Training für Ihren Oberkörper. Martin Christie, der Gründer von Nordic Walking UK, die diese Sportart in Großbritannien populärer machen will, erklärt, dass wir beim Gehen mit Stöcken 90 Prozent unserer Muskeln beanspruchen.[256]

Stöcke helfen zudem dabei, das **Gleichgewicht zu halten** – und das ist gerade beim Wandern mit Rucksack wichtig, da man mit einem schweren Gewicht auf dem Rücken instabiler wird. Um die Balance nicht zu verlieren, ist es außerdem ratsam, eher **kleinere Schritte** zu machen; reduzieren Sie deshalb die Schrittlänge, wenn Sie bergab oder über unebenes Gelände gehen.

Der im Marschieren erfahrene Leutnant Liam O'Kelly betont zudem, dass das **Aufwärmen, Abkühlen und Dehnen der Muskeln** beim Wandern mit Gepäck unverzichtbar ist.[257] Ein paar Dehnübungen, während die Muskeln noch warm vom Gehen sind, fördern zudem die Beweglichkeit.

Denken Sie immer daran, **ausreichend zu trinken** – am besten vor, während und nach einem längeren Gepäckmarsch.

Nehmen Sie einen Freund mit: Studien haben gezeigt, dass wir Entfernungen als kürzer und weniger fordernd wahrnehmen, wenn wir jemanden an unserer Seite haben.[258] Doch keine Sorge, falls Sie allein unterwegs sein sollten: Dieselben Studien weisen auch darauf hin, dass sich diese Wirkung ebenfalls erzielen lässt, wenn wir uns lediglich vorstellen, einen Freund dabeizuhaben.

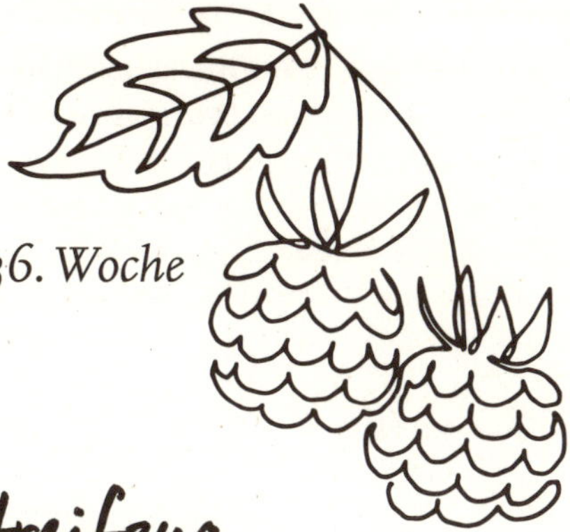

36. Woche

Streifzug durch die Wildnis

Das Sammeln von Wildfrüchten, Kräutern, Pilzen und Ähnlichem – ein Trend, der im englischen Sprachraum als »Foraging« bezeichnet wird – schafft eine Verbindung mit der Natur, die über einen gewöhnlichen Spaziergang hinausgeht. Wir finden uns im Dornendickicht eines Brombeergebüschs wieder, den Duft der Beeren in der Nase, Saftflecken auf der Haut, das Gezwitscher eines neidischen Vogels im Ohr. Tiefer und köstlicher kann man nicht in die Natur vordringen. Das Suchen nach Nahrung, so formulierte es die Reise- und Kochbuchautorin Patience Gray, ermöglicht uns, »die Beziehung zwischen Mensch und Pflanze wirklich zu spüren«. Im September 1943 war sie mit ihren Kindern in eine abgelegene, heruntergekommene Hütte mitten in einer Waldregion im englischen Sussex gezogen. Zum nächstgelegenen Laden waren es mehr als sechs Kilometer, und sie liefen diese Strecke zweimal pro Woche. Gray begann, Pilze zu sammeln, die sie mit nach Hause nahm, um sie zu bestimmen und zuzubereiten. Daraus erwuchs mit der Zeit ein brennendes Interesse daran, ihre Nahrung direkt in der Natur zu suchen – was sie ihr ganzes restliches Leben lang tat. Vor allem in Frankreich, Spanien, Griechenland und Italien ging sie tagelang auf Wanderschaft, um essbare Pflanzen zu sammeln. Ergebnis dieser Erfahrungen ist ihr Buch *Honey from a Weed*.

Auf der Suche nach Essbarem kann man stundenlang durch die Natur streifen, unterwegs Früchte sammeln (und oftmals gleich essen), auch in Begleitung von Freunden, Großeltern oder Kindern. Insbesondere Kinder scheinen eine angeborene Neigung dazu zu haben. Gray lernte vieles über die Nahrungsbeschaffung von Kindern, die »im Februar und März ... auf der Suche nach Wildkräutern unterwegs« waren. Eine ihrer besten »Wildkräuter-Lektionen« erhielt sie von einem siebenjährigen Mädchen, das von jeder Pflanze, die auf dem Weingarten seines Vaters wuchs, genau wusste, wie man sie zubereiten und essen konnte.[259] Anthropologen, die sich genauer mit den Gewohnheiten von Jägern und Sammlern in Tansania beschäftigten, stellten fest, dass Kinder ab fünf Jahren besonders eifrig beim Sammeln sind und einen scharfen Blick für Früchte, Vögel, Knollen, Honig und kleinere Wildtiere haben.[260] Meine zwölfjährige Tochter hat eine so fein trainierte Nase, dass sie beim Erschnüffeln wilder Trüffel beinahe einen ausgebildeten Trüffelhund arbeitslos gemacht hätte. So überrascht es kaum, dass Evolutionspsychologen der Ansicht sind, der Drang, auf Nahrungssuche zu gehen, liege uns zutiefst im Blut, sei in unserer DNA verschlüsselt und somit ein Teil von uns.

Ob wir dabei etwas finden und was, hängt davon ab, wo wir leben. Auf der griechischen Insel Naxos sammelte Gray zum Beispiel wilden Chicorée und Endiviensalat, Milchdistel und Ringelblumen. In Italien fand sie wilden Spargel und Runkelrüben, in England Wiesenchampignons, Nesseln und Sauerampfer. Während meiner Kindheit an der walisischen Küste suchte meine Familie nach Krabben, Bovisten und Brombeeren. Und in den letzten zwei Jahrzehnten habe ich auf meinen Spaziergängen Blaubeeren, Himbeeren und Moltebeeren (in Norwegen), Walnüsse (in Spanien), Meerfenchel (in Norfolk), Muscheln (in Irland), Trüffeln (in Sussex), Esskastanien (in London) sowie Hagebutten, Löwenzahnblätter, Bärlauch, Holunderblüten, Nesseln, Wasserminze und Brombeeren (nahezu überall) gesammelt. Was gibt es Schöneres, als nach Hause zu kommen, die Taschen voller frischer, kostenloser Produkte!

Umso mehr, weil wir heute wissen, dass viele der Köstlichkeiten, die man in der Natur findet, zu den sogenannten Superfoods zählen, die reich an Vitaminen, Mineralstoffen und Phytonährstoffen sind. Eine Liste der elf gesündesten Superfoods, die kürzlich auf der Website *Everyday Health*[261] veröffentlicht wurde und auf der erstmals vom U.S. National Institutes of Health (NIH) erstellten Liste beruht, umfasst allein sieben Nahrungsmittel, die man jederzeit in der Natur finden kann: Beeren, Meeresfrüchte, wilden Knoblauch, Pilze, Blattgemüse, Nüsse und Samen.

Brombeeren gibt es zum Beispiel fast überall; sie stecken voller Antioxidantien und enthalten die Vitamine C, A und K. Studien mit Ratten haben gezeigt, dass ältere Tiere nach einiger Zeit eine Verbesserung von Gleichgewicht und Koordination sowie ein »signifikant verbessertes Kurzzeitgedächtnis« zeigten, wenn man sie mit Brombeeren fütterte.[262] Die außergewöhnlichen Eigenschaften von Pilzen sind hinreichend bekannt, und die Möglichkeiten der Mykotherapie – der Einsatz von Pilzen für medizinische Zwecke – sind zwar umstritten, werden aber unter anderem im Zusammenhang mit der Behandlung von Brustkrebs erforscht.[263] Löwenzahnblätter wiederum sind reich an Eisen, Kalzium, Kalium und Magnesium und enthalten zudem zahlreiche Vitamine (A, C, K, E und B). Frühere Studien deuten darauf hin, dass die Spitzen von Brenn- und Taubnesseln entzündungshemmend wirken und Blutzuckerspiegel und Blutdruck senken können.[264] Bärlauchblätter sind ebenfalls besonders effektive Blutdrucksenker und wirken zudem wie alle Knoblauchgewächse antimykotisch und antibakteriell; darüber hinaus sind sie reich an sekundären Pflanzenstoffen.[265] Nüsse und Samen liefern gesunde Proteine, Antioxidantien und Ballaststoffe; eine kürzlich veröffentlichte Studie der amerikanischen Loma Linda University erklärt, dass eine Handvoll Nüsse am Tag den Cholesterinspiegel deutlich senkt.[266]

Ich mache mich normalerweise vor allem im Frühjahr und Herbst auf die Suche nach Nahrung aus der Natur. Im Frühjahr sammle ich die Blätter von Löwenzahn und jungen Brennnesseln (April), Bärlauch und Holunderblüten (Mai/Juni), sowie Walderdbeeren und Himbeeren (ab Juni). Im Herbst sind Holzäpfel, Brombeeren, Schlehen, Heidelbeeren, Hagebutten und Zwetschgen reif (August/September) sowie Pilze, Preiselbeeren und Nüsse (September/Oktober). Am besten stellen Sie sich Ihren persönlichen Erntekalender zusammen, abhängig davon, wo Sie leben und was Sie und Ihre Familie und Freunde gern essen, trinken, zubereiten oder einkochen.

Ein guter Naturführer ist bei der Nahrungssuche in Wald und Feld unerlässlich und daher eine lohnende Investition. Patience Gray benutzte gern *Wild Food* von Roger Phillips. Meine Eltern vertrauten auf *essbar: Wildpflanzen, Pilze, Muscheln für die Naturküche* von Richard Mabey. Zur Pilzbestimmung verwende ich im Moment (und mit großer Sorgfalt) das Buch *Edible Mushrooms* von Geoff Dann, doch auch *The Forager's Calendar* von John Wright, *Essbare Wildkräuter und Wildbeeren für unterwegs* von Rudi Beiser, *Der Wildkräutersammler* von Christophe de Hody und *Seaweed and Eat it* von Fiona Houston und Xa Milne sind empfehlenswert. Viele dieser Bücher enthalten zudem Rezepte für Gerichte, die Sie aus zuvor sicher bestimmten und gesammelten Zutaten zubereiten können, wie Pestos, Konserven, Liköre, Salate und Sirups.

Tipps

Essen Sie nie etwas, bei dem Sie nicht sicher sind, worum es sich handelt. Kräuter- oder Pilzwanderungen mit einem erfahrenen Führer sind eine hervorragende Gelegenheit, um sich mit den essbaren Pflanzen in Ihrer Umgebung vertraut zu machen.

Sammeln Sie maßvoll, nehmen Sie niemals mehr mit, als Sie wirklich brauchen (»Handstrauß-Regel«), graben Sie keine geschützten Pflanzen aus, und meiden Sie Privatgrund.

Das Sammeln von Pilzen, Beeren und anderen Früchten ist in Deutschland **grundsätzlich erlaubt**, jedoch nur, falls es sich nicht um besonders geschützte Arten handelt, sie ausschließlich für den persönlichen Gebrauch und nicht für kommerzielle Zwecke genutzt und nicht aus Naturschutzgebieten entnommen werden. Sind Sie sich nicht sicher, erkundigen Sie sich bei den Naturschutzbehörden der einzelnen Bundesländer, oder lesen Sie im Naturschutzgesetz und der Artenschutzverordnung des Bundes nach.

Meiden Sie stark gedüngte, verschmutzte, von Hunden besuchte oder mit Pestiziden behandelte Gebiete. Waschen Sie alle Früchte und Blätter immer gründlich.

Nehmen Sie **ausreichend Behälter** mit – oder rüsten Sie sich wie die Sammler im Mittelmeerraum mit einer selbst gemachten Schürze mit drei Taschen aus: eine ist für bittere Pflanzen gedacht, eine für süße und die dritte für Wurzeln und Pilze.

Sie befürchten, Sie könnten der Versuchung erliegen und **zu viel naschen**? Keine Sorge: Forscher der British University haben herausgefunden, dass sich unser Verlangen nach einer Kleinigkeit zu essen (in diesem Experiment war es Schokolade) durch eine Viertelstunde Gehen dämpfen lässt. Besteht der Snack aus ein paar Brombeeren am Wegesrand, müssen Sie sich also bestimmt keine Gedanken machen.

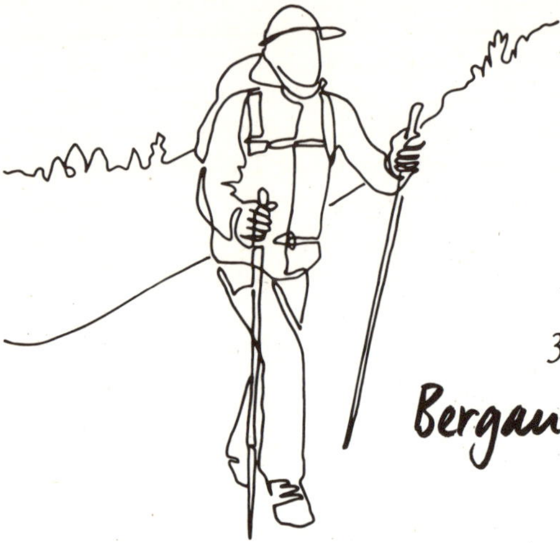

37. Woche

Bergauf und bergab

An einem milden Apriltag im Jahr 1336 zog der italienische Dichter Petrarca los, um den Mont Ventoux im Süden Frankreichs zu besteigen. Begleitet wurde er von seinem Bruder, der zielstrebig die direkte Route »geradewegs den Grat hinauf« wählte. Petrarca hingegen, der steile Anstiege möglichst vermeiden wollte, suchte sich verschlungene Schleichwege. »Dass ich länger gehen musste, störte mich nicht, solange der Pfad weniger steil war«, schrieb er in seiner Reisebeschreibung. Leider führten etliche der Routen, denen er folgte, bergab anstatt bergauf, sodass er letzten Endes lediglich »die Strecke und Schwierigkeit erhöhte«. Während sein Bruder längst den Gipfel erreicht hatte und rastete, verfluchte sich Petrarca für seinen »Versuch, der Mühe des Aufstiegs entgehen zu wollen«.[267]

Sechshundert Jahre später erklärte die Schriftstellerin Nan Shepherd (die kein Fitzelchen von Petrarcas Bequemlichkeit an den Tag legte) das mühevolle Besteigen von Bergen zu ihrer Leidenschaft. Für sie waren die Strapazen eines Anstiegs genau das, worum es ging. Sie erkannte das berauschende Wohlgefühl, das sie bei längeren Wanderungen im schottischen Hügelland empfand, als direkte

Folge der damit verbundenen gleichmäßigen und rhythmischen Bewegung.[268]

Die Wissenschaft gibt Shepherd recht: Die Anstrengung des Bergaufgehens – unabhängig vom Tempo – fordert den Körper ebenso wie das Laufen; es bringt den Puls auf Trab, verbrennt Kalorien und sorgt für jenen Endorphinschub, der als Runner's High (»Läuferhoch«) bekannt ist. Doch anders als Laufen schont Bergsteigen die Gelenke und gibt uns noch dazu die Möglichkeit, die Landschaft um uns herum zu genießen.

Beim Bergaufgehen werden andere Muskeln beansprucht als auf ebenem Grund: Die Muskeln in Unterleib, Hüfte, Gesäß und Rücken werden aktiviert und stützen gemeinsam das Knochengerüst. Das liegt daran, dass wir uns beim Aufsteigen nach vorne beugen, weil wir uns so leichter hochstemmen können; die Gesäß-, hinteren Oberschenkel- und Wadenmuskeln werden deutlich stärker gefordert. Tatsächlich nutzen wir dabei jeden Muskel der unteren Körperhälfte, und je steiler der Anstieg, umso intensiver beanspruchen wir die Muskulatur im Unterleib und Rücken, um uns aufrecht zu halten.

Beim Schwingen der Arme dreht sich der Oberkörper leicht mit, sodass auch die Muskulatur rechts und links der Taille (die schräge Bauchmuskulatur) arbeiten muss. Diese Ausgleichsbewegungen und die Stabilisierung des Knochengerüsts machen Bergaufgehen zu einem hervorragenden Training für den gesamten Rumpf, vor allem dann, wenn wir in abwechslungsreichem Gelände unterwegs sind, wo wir bei jedem Schritt darauf achten müssen, das Gleichgewicht zu halten. Bei einem mühsamen Aufstieg wird uns das Schlagen unseres Herzens deutlicher bewusst als bei jeder anderen Art des Gehens.

Interessanterweise sind diese beim Bergaufgehen aktivierten Muskeln auch ganz andere als beim Bergabgehen – was sich unterschiedlich auf unseren Körper auswirkt. Bergauf verkürzen sich unsere Muskeln (eine konzentrische Kontraktion). Bergab müssen sie die Schwerkraft überwinden und sich dehnen (eine exzentrische Kontraktion). Als österreichische Wissenschaftler die Blutzucker-, Cholesterin und Triglyceridspiegel von Bergaufgehern mit denen von Bergabgehern verglichen, stellten sie fest, dass bei beiden Gruppen zwar das als schädlich geltende LDL-Cholesterin gesunken war, die Triglyceride (Fette, die mit Herzerkrankungen und Schlaganfällen in Verbindung gebracht werden) jedoch nur bei den Bergaufgehern. Am meisten aber verblüffte der unerwartete Effekt des Bergabgehens: Hier zeigte sich hinsichtlich der Verbesserung der Glukosetoleranz und der Beseitigung von Blutzucker eine doppelt so hohe Wirksamkeit. Die Forscher schlossen daraus, dass Bergabgehen Diabetikern oder älteren Menschen hervorragende neue Möglichkeiten der sportlichen Betätigung eröffnen könnte.[269] Für alle gilt jedoch, dass sowohl Bergauf- als auch Bergabgehen sinnvoll ist.

Es gibt noch einen weiteren Grund, Bergaufgehen zu unserem Repertoire hinzuzufügen. In einer jüngeren Studie stellte man fest, dass Menschen, die in ihre üblichen Spaziergänge etwas anspruchsvollere Elemente einbauten, zu effizienteren Gehern wurden. Wie das sein kann? Mit dem Alter wird unser Gehen immer weniger effizient, weil wir mehr Sauerstoff brauchen, um mit dem Tempo jüngerer Menschen mithalten zu können – und daher auch schneller ermüden. Eine von Professor Justus Ortega durchgeführte Studie zeigte jedoch, dass besonders positive Effekte bei den älteren Menschen zu beobachten waren, deren sportliche Betätigung wesentlich häufiger über moderate Spaziergänge nur ein- oder zweimal pro Woche hinausging und auch intensivere Elemente (beispielsweise Laufen und Radfahren, aber auch Bergwandern) beinhaltete. Professor Ortega erklärte gegenüber der *New York Times,* dass größere Kraftanstrengungen die Gesundheit und Funktionsfähigkeit der Mitochondrien (unserer Zellkraftwerke) auf eine Weise fördern, die maßvolles Gehen nicht leisten kann. Je gesünder unsere Mitochondrien sind, umso effizienter können wir uns bewegen, und umso langsamer ermüden wir beim Gehen.[270] Bergwandern ist die Idealform einer vielseitigen sportlichen Betätigung, denn sie verbindet knackige Aufstiege mit Bergabgehen und Gehen in der Ebene.

Natürlich macht Bergwandern noch aus vielen anderen Gründen Spaß. Manche schätzen zum Beispiel die dünnere Luft, die in größeren Höhen herrscht (mehr dazu in der 22. Woche: Hoch hinaus) – so auch Nan Shepherd, die fand, dass sie sich, je dünner und belebender die Luft wurde, umso leichter fühlte und umso müheloser fortbewegen konnte. Können wir den Blick schweifen lassen, dann schalten unsere Augen in den Panoramamodus um (mehr dazu in der 8. Woche: Gehen mit Aussicht). In Hügellandschaften und Gebirgen finden wir Ruhe, intensive Gerüche und Einsamkeit (mehr dazu in der 21., 38. und 15. Woche). Doch vor allem sorgt Bergwandern für eine tiefe Befriedigung: Es gibt uns das Gefühl, körperlich etwas geleistet zu haben, und ist – buchstäblich – der Gipfel der Genüsse. Mary Mummery, eine Pionierin des Bergsteigens, fand treffende Worte dafür, als sie 1887 während eines Unwetters die Spitze des als äußerst anspruchsvoll geltenden Täschhorns erreichte: »Es stimmt, dass es schon spät war, dass wir froren, hungrig waren und erschöpft, dass wir bis über die Knie im Schnee versanken, doch der Teufelsgrat gehörte uns und so scherten wir uns wenig um diese unbedeutenden Widrigkeiten.«[271]

Tipps

Verwenden Sie **Wanderstöcke**. Damit kommt auch die Schulter- und Armmuskulatur zum Einsatz (und sorgt für Entlastung), sodass sich ein Trainingseffekt für den ganzen Körper erzielen lässt. Außerdem wird man mit Stöcken bei längeren Anstiegen nicht so schnell müde.[272] Beim Absteigen entlasten Stöcke die Knie und Hüftgelenke. Halten Sie die Wanderstöcke kürzer, wenn Sie bergauf gehen, und länger, wenn Sie bergab gehen.

Versuchen Sie, **einen langsamen, gleichmäßigen Gehrhythmus** zu finden, und nutzen Sie die afghanische Atemtechnik (mehr dazu in der 34. Woche).

Mit kürzeren Schritten tun Sie sich sowohl beim Bergauf- als auch beim Bergabgehen leichter (beim Absteigen lastet ein doppelt so großer Druck auf den Kniegelenken wie beim Gehen in der Ebene).

Sorgen Sie dafür, dass Ihre **Wanderschuhe gut passen** und am Knöchel gepolstert sind. Mit einer zusätzlichen Polsterung (beispielsweise einer Einlegesohle oder besonders dicken Wandersocken) lässt sich die intensive Stoßwirkung beim Bergabgehen ein wenig dämpfen.

Steiles Bergaufgehen ist keineswegs eine einfachere Variante des steilen Berglaufens: Ersteres führt sogar zu einem stärkeren Aufbau der Wadenmuskulatur als Letzteres. Das ist auch der Grund dafür, weshalb manche Experten Läufern empfehlen, Bergaufgehen in ihr Trainingsprogramm aufzunehmen.[273]

Gehen Sie zusammen **mit einem Freund** wandern: Einer Studie zufolge empfinden wir einen Berg als weniger steil, wenn wir in Begleitung unterwegs sind.[274]

Haben Sie **Schmerzen im unteren Rücken**, könnten sich diese beim Bergaufgehen verstärken. Beginnen Sie deshalb langsam, und steigern Sie Gehtempo und Länge der Touren allmählich, sobald Ihre Rückenmuskulatur kräftiger geworden ist.

38. Woche

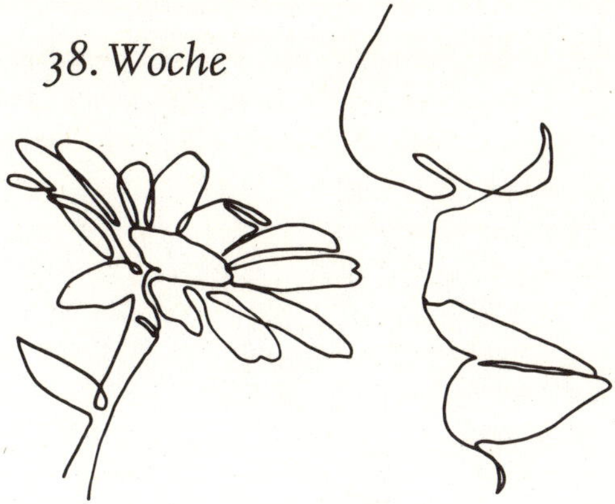

Immer der Nase nach

In einem unveröffentlichten, nach ihrem Tod entdeckten Fragment schrieb die auf Southport Island, Maine, lebende Autorin und Meeresbiologin Rachel Carson, ihre Erinnerungen an die Grasmücken, die sie bei ihren Inselspaziergängen beobachtete, seien stets von einem Duftschwall begleitet: »All jene berauschenden, würzigen, bittersüßen Aromen, zusammengesetzt aus dem Duft der Kiefern, Fichten und Wachsmyrten, von der Sonne gewärmt in den Stunden eines Julitages.«[275] Gerüche vermögen uns auf faszinierende Weise von einem Augenblick zum nächsten in eine andere Zeit und an einen anderen Ort zu versetzen, was unsere Nase bei unseren Spaziergängen zu einem idealen Begleiter macht.

Die Verarbeitung von Gerüchen erfolgt nicht in derselben Weise wie die anderer Sinneswahrnehmungen. Anstatt durch den Thalamus zu dringen – jenen Teil des Gehirns, wo Sinneseindrücke aufgenommen und verarbeitet werden –, wird Geruch direkt zu unserem primären olfaktorischen Cortex weitergeleitet, der sich weiter im Inneren des Gehirns befindet. Die Olfaktion – die Geruchswahrnehmung – ist der archaischste unserer fünf Sinne. Während er uns vor Jahrtausenden ermöglichte, Nahrung zu finden und Gefahren zu meiden, ist er inzwischen aufgrund unseres bildschirmorientierten Alltags weitgehend verkümmert. Eigentlich stellt unsere Nase ein erstaunlich raffiniertes Sinnesorgan dar – eine Art chemischen Sensor mit 350 Genen für Geruchsrezeptoren, die sich über Millionen von Jahren entwickelt haben – und ist in der Lage, selbst die leichtesten, subtilsten Gerüche zu erkennen. Gehen ermöglicht uns, unseren Geruchssinn wieder zu aktivieren, einen Sinn, dem eine immense Bedeutung für unseren Körper und Geist zukommt.

Innerhalb der vergangenen Jahrzehnte haben Wissenschaftler erforscht, welche Wirkung das Einatmen ätherischer Öle hat, und sind dabei zu erstaunlichen Erkenntnissen gelangt. So zeigte sich, dass die in Kiefern, Rosmarin, Lavendel und Dutzenden anderen Pflanzen enthaltenen aromatischen Verbindungen mit der Linderung von Schmerzen und Angstgefühlen, der Unterdrückung bestimmter Krebserkrankungen, der Reduzierung von Entzündungen, einem tieferen Schlaf, einer positiveren Stimmung und einer besseren Konzentration, Aufmerksamkeit und Gedächtnisleistung zusammenhängen.

Das sollte uns eigentlich nicht überraschen, denn schließlich machten sich die Menschen die Wirkung ätherischer Öle schon vor Jahrtausenden zunutze. So stellten die Ägypter bereits 4500 Jahre vor unserer Zeitrechnung Salben aus Anis, Zeder und Myrrhe her. Ein paar Jahrhunderte später verfügten chinesische und indische Heilkundige über Listen mit mehr als 700 aromatherapeutischen Pflanzen, darunter Zimt, Ingwer und Sandelholz. Die Griechen taten es ihnen gleich und dokumentierten ihre Verwendung von Thymian, Safran, Lavendel und Pfefferminze. Heute werden diese Öle in der pharmazeutischen Industrie häufig verwendet, konnten ihre biochemischen Eigenschaften doch längst als entzündungshemmend, antimikrobiell, virenhemmend, antiseptisch, krebshemmend und antimykotisch bestätigt werden.[276]

Inzwischen hat man die »intranasale Leitungsbahn« über die Lunge und das Blut endgültig als Eintrittspfad ins Gehirn erkannt. Die Duftmoleküle überwinden die Blut-Hirn-Schranke, um dann mit unserem zentralen Nervensystem zu interagieren und unmittelbare physiologische Veränderungen herbeizuführen – in Bezug auf den Blutdruck und die Muskelspannung ebenso wie bei der Pulsfrequenz und Hirntätigkeit. Kiefernnadelöl kann das Wachstum von Krebszellen hemmen[277]: Einer Studie zufolge könnte das aus den Nadeln der Waldkiefer gewonnene Öl dazu beitragen, bei bestimmten Formen des Brustkrebs die Tumorbildung zu bremsen.[278] Zahlreiche Untersuchungen sowohl an Nagetieren als auch an Menschen haben gezeigt, dass das Inhalieren von Rosmarinöl die Gedächtnisleistung verbessert, die Konzentration stärkt, Entzündungen vermindert und Schmerz lindert.[279] Wiederum andere Studien kommen zu dem Schluss, dass »das Inhalieren von Lavendel Angstzustände in signifikantem Ausmaß reduzieren kann«[280] und zu einem Gefühl der Entspannung beiträgt.[281] Tatsächlich ist Lavendelöl das am besten erforschte ätherische Öl, und seine Wirksamkeit – unter anderem ein tieferer Schlaf und eine bessere Konzentration – unbestritten.[282] Der Duft von Pfefferminzöl wird bei Krankenhauspatienten erfolgreich gegen Übelkeit und Erbrechen eingesetzt,[283] und das Einatmen von Salbeiöl senkt die Pulsfrequenz ängstlicher Patienten erheblich.[284] Bei Menschen mit Alzheimer ließen sich durch das Öl der Zitronenmelisse Gedächtnisleistung und Stimmung verbessern. Und Forscher der University of Sussex fanden heraus, dass das Schnuppern an Zitronenöl (das, wie bereits bekannt war, die Produktion weißer Blutkörperchen anregt und die Abwehrkräfte stärkt) zu einer veränderten Körperwahrnehmung führt und uns den *Eindruck* vermittelt, *schlanker und leichter* zu sein. Mit anderen Worten: Manche Gerüche können sogar unsere Gefühle beeinflussen.

Viele der genannten stark duftenden Pflanzen und Kräuter sind wild wachsend und weitverbreitet. Als ich vor einiger Zeit zum Wandern an der Küste in der Nähe von Marseille war, umfing mich eine berauschende Duftwolke aus Lavendel, Salbei, Thymian und Rosmarin. Ein andermal, bei einer Tour durch die spanische Sierra Nevada, begleiteten mich die Gerüche von wildem Basilikum und Fenchel. Beide Wanderungen haben sich tief in mein Gedächtnis eingeprägt – was ich den überwältigenden Aromen in der Luft und dem erwiesenen Zusammenhang zwischen bestimmten Ölen und dem Gedächtnis zuschreibe.

Am intensivsten riechen Pflanzen, wenn es heiß ist oder geregnet hat (im Idealfall also in der Hitze nach einem Regenguss), doch wir können ihren Geruch ebenso gut wahrnehmen, wenn wir ihre Blätter, Beeren oder Blüten beim Spazierengehen zwischen den Fingern zerreiben oder (beispielsweise beim Wacholder) einen abgebrochenen Zweig knicken und uns unter die Nase halten. Interessanterweise erneuern sich unsere Geruchszellen alle ein bis zwei Monate. Lassen wir sie also nicht ungenutzt!

Tipps

Suchen Sie **Orte mit einer üppig duftenden Vegetation** auf: kräuterübersäte Fußpfade durch mediterrane Hügellandschaften, Kiefernwälder, Frühlingswiesen, die feuchten, von Pfefferminze gesäumten Ufer eines Baches oder Flusses. In der Stadt können Sie nach historischen Gartenanlagen, Rosenrabatten oder Kräutergärten Ausschau halten.

Lassen Sie sich unterwegs Zeit, schließen Sie zwischendrin immer mal wieder die Augen, und legen Sie die Hände über die Ohren, um sich besser auf die Geruchswahrnehmung konzentrieren zu können.

Sobald Sie ein Aroma eingesogen haben, **atmen Sie sofort langsam aus**: Beim Rückweg vorbei an unseren olfaktorischen Sensoren verändert sich der Duft.

Wenn Sie direkt an einer Blüte riechen, wenden Sie die **Technik der Parfümeure** an: eine Reihe von kurzen, flachen Atemzügen – das überschwemmt die Geruchsrezeptoren geradezu!

Warme Tage sind ideal, denn viele Blumen verströmen einen stärkeren Duft, wenn mehr Insekten unterwegs sind.

Natürlich können Sie auch einen **Geruchsrundgang in der Stadt** unternehmen. Mehr darüber erfahren Sie in der 11. Woche.

39. Woche

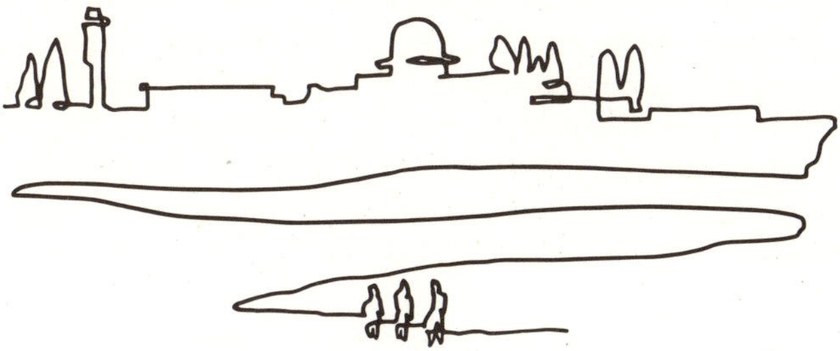

Auf Pilgerpfaden

Am ersten Tag des Jahres 1953 verließ eine Frau, die später unter dem Namen *Peace Pilgrim* (Friedenspilgerin) bekannt werden sollte, ihr Zuhause und wanderte los. Sie trug einen marineblauen Kittel, auf dem die Worte *25 000 Meilen zu Fuß für den Frieden* zu lesen waren. Ihr Rucksack enthielt eine Garnitur Kleidung, eine Zahnbürste und einen Kamm, aber kein Geld. Tatsächlich besaß und verwendete Peace Pilgrim seitdem nie wieder Geld. Und sie kehrte auch nie wieder in ihr normales Leben zurück. Stattdessen ging sie immer weiter: 40 Kilometer am Tag, durch Amerika, Kanada, Mexiko, auch nachts und bei Hitze, Sturm und Schnee. Sie führte ihre Pilgerreise ohne Unterbrechung bis zu ihrem Tod 28 Jahre später fort. Woher sie die Energie, das Durchhaltevermögen, den Mut nahm? »Von Gott«, erklärte sie und sah den Grund für ihren bemerkenswert guten Gesundheitszustand in ihrer tiefen Spiritualität.[285]

Pilgern, dieses selbst auferlegte spirituelle Reisen zu Fuß, gibt es seit Jahrhunderten. Schon 1300 kamen täglich rund 3000 Pilger in Rom an. In Japan reichen die schriftlichen Berichte über Pilgerreisen – die für viele Frauen die einzige Gelegenheit waren, ihr Zuhause zu verlassen – bis in die Heian-Zeit (794–1185) zurück. Die erste Pilgerreise nach Mekka, die Hadsch, fand 628 statt.

In den vergangenen Jahrzehnten hat das Pilgern einen regelrechten Boom erfahren: Zahllose Wanderer begeben sich Jahr für Jahr auf die Suche nach spiritueller Erneuerung. Sie versuchen an etwas anzuschließen, das größer ist als sie selbst, indem sie hinaus in die Welt ziehen, Tag für Tag, auf den Spuren alter Pilgerstraßen. 330 Millionen Menschen begeben sich jedes Jahr auf Pilgerreise.[286] So kamen 2019 im spanischen Santiago de Compostela 350 000 Jakobsweg-Pilger an, über zwei Millionen nahmen an der Hadsch teil. In den letzten Jahren sind einige neue Organisationen entstanden, die alte Pilgerrouten wieder instand setzen und populär machen wollen, darunter der British Pilgrimage Trust oder das National Pilgrim Center in Norwegen.

Dennoch müssen Pilgerreisen sich nicht unbedingt über eine besonders weite Entfernung erstrecken. So war schon die mittelalterliche Pilgerin Margery Kempe eine überzeugte Anhängerin des Mikro-Pilgerns – Reisen zur nächstgelegenen heiligen Stätte in einer Entfernung von drei Kilometern oder sogar weniger. Wie der British Pilgrimage Trust betont, geht es beim Pilgern schließlich nicht um das *Wie lange,* sondern ausschließlich um das *Wie*.

Was unterscheidet also eine Pilgerreise von einer ganz normalen Wanderung? Zunächst einmal braucht es stets ein *bedeutungsvolles Ziel*. Einst handelte es sich dabei in der Regel um eine heilige Stätte, heute kann das aber ebenso gut ein uralter Baum sein, das Haus eines Malers oder Architekten, den wir bewundern, irgendein Ort, mit dem wir besondere Erinnerungen verbinden, oder auch der Standort einer seltenen Orchideenart. Zum Zweiten braucht es einen *Plan*. Der kann ganz einfach darin bestehen, dass wir uns genauer überlegen, was wir tagsüber zu tun haben, oder versuchen, unseren Kopf vor dem Schlafengehen freizubekommen. Natürlich kann der Plan durchaus auch etwas mehr Reflexion beinhalten, etwas anspruchsvoller sein: ein Problem, bei dem wir Hilfe brauchen, oder etwas, wofür wir unsere Dankbarkeit zum Ausdruck bringen wollen.

Eine Pilgerreise muss nicht unbedingt einer traditionellen Pilgerroute folgen – die für mich bedeutsamste Straße der Erinnerung führt schlicht jenen Strand entlang, an dem mein Vater am letzten Tag seines Lebens spazieren ging. »Beim Pilgern bewegt man sich im wahrsten Sinne des Wortes auf einem realen Pfad, man hat ein klares Ziel vor Augen – nämlich seinen Bestimmungsort – und ein Mittel, wie man dieses erreichen kann: durch Gehen. Wahrscheinlich steckt genau in dieser Einfachheit des Ganzen ... das Geheimnis, wie man zu einer inneren Ausrichtung findet«, erklärte Dr. Guy Hayward vom British Pilgrimage Trust gegenüber dem *Guardian.*

Das mit der Einfachheit ist ja schön und gut. Aber können wir auf einer echten, authentischen Pilgerreise nicht viel eher eine Art spirituelle Verwandlung erfahren? Autorin und Jakobsweg-Expertin Nancy Frey ist fest davon überzeugt: »Wenn Pilger sich auf die Reise machen, passieren mehrere Dinge auf einmal ... ihr Zeitgefühl verändert sich, ihre Sinne werden schärfer, und sie bekommen eine andere Wahrnehmung von ihrem Körper und der Landschaft um sie herum.«[287] Frey konnte beobachten, dass Pilger eine tiefe Verbindung mit ihrer Umgebung eingehen und einen »sehr starken Sinn für das Hier und Jetzt«[288] entwickeln. Bei einer Studie der Universitäten von Yale und Columbia fanden Forscher heraus, dass solche spirituellen Erfahrungen unter anderem »starke Veränderungen in der Wahrnehmung, [die] die negativen Folgen von Stress abmildern«, mit sich bringen. Diese Ergebnisse entsprachen früheren Untersuchungen, die bereits auf einen Zusammenhang zwischen spirituellen Erfahrungen und größerer Resilienz hingedeutet hatten.[289]

In den vergangenen Jahren wurde im Rahmen zahlreicher Studien der Einfluss von Spiritualität und Glaube auf unsere körperliche und seelische Gesundheit untersucht. Dabei zeigte sich unter anderem, dass eine Affinität für das Spirituelle der Lebenszufriedenheit und dem Wohlbefinden zugutekommt, das Gefühl von Sinnhaftigkeit und Bedeutung des Lebens erhöht, Hoffnung und Optimismus verstärkt sowie das Risiko von Depressionen und Angstzuständen verringert.[290] Noch geheimnisvoller erscheint jedoch, dass einige Forschungsarbeiten sogar einen Zusammenhang zwischen praktizierter Spiritualität und Lebensdauer zu belegen scheinen. Marino Bruce, außerordentlicher Professor an der Vanderbilt University, Nashville, und Autor eines dieser Berichte[291], erklärt, wie das Gefühl, dass

> »wir nicht allein auf der Welt sind, sondern Teil einer Kraft, die größer ist als wir, uns die Zuversicht geben kann, die Probleme des Lebens zu meistern. Wenn dies auf biologischer Ebene den Stress für uns verringert, sind wir auch weniger anfällig für hohen Blutdruck, Diabetes oder andere Dinge, die möglicherweise die Sterblichkeit erhöhen.«

Unsere spirituellen Erfahrungen könnten aber auch die Folge eines komplizierten Cocktails aus verschiedenen neurochemischen Substanzen sein: So bringt eine Studie von 2008 sie mit einem erhöhten Spiegel diverser neurochemischer Botenstoffe in Verbindung, darunter Dopamin, Melatonin, Endorphin und das Glückshormon Serotonin.[292] Die Erkenntnis, dass unsere außerkörperlichen Erfahrungen (wie ich sie mangels einer besseren Bezeichnung nennen möchte) entweder physiologische Prozesse auslösen oder aber selbst durch solche Prozesse ausgelöst werden, macht sie nicht weniger bedeutsam – sie erklärt sie vielmehr.

Woran auch immer wir nun glauben mögen: Eine Pilgerreise, auf der wir von all den Tausenden von Menschen, die diesen Weg vor uns gegangen sind, »begleitet« werden und zugleich in Gesellschaft der Pilger sind, die den Weg mit uns gehen, kann uns allen gemeinsam ein Gefühl von Trost und Geborgenheit geben, wie es keine andere Reise vermag.

Obwohl es auch kurze Pilgerreisen gibt, muss man auf einer traditionellen Pilgerroute (viele!) Tage lang gehen, was uns Durchhaltevermögen und Ausdauer abverlangt. Wie Lisa Mosconi in ihrem Buch *Das weibliche Gehirn* schreibt, ist das Gehen genau die Art von Bewegung, die Frauen besonders liegt und von der vor allem sie profitieren. Frauen verfügen über besonders viele »Typ-1-Muskelfasern ... zuckerverbrennendes Östrogen und ... eine höhere Kapillardichte«, erklärt sie. Diese schlagkräftige Kombination führt dazu, dass wir Glukose besonders effektiv verwerten. Sie trägt auch dazu bei, dass unser Blut Stunde für Stunde durch unser Muskelgewebe zirkuliert. Frauen seien ausdauernder, erklärt Mosconi und fügt hinzu, dass »die meisten Frauen über einen längeren Zeitraum mit niedrigerer Intensität trainieren sollten, wenn sie ihren Stoffwechsel in Schwung bringen und die Ausdauer optimieren wollen«.[293] Und genau das passiert, wenn wir über längere Strecken gehen ...

Tipps

Wählen Sie als Endpunkt Ihrer Wanderung wenn möglich ein Gotteshaus. Der British Pilgrimage Trust schlägt vor, eine Pilgerreise zeitlich so zu planen, dass man bei der Ankunft einen Abendgottesdienst besuchen kann.

Die Expertin für Pilgerreisen Clare Gogerty empfiehlt in ihrem Buch *Beyond the Footpath*, unterwegs ein **Pilgertagebuch** zu führen, die **Namen der Pflanzen und Tiere** am Wegesrand zu lernen und das **Handy auszuschalten**.

Eine Pilgerroute eignet sich hervorragend für Menschen, die allein wandern und dabei dennoch die Möglichkeit haben wollen, Anschluss zu finden. Pilger, die Strecken wie den Jakobsweg zurücklegen, schließen unterwegs oftmals **lebenslange Freundschaften** – mehr dazu in der 15. Woche: Allein unterwegs, und in der 42. Woche: Gemeinsam unterwegs.

Sie sind immer noch unsicher, wohin Sie pilgern sollen? Probieren Sie es mit **Apps und Websites**. So finden Sie zum Beispiel eindrucksvolle Kirchen unter kirchen-app.de oder ein Verzeichnis markanter und alter Bäume auf monumentaltrees.com oder baumkunde.de.

Es gibt zahlreiche Publikationen zum Thema Pilgern. Wenn Sie **Inspiration** brauchen, lesen Sie doch einmal Hape Kerkelings *Ich bin dann mal weg,* Nils Straatmanns *Auf Jesu Spuren,* Christine Thürmers *Weite Wege Wandern* oder den Bericht der NGO GirlTrek, deren Mitglieder auf den Spuren der afroamerikanischen Aktivistin Harriet Tubman wanderten.[294]

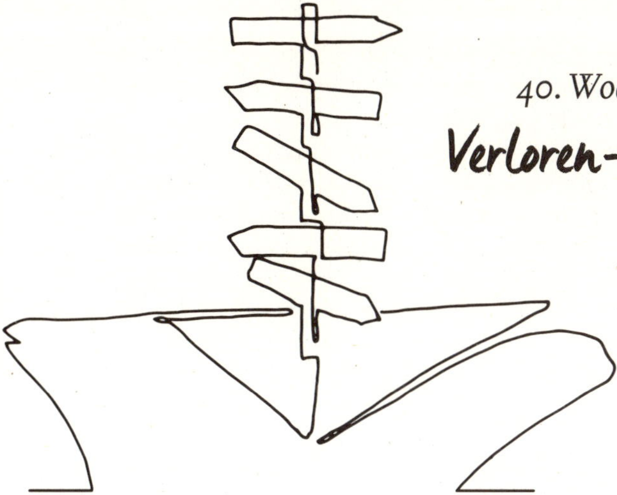

40. Woche

Verloren-Gehen

Es gibt diese besondere Art von Spaziergängen in der Stadt, die allein dazu dienen, unsere körperliche Reaktion auf unsere Umgebung wahrzunehmen. Der französische Künstler und Theoretiker Guy Debord prägte dafür die Begriffe Psychogeografie und *le dérive* (das Abdriften).[295] Es handelt sich hierbei gewissermaßen um das Gegenstück zum zielgerichteten Gehen oder zum Pilgern (mehr dazu in der 24. und der 39. Woche), denn es erfordert ausdrücklich, dass wir uns »verlaufen«, dass wir ohne jede Absicht oder Planung umherschlendern, um zum Beispiel die vergessenen Winkel einer Stadt auf uns wirken zu lassen.

Ich lasse mich oft ziellos durch meine Heimatstadt London treiben – nicht, weil ich Psychogeografie betreibe, sondern weil ich es mag, mich in der Stadt zu verlieren. Ich mag die Art und Weise, wie mich das schlagartig wach macht, ganz so als hätte jemand einen doppelten Espresso direkt in meinen Kopf gekippt und gründlich umgerührt. Wenn wir uns verirrt haben, sehen wir uns unvermittelt mit einer fremden Umgebung und unbekannten Landmarken konfrontiert; das zwingt unser Gehirn, aufzuwachen und unser Umfeld bewusst wahrzunehmen, sich intensiv darauf einzulassen.

Das Gehirn mag Neues. Sobald es sich etwas Unbekanntem oder Andersartigem gegenübersieht, stellt es sofort neue neuronale Verknüpfungen her, was unsere Gedächtnisleistung und Lernfähigkeit verbessert.

Die Neurowissenschaft hat herausgefunden, dass die Gehirnareale, die als *Substantia nigra* und *Area tegmentalis ventralis* bezeichnet werden (und die essenziell für Lernprozesse und das Erinnerungsvermögen sind), durch neue Eindrücke aktiviert werden, vor allem wenn diese positiv oder angenehm sind. Die Kombination aus Freude und Neuheit regt die Bildung neuer Neuronen an und belohnt uns zugleich mit einem kräftigen Schuss des Glückshormons Dopamin.

Wenn wir uns verlaufen (oder glauben, uns verlaufen zu haben), versucht das Gehirn, uns mit aller Kraft zu beschützen, und sorgt dafür, dass wir uns intensiv mit der Landschaft auseinandersetzen. Das ist übrigens genau das Gegenteil dessen, was passiert, wenn wir uns von Google Maps führen lassen. Laufen wir blindlings einem kleinen roten Punkt hinterher, bemerken wir gar nicht, was über, unter oder hinter uns los ist. Wenn unsere Umgebung gezähmt und in Symbole übersetzt ist, bemerken wir den Reichtum um uns herum gar nicht – von den winzigen architektonischen Verzierungen, die Baumeister über die Jahrhunderte hinterlassen haben, um ihrem Werk eine persönliche Note zu geben, bis zum schimmernden Grün junger Blatttriebe. Ebenso lassen wir uns die freudige Erregung entgehen, die es bedeutet, sich ins Unbekannte zu stürzen, etwas Unerwartetem zu begegnen, einen völlig neuen Ort zu entdecken.

Plötzlich sind wir gezwungen, unseren Orientierungssinn zu benutzen und dadurch auch zu trainieren (mehr dazu in der 23. Woche: Navigieren mit Stadtplan oder Landkarte). Das ist besonders für Frauen wichtig, denn sie tun sich – zumindest nach aktueller Auffassung der Wissenschaft – schwerer mit der Orientierung im Raum als Männer. Das räumliche Vorstellungsvermögen, so die Anthropologin Elizabeth Cashdan, »ist das, worin sich die beiden Geschlechter am meisten unterscheiden«. Cashdan – die diese Fähigkeit bei verschiedenen Kulturen in der ganzen Welt und auch bei

Tieren untersucht hat – erklärt, dass das nichts mit dem weiblichen Gehirn zu tun habe, sondern ausschließlich mit Kultur und Erziehung sowie mit dem Selbstvertrauen von Frauen. Während Männer in der Geschichte der Menschheit stets weitere Reisen unternahmen und in weniger bekannte Gebiete vordrangen, um Nahrung und Geschlechtspartnerinnen zu finden, wurden Frauen ermuntert, näher an ihrem Zuhause zu bleiben. Da ihre Navigationsfähigkeiten somit kaum gebraucht wurden, schwanden sie, und die Orts- und Gitterzellen, die wichtigsten Orientierungszellen im menschlichen Gehirn, verkümmerten.[296] Aktuelle Studien zeigen, dass ein größerer Bewegungsradius – unabhängig vom Geschlecht – mit einem besseren Orientierungsvermögen einhergeht. Mit anderen Worten: Je mehr Zeit wir ohne Landkarte verbringen und uns mit unbekanntem Terrain auseinandersetzen, desto besser wird unsere Orientierung im Raum. Noch entscheidender aber ist: Dank dieser neuen Erkenntnisse über die Plastizität (also Wandelbarkeit) des Gehirns wissen wir nun, dass jeder von uns sein Gehirn neu verdrahten und so eine gute räumliche Kompetenz erwerben kann. Professorin Sheryl Sorby zufolge können wir das sogar in jedem Alter tun, und zwar mit einem nur fünfzehn Stunden dauernden Training.[297]

Ein gutes räumliches Orientierungsvermögen ist nicht nur eine Genderfrage, sondern auch *altersabhängig*. Schon im Teenageralter nimmt diese Fähigkeit ab. Wie jede andere kognitive Leistung muss auch das Orientierungsvermögen trainiert werden. Sich unterwegs zu verlaufen ist daher eine ausgezeichnete Methode, um den Orientierungssinn zu verbessern, zwingt es doch das Gehirn, alle verfügbaren Ressourcen zur Lösung dieses Problems einzusetzen.

Sich treiben zu lassen ist paradoxerweise dann am effektivsten, wenn wir es eingeplant haben. Verlaufen wir uns unvermittelt irgendwo, kann aus einer aufregenden rasch eine furchterregende Erfahrung werden – wenn wir uns beispielsweise plötzlich an einem dunklen, gefährlichen Ort wiederfinden oder uns Proviant und Wasser ausgehen. Bereiten Sie sich also ein wenig darauf vor.

Tipps

Verloren-Gehen ist eine hervorragende Möglichkeit, eine **fremde Stadt besser kennenzulernen** – nehmen Sie zur Sicherheit aber immer einen Stadtplan mit.

Unerforschte Gegenden finden sich häufig direkt vor der Haustür oder nur ein paar Bus- oder Bahnstationen entfernt. Um das Verloren-Gehen richtig genießen zu können, suchen Sie sich ein Gebiet aus, in dem man **sicher und gut zu Fuß** unterwegs sein kann.

Brechen Sie am besten gleich **am Morgen** auf: Sich auf unbekanntes Terrain zu wagen ist bei Dämmerlicht oft unheimlich.

Nehmen Sie für **Notfälle** eine Karte, einen Kompass und Ihr Handy mit, außerdem eine Powerbank oder einen Ersatzakku, eine Wasserflasche und eine Kleinigkeit zu essen.

Suchen Sie sich **die richtigen Weggefährten** aus (sich zu verlaufen ist nicht jedermanns Sache). Guy Debord empfiehlt, sich in Gruppen von zwei oder drei Personen treiben zu lassen.

Oder noch besser: Machen Sie sich **allein** auf den Weg. In seinem Buch *Wayfinding* empfiehlt Michael Bond, ohne Begleitung auf Erkundungstour zu gehen, denn nur wenn wir ganz auf uns allein gestellt sind, nutzen wir unseren Orientierungssinn vollumfänglich aus.

Ein *dérive* im Sinne Debords kann sich über wenige Minuten erstrecken oder aber über mehrere Tage; die »**Durchschnittsdauer**« beträgt einen Tag. Wenn Sie mehr darüber erfahren wollen, lesen Sie sein Buch *Theory of the Dérive,* das (in englischer Sprache) online zur Verfügung steht.[298]

41. Woche

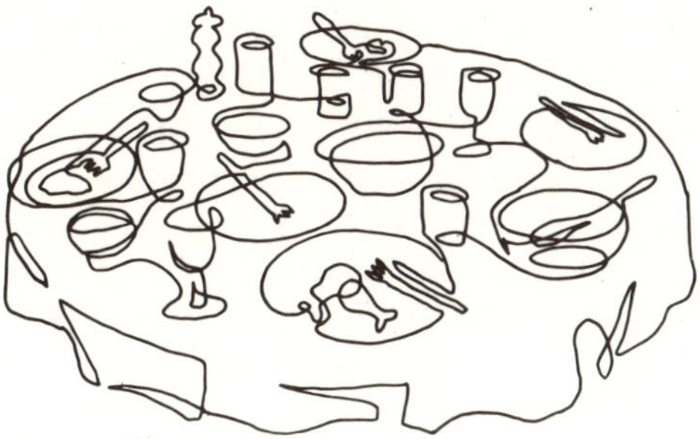

Spaziergang nach dem Essen

Warum glauben eigentlich so viele Menschen, es wäre der Gesundheit abträglich, sich nach einer größeren Mahlzeit zu bewegen? Auch ich selbst wuchs dank meiner Großmutter in dem Glauben auf, die Verdauung funktioniere am besten, wenn man nach dem Essen sitzen bleibt und nichts tut. Zu viel Bewegung, so warnte sie mich, führe zu Magenkrämpfen, Verdauungsstörungen und Schlimmerem. Jahrzehntelang wagte ich mich im Anschluss an ein Essen kaum zu rühren. Je üppiger es ausfiel, umso weniger bewegte ich mich. Ich kam dem Rat meiner Großmutter so pflichtbewusst nach, dass ich auch später als Mutter viel Mühe darauf verwendete, meine eigenen widerspenstigen Kinder davon zu überzeugen, nach dem Essen still sitzen zu bleiben. Sich bei einem ausgedehnten Mahl genügend Zeit zu lassen, erklärte ich ihnen, sei für eine gute Gesundheit unverzichtbar.

Nun, gut vierzig Jahre später, hat eine gründliche wissenschaftliche Überprüfung diese These endlich als Mythos entlarvt. Wie es aussieht, ist vielmehr das Gegenteil der Fall: Gemäßigte Bewegung nach einer Mahlzeit hat eine ganze Reihe positiver Auswirkungen: Sie hilft unter anderem, Darmträgheit zu vermeiden, oder senkt den

Blutzuckerwert. Und die ideale Form einer schonenden Bewegung ist natürlich Gehen (oder auch Schlendern oder Bummeln).

Das Bedürfnis unseres Körpers nach einem Verdauungsspaziergang ist tatsächlich umso größer, je üppiger eine Mahlzeit war. Die gute Nachricht (für all jene, die nicht gerne lange gehen) ist, dass ein zehnminütiger Spaziergang ausreicht, um die Blutzuckerspitzen, die auftreten können, wenn man zu viel gegessen hat, zu senken. Sie brauchen sich also keine Sorgen zu machen, dass Ihr abendlicher Spaziergang zu kurz ausfallen könnte. Vertiefende Studien kommen sogar zu der Erkenntnis, dass drei zehnminütige Spaziergänge möglicherweise effektiver sind als ein einzelner längerer, wenn man einen niedrigeren Blutdruck erreichen möchte.[299] Eine kurze Runde nach jeder der drei Mahlzeiten am Tag könnte demnach helfen, Blutzuckerspitzen zu vermeiden und zugleich einem hohen Blutdruck entgegenzuwirken.

Was die Verdauung betrifft, sorgt die Kombination aus Bewegung und Schwerkraft offenbar dafür, dass Nahrung reibungslos durch unseren Verdauungstrakt gelangt. Eine Studie berichtete, dass »die Verweildauer sich mithilfe maßvoller Bewegung deutlich verkürzen ließ«, während die Häufigkeit der Darmentleerung und das Stuhlgewicht unverändert blieben.[300] Mit anderen Worten: Bewegung trägt dazu bei, dass in unserem Körper alles in Bewegung bleibt, und wirkt Verstopfung entgegen. Eine spätere Studie stellte fest, dass bei Menschen mittleren Alters, die an chronischer Darmträgheit litten und mit täglichen dreißigminütigen Spaziergängen begonnen hatten, die »komplette Kolonverweildauer« reduziert und viele Symptome der Darmverstopfung gelindert werden konnten (räusper ... eine kürzere Phase des »Drückens«, ein weicherer Stuhl, weniger »inkomplette Stuhlentleerungen«).[301]

Doch nicht nur unsere Verdauung reagiert positiv auf einen Spaziergang nach dem Essen. Eine faszinierende Studie von 2016 fand heraus, dass das Gehen nach einer Mahlzeit den Blutzuckerspiegel besser zu regulieren vermochte als das Gehen zu irgendeiner anderen Tageszeit. Die Forscher wollten herausfinden, ob Menschen mit Typ-2-Diabetes sich besser fühlten, wenn sie nach jeder Hauptmahlzeit einen zehnminütigen Spaziergang oder aber einen einzigen dreißigminütigen Spaziergang unternahmen. Das Ergebnis: Mehrere kürzere Spaziergänge (vor allem nach einer Mahlzeit) führten zu einem niedrigeren Blutzuckerspiegel als ein einzelner halbstündiger Spaziergang. Interessanterweise war dieser Effekt bei den Teilnehmern am deutlichsten, die im Anschluss an das Abendessen eine Runde drehten. Der Blutzucker lag dann um 22 Prozent niedriger als bei denen, die tagsüber einen Spaziergang gemacht hatten – eine Beobachtung, aus der die Forscher schlossen, dass Spaziergänge nach dem Essen die Anzahl der erforderlichen Insulinspritzen reduzieren könnte.[302] Eine jüngere Metastudie bestätigte diese Erkenntnisse; hier erklärten die Autoren: »Bewegung nach dem Essen hatte unabhängig von der Tageszeit eine positive Wirkung auf die postprandiale Glykämie«[303], also den Blutzuckerspiegel.

Doch auch wer nicht zuckerkrank ist, kann von einem kleinen Bummel nach dem Essen profitieren, denn ein überhöhter Blutzucker kommt nach einer deftigen Mahlzeit ebenso bei Nicht-Diabetikern vor. Oft nehmen wir abends eine Menge Kohlenhydrate zu uns, wenn wir uns mit Nudeln, Pizza, Kartoffeln, Reis oder Brot vollstopfen. Zudem machen wir es uns ganz gerne auf dem Sofa gemütlich (oder begeben uns zur Ruhe), wenn es dunkel wird. Dabei wäre es wesentlich besser, einen kurzen Spaziergang zu unternehmen, ganz egal bei welchem Wetter. Das Letzte aber, was wir tun sollten, ist, nach der Fernbedienung zu greifen oder – noch schlimmer – uns unter der Bettdecke zusammenzurollen.

So wie ein Verdauungsspaziergang die Verweildauer von Stoffwechselabfallprodukten in unserem Darm verkürzt, beschleunigt er auch den Transport von Nährstoffen (aus dem zuletzt einverleibten Essen) und bringt auf diese Weise lebenswichtige Biochemikalien, Vitamine und Mineralstoffe zügig dorthin, wo sie benötigt werden. Die Bewegung nach einer Mahlzeit können Sie sich dabei in etwa vorstellen wie ein wenig Öl, das man auf ein rostiges Schloss gibt; sie erleichtert der Nahrung – und den darin enthaltenen Nährstoffen – den Weg durch unseren Körper.

Als ich damit begann, nach dem Abendessen regelmäßig eine kleine, gemütliche Runde zu drehen (mal mit einer Freundin oder einer meiner Töchter, mal mit meinem Mann, oft aber auch allein), stellte ich fest, dass mir das auch in anderer Hinsicht guttat. Erstens trank ich weniger Wein – schließlich war es wenig sinnvoll, sich das Glas noch einmal zu füllen, wenn man vorhatte, gleich nach draußen zu gehen. Zweitens hatte ich weniger Gelegenheit, mir noch den ein oder anderen Happen aus den Schüsseln auf dem Esstisch herauszupicken; allein das Wissen um den bevorstehenden Verdauungsspaziergang setzte meiner Angewohnheit, die Reste zu verputzen, ein Ende. Drittens fühlte ich mich nach meiner abendlichen Runde neu belebt, sodass ich mich danach besser konzentrieren konnte und eher auch einmal ein Buch las, anstatt mich vor den Fernseher zu fläzen. Und zu guter Letzt konnte ich oft auch besser schlafen – vielleicht weil die Dunkelheit dazu beitrug, die Melatoninproduktion anzukurbeln (mehr über Licht, Dunkelheit und unsere innere Uhr in der 10. Woche: Spaziergang am frühen Morgen), oder weil das gleichmäßige, an meine Schritte angepasste Atmen eine beruhigende Wirkung auf mich hatte (mehr dazu in der 50. Woche: Gehen als Meditation).

Tipps

Sollten Sie sich in irgendeiner Weise **unwohl fühlen**, warten Sie lieber ein paar Minuten, bevor Sie aufbrechen.

Eine flotte Runde oder ein strammer Fußmarsch ist nach einer größeren Mahlzeit nicht erforderlich – schließlich wollen Sie ja kein Power Walking betreiben, sondern einen **genüsslichen Spaziergang** machen.

Achten Sie auf Ihre **Körperhaltung**, und denken Sie immer daran, sich von der Hüfte her aufzurichten. In sich zusammenzusacken empfiehlt sich umso weniger, wenn der Magen voll ist.

Bei Ihrer Verdauungsrunde nach dem Abendessen dämmert es bereits? Befolgen Sie die Vorschläge für **nächtliche Spaziergänge** in der 33. Woche (Im Licht des Vollmonds) und der 45. Woche (Nachtspaziergang).

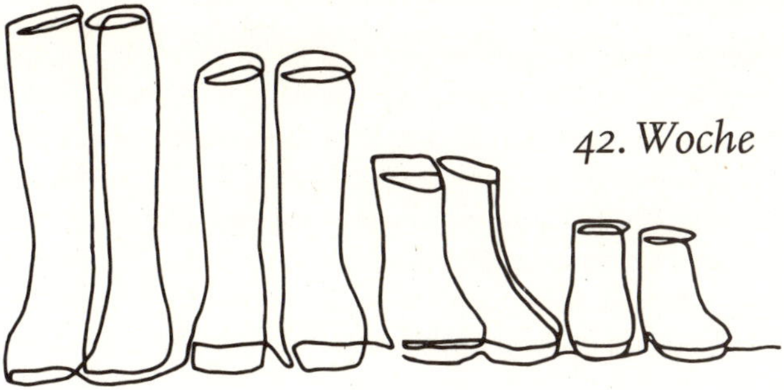

42. Woche

Gemeinsam unterwegs

Über Hunderte von Jahren hallten die vielfältigsten Geräusche durch das walisische Hügelland: Hufgeklapper, bellende Hunde, brüllende Rinder, grunzende Schweine, schnatternde Gänse. Am deutlichsten aber hörte man das sonderbare, schrille Rufen der Viehtreiber – Männer (und gelegentlich auch Frauen), die riesige Herden von Nutztieren von Wales bis nach London führten. Die über 300 Kilometer lange Reise mag langwierig und anstrengend gewesen sein, keinesfalls aber war sie eine einsame Angelegenheit. Die Viehtreiber waren stets in großen, lärmenden Gruppen unterwegs, die kilometerweit zu hören waren. Dutzende Menschen begleiteten sie – Burschen, die in London eine Lehrstelle antreten wollten, Mädchen, die dort in Dienst gingen, Frauen auf dem Weg zu Freunden oder zur Familie, Viehhändler, wohlhabende junge Männer, die auf Abenteuer aus waren. Diese illustre Schar wand sich gemeinsam durch die Lande, aß zusammen, schlief zusammen, zog zusammen weiter. Was wir heute über die Viehtreiber und ihre Gefährten lesen, erinnert daran, wie viel Freude es macht, *gemeinsam* unterwegs zu sein.

Die Anthropologen Tim Ingold und Jo Lee Vergunst beschreiben das Gehen als »eine zutiefst soziale Aktivität«[304] – was sich im

Lauf der Geschichte immer wieder bewahrheitete: Protestaktionen, Paraden, Fußmärsche, Prozessionen und Pilgerreisen stellen immer gesellige Ereignisse dar, ganz so wie die Reisen der Viehtreiber. Gemeinsames Gehen garantiert Schutz und Sicherheit. Es regt zur Unterhaltung an, vertieft Beziehungen und festigt Freundschaften. Das langsame Tempo und der vertraute Bewegungsablauf machen es in einer einzigartigen, unvergleichlichen Weise zu einer höchst integrativen Angelegenheit.

Allein unterwegs zu sein mag geeigneter sein, wenn man nachdenken möchte (mehr dazu in der 15. Woche: Allein unterwegs); das Gehen in der Gruppe hingegen stillt ganz andere grundlegend menschliche Bedürfnisse. Der Kontakt zwischen zwei Individuen setzt eine wahre Flut von Wohlfühl-Substanzen frei, zum Beispiel Neurotransmitter wie Dopamin und Oxytocin, die uns schützen »wie ein Impfstoff«, so die Psychologin Susan Pinker, »für den Augenblick, aber auch in der Zukunft«. Allein schon durch ein Händeschütteln werden unser Körper und unser Gehirn von Oxytocin nur so überschwemmt, erklärt sie, was zu einem sofortigen Abbau von Stress und Ängsten führe.[305] In den letzten Jahren hat der soziale Aspekt – auch bedingt durch die Coronapandemie – neuen Aufwind bekommen, zumal er nicht nur durch anekdotische Evidenz, sondern auch durch Hunderte wissenschaftlicher Studien untermauert wurde: Gute soziale Beziehungen bedeuten eine bessere körperliche, geistige und kognitive Gesundheit sowie ein längeres Leben.[306]

Ebenso umfassend dokumentiert sind die negativen Folgen der Einsamkeit. Zahlreiche Studien sehen hier einen Zusammenhang mit Depression und Ängsten: So kommt ein wissenschaftlicher Bericht von 2020[307] zu dem Schluss, dass einsame junge Leute ein dreimal größeres Risiko haben, in ihrem späteren Leben eine Depression zu entwickeln, mit Symptomen, die möglicherweise über Jahre bestehen. Andere Studien verweisen auf die Wechselwirkung zwischen Einsamkeit und einer schlechten körperlichen Gesundheit: Demenz, Herzerkrankungen und Schlaganfälle treten beispielsweise häufiger bei einsamen Menschen auf. Manche Experten behaupten sogar, dass Einsamkeit eine ebenso schädliche Wirkung habe wie Rauchen, Luftverschmutzung und starkes Übergewicht.[308]

Und wie können wir vom gemeinsamen Gehen mit anderen profitieren? Zunächst einmal gilt als erwiesen, dass das Spazierengehen oder Wandern in der Gruppe die körperliche Gesundheit der einzelnen Teilnehmer fördert: Meist wird hierbei (unter anderem) von einer Reduktion des Körpergewichts und des Body-Mass-Index (BMI) sowie von einer Senkung des Blutdrucks und des Cholesterinspiegels berichtet. Entscheidender aber ist, dass die Abbruchrate innerhalb von gemeinsam wandernden Gruppen beeindruckend niedrig ausfällt – offenbar gilt auch hier: Wenn wir zusammen unterwegs sind, bleiben wir auch als Gruppe zusammen.[309]

Eine ganz besondere Bedeutung kommt diesen Gruppen zu, wenn man die geistige Gesundheit der einzelnen Mitglieder betrachtet. In einer Studie mit 1843 Beteiligten, die insgesamt 74 000 Stunden gemeinsam unterwegs waren, zeigte sich bei jenen, die das regelmäßig taten, ein »statistisch signifikanter« Rückgang in Bezug auf Stress und Depression[310]; viele berichteten außerdem von einem größeren Gefühl der Befriedigung. Doch was macht das gemeinsame Gehen mit anderen so befriedigend?

Die Anthropologinnen Tessa Pollard und Stephanie Morris sind der Überzeugung, dass die gemeinsame Erfahrung des Gehens in der Gruppe aus einer bestenfalls passablen Fitnessübung ein äußerst befriedigendes Gemeinschaftserlebnis machen kann. Ihre Untersuchungen zeigen, dass wir dabei ein Gefühl der sozialen Verbindung, Akzeptanz, Zugehörigkeit und Sicherheit empfinden.[311] Das langsame, gleichmäßige Tempo, die aufeinander abgestimmten Bewegungen und der nur gelegentliche Augenkontakt sorgen für eine entspannte Atmosphäre der Intimität, die es uns leichter macht, vertrauliche Dinge, Gedanken und Vorstellungen zu teilen.

Das Auf und Ab des Gehens in der Gruppe lässt etwas entstehen, das Anthropologen als »flüchtige Soziabilität« bezeichnen und das inzwischen als einer der Hauptgründe gilt, weshalb gemeinsames Gehen einen so großen therapeutischen Nutzen aufweist. Sind wir in Gesellschaft unterwegs, wechseln wir nach Lust und Laune von einer Person oder einem Gespräch zum anderen, wenn wir beispielsweise eine andere Richtung einschlagen oder um eine Ecke biegen; manchmal unterhalten wir uns, ein andermal gehen wir in schweigender Synchronität nebeneinanderher. Es ist eine ganz besondere Art des Zusammenseins und völlig anders als die meisten anderen gesellschaftlichen Aktivitäten. Pollard erklärt, es »ermöglicht eine flüchtige, unbeschwerte Form der sozialen Beziehung«, die einen besonders sicheren Rahmen bietet.

Pollard ist außerdem der Ansicht, das dadurch erzeugte Gefühl der Zugehörigkeit sei nicht nur darauf zurückzuführen, dass man sich selbst als Teil einer Gruppe wahrnimmt: »Das Gefühl, dazuzugehören, lässt sich sogar auf die Umgebung ausweiten.« Zu jedem Ort, an dem wir uns befinden – ganz egal ob in der Stadt oder auf dem Land –, stellen wir auf eine sehr sinnliche Art und Weise eine Verbindung her. Wir hören, riechen, spüren, ja schmecken ihn sogar. Dieses Erlebnis mit anderen zu erfahren kann dazu führen, dass die Mitglieder einer Gruppe sich miteinander, aber ebenso mit ihrer Umgebung verbunden fühlen. Was wir dabei außerdem teilen, sind unsere Momente des Triumphs, des Hungers und der Kälte, der Neugier und des Staunens.

Das Forschungsprojekt mit Frauen aus sozialen Brennpunktgebieten Nordenglands, das Pollard und Morris durchführten, zeigte, dass sich gemeinsames Gehen in der Gruppe vor allem auf diejenigen positiv auswirkte, die in ihrem Leben vor einem Wendepunkt standen. In diesen Momenten, die die Sozialwissenschaft als »biografischen Bruch« bezeichnet, wurden die regelmäßigen Spaziergänge oftmals sogar zu einem rettenden Anker[312], zu Zeitinseln, die den Frauen Ruhe, Kraft und Zuversicht gaben.

Gehen und Reden als eng miteinander verknüpfte Merkmale eines geselligen Spaziergangs haben eine ganze Menge gemeinsam. Bill Bryson stellt in seinem Buch *Eine kurze Geschichte des menschlichen Körpers* die These auf, Homo sapiens habe den aufrechten Gang etwa zur selben Zeit entwickelt wie seine Fähigkeit, zu kommunizieren. Für ein eher kleines Lebewesen, das Jagd auf große Lebewesen machte, so seine Vermutung, war die Fähigkeit, mit anderen zu sprechen, beinahe ebenso wichtig wie die, zu gehen. Der Evolutionsbiologe Daniel Lieberman weist unterdessen darauf hin, dass die Menschen vor Tausenden von Jahren und in manchen Stämmen selbst heute noch in Gruppen auf Nahrungssuche und auch paarweise auf die Jagd gingen.[313] Die Leidenschaft des modernen Menschen für das gleichzeitige Spazierengehen und Plaudern ist also höchstwahrscheinlich tief in seiner DNA verankert.

Es überrascht daher nicht, dass sich diese positive Wirkung noch verstärken lässt, wenn wir nicht in einem urbanen Umfeld, sondern in der freien Natur unterwegs sind – wie mehrere Studien zeigen konnten. Spaziergänge im Grünen führten zu »einer signifikanten positiven Beeinflussung des seelischen Wohlbefindens«; sie seien sicher kein Allheilmittel, »aber doch ein bedeutender Schritt auf dem Weg der Genesung«[314]. In einer Studie, an der ein Prozent aller erwachsenen Australierinnen teilnahm, wurde gemeinschaftliches Gehen immer wieder als Möglichkeit für eine psychische Veränderung und »emotionale Rettung« wahrgenommen, wobei das Miteinander stets einen ebenso wichtigen Aspekt darstellte wie die Ursprünglichkeit der Umgebung.[315] Das gemeinsame Wandern durch den australischen Busch garantierte die nötige Sicherheit, weckte aber auch ein starkes Zusammengehörigkeitsgefühl und ließ oft Freundschaften entstehen, die viele Jahre andauerten. Etliche Teilnehmerinnen berichteten von bemerkenswerten »Folgeeffekten«: Nach ihrer Rückkehr waren manche Wanderinnen davon überzeugt, sie seien eine »nettere Person, Mutter und Ehefrau« geworden – wie eine der Befragten es ausdrückte.

Tipps

Der Neurowissenschaftler Daniel Levitin ist der Meinung, dass Wandern, fremde Orte und neue Gesichter unseren Geist jung halten – ein **Urlaub mit einer Wandergruppe** kombiniert alles drei.

Vielleicht kann Ihr Hausarzt Ihnen eine aktive Gruppe für gemeinsame Spaziergänge oder Wanderungen empfehlen, bei der bestimmte **gesundheitliche Einschränkungen** besonders berücksichtigt werden; auch Selbsthilfegruppen können meist entsprechende Tipps geben.

In der **örtlichen Bücherei oder online** finden Sie weitere Informationen; manche Unternehmen organisieren sogar eigene Fernwanderungen in der Gruppe.

Oder Sie nehmen an einer Wanderung teil, wie sie **Wohltätigkeitsvereine** oft als Spendenaktion veranstalten.

Eine weitere Möglichkeit ist eine **Pilgerreise** – oft der Inbegriff gemeinschaftlichen Wanderns. Mehr dazu in der 39. Woche.

Sie sind sich nicht sicher, ob Sie lieber mit anderen als allein unterwegs sind? In diesem Fall rät die Wissenschaftsjournalistin Florence Williams: »Sind Sie niedergeschlagen oder ängstlich, sorgt eine gemeinsame Wanderung in der freien Natur für gute Laune ... Wollen Sie hingegen Konflikte in Ihrem Leben lösen, sich kritisch mit sich selbst auseinandersetzen oder Ihre Kreativität ausleben, dann sollten Sie besser allein losziehen«[316].

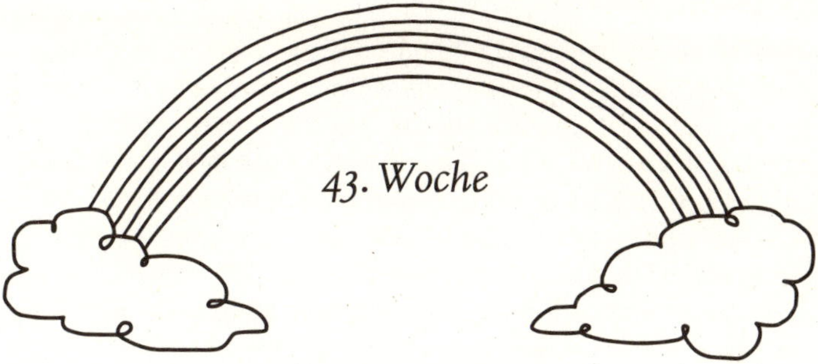

43. Woche

Auf der Suche nach dem Erhabenen

Als ich eines heißen Sommernachmittags durch die Felsenhöhlen Böhmens wanderte, kam wie aus dem Nichts ein Sturm auf. Es wurde finster, und die Elektrizität in der Luft schien regelrecht greifbar. Silberne Blitze durchzuckten den Himmel. Und in dem unheimlichen, vibrierenden Licht schimmerten und erbebten die gewaltigen, blassen Felsen, deren moosige Ränder in einem elfenhaften Grün strahlten. Es war faszinierend: Mein Geist war von allen Gedanken befreit, aber dennoch nicht leer, sondern von etwas erfüllt, das ich nicht in Worte fassen konnte. Später erfuhr ich, dass das Gefühl, das mich in diesem seltsam berauschenden Augenblick so in seinen Bann gezogen hatte, einen Namen hat: Ehrfurcht.

Wir alle haben schon Momente wie diesen erlebt, Momente, in denen uns die überwältigende Unbegreiflichkeit und berauschende Schönheit einer Landschaft oder eines Ortes in Staunen versetzte. Der erste Anblick einer Gebirgskette, ein herrlich flammender Sonnenuntergang, die plötzliche Entdeckung eines Wasserfalls – jeder von uns trägt solche Erinnerungen mit sich und kann sie oft mit ungewöhnlicher Klarheit zum Leben erwecken. Vielleicht haben uns diese Erlebnisse besonders tief bewegt, oder wir haben sogar das Gefühl, dass sie uns irgendwie verändert haben. Für manche Menschen haben sie auch eine spirituelle oder religiöse Bedeutung. Häufig – aber nicht immer – spüren wir etwas Derartiges, wenn wir in der Natur unterwegs sind. Und häufig – aber nicht immer – spielen bei dieser Reaktion auch ein wenig Furcht und Ungläubigkeit mit hinein.

Dichter und Philosophen berichten schon seit jeher von der Macht des Erhabenen – das Phänomen ist also keineswegs neu. Dass es zum Thema der wissenschaftlichen Forschung wurde, dagegen schon. An mehreren Universitäten untersuchen Neurowissenschaftler und Psychologen derzeit mit großem Eifer die Auswirkungen von Ehrfurcht, sowohl im Labor als auch draußen in der Natur – und das mit spannenden Ergebnissen.

Doch was bedeutet Ehrfurcht eigentlich? Die Psychologin Michelle Shiota beschreibt sie als einen Zustand der Achtsamkeit, der sich (anders als bei der Meditation) recht mühelos erreichen lässt und uns durch seine Unerwartetheit erregt; eine Erfahrung, angesichts derer wir uns demütig und klein vorkommen, die aber zugleich die Macht besitzt, uns zu verändern. Shiota beobachtete in frühen Experimenten, dass sich Ehrfurcht nicht in Form eines Lächelns manifestiert, sondern vielmehr in typischen Anzeichen eines leichten Erschreckens: aufgerissenen Augen, hochgezogenen Augenbrauen, einem offen stehenden Mund.[317] Sie stellte außerdem fest, dass Achtung gebietende Szenerien zu Veränderungen im Gehirn der Betrachter führten. In einer Reihe von Versuchen, bei denen die Teilnehmer mehrere Motive gezeigt bekamen und anschließend einen Text kommentieren sollten, ließen jene, die dabei Ehrfurcht empfunden hatten, später bessere analytische Fähigkeiten und schlüssigere Denkprozesse erkennen. Andere Forscher kamen ebenfalls zu dem Ergebnis, dass zwischen dem Empfinden von Ehrfurcht und einer besseren kognitiven Verarbeitung ein Zusammenhang besteht. Die Professorin Melanie Rudd ging davon aus, dass Ehrfurcht unser Zeitempfinden erweitert und uns so in die Lage versetzt, unsere Aufmerksamkeit besser auszurichten. Um herauszufinden, ob diese schärfere Konzentration der Grund für die Verknüpfung zwischen Ehrfurcht und besserer Kognition sein könnte, verursachte sie ein bewunderndes Gefühl bei ihren Probanden und konnte feststellen, dass diese sich weniger unter Zeitdruck, weniger ungeduldig fühlten als die Kontrollgruppe.[318]

Der Forschungspsychologe Dacher Keltner entdeckte unterdessen, dass sich das Gefühl von Demut, Neugierde, Zufriedenheit und Selbstlosigkeit bei den Probanden durch das Betrachten Ehrfurcht erweckender Bilder verstärken ließ. In einem seiner Experimente hoben die Teilnehmer, denen man zuvor Bilder von Respekt einflößenden Bäumen vorgelegt hatte, häufiger einen absichtlich heruntergeworfenen Kugelschreiber vom Boden auf als diejenigen, die zuvor Bilder von einem Gebäude angeschaut hatten. Spätere Versuche kamen zu dem Ergebnis, dass Ehrfurcht das Zugehörigkeitsgefühl fördert: Die Teilnehmer empfanden eine stärkere emotionale Verbundenheit untereinander und konnten besser mit Verunsicherungen umgehen.[319]

Die faszinierendsten Experimente aber sind die der Psychologieprofessorin Dr. Jennifer Stellar. Sie legte den Teilnehmern eine Reihe von Motiven vor, nahm anschließend Speichelproben und untersuchte diese auf ein entzündungsförderndes Zytokin mit dem Namen Interleukin-6 (IL-6), ein Signalmolekül, das mit vielen chronischen Entzündungskrankheiten und mit Depression einhergeht.[320] Verblüffenderweise wiesen Teilnehmer, deren Ehrfurcht besonders groß gewesen war, zugleich die niedrigsten IL-6-Werte auf[321]. Das bewundernde Staunen schien dem körperlichen Wohlbefinden also zuträglicher zu sein als jedes andere positive Gefühl. »Ehrfurcht«, schreibt Stellar in ihrem Forschungsbericht, »war der deutlichste Indikator für einen niedrigen Spiegel an entzündungsfördernden Zytokinen.«

So überrascht es nicht, dass es in den Vereinigten Staaten inzwischen die ersten *Awe Walks*, Ehrfurchts-Spaziergänge, gibt – kurze, zum Teil geführte Touren, bei denen die Aufmerksamkeit der Anwesenden bewusst auf außergewöhnliche Bäume, Wolkenformationen oder Seen, in Städten auf spektakuläre Gebäude oder Blickachsen gelenkt wird. Eine Untersuchung der Teilnehmer solcher Touren ergab, dass diese acht Wochen später eine optimistischere Einstellung besaßen als jene, die bei ihren Spaziergängen keine entsprechende Anleitung erhalten hatten. Besser noch: Die Wirkung war kumulativ, was die Vermutung nahelegt, dass unser Wohlbefinden umso größer ist, je mehr wir unterwegs nach erhabenen Dingen Ausschau halten.[322]

Eigentlich braucht niemand einen geführten Awe Walk, denn im Grunde müssen wir nichts weiter tun, als unser Handy auszuschalten, unsere Sinne zu benutzen und die bezaubernde Schönheit zu erkennen, die sich uns bei nahezu jedem Spaziergang bietet – oft sogar in den allerkleinsten Dingen wie Flechten, Moose, Insekten oder Regentropfen. Die Fähigkeit, zu staunen, kann jeder Mensch ausbilden.

Tipps

Wenn **Ihre Gedanken** ständig zurück zu Ihrer To-do-Liste wollen, schieben Sie sie beiseite, lassen Sie Ihren Blick über den Horizont schweifen, atmen Sie die Gerüche Ihrer Umgebung ein, lauschen Sie.

Manchen Studien zufolge ist **Neuartigkeit** ein wichtiger Bestandteil der Ehrfurcht. Versuchen Sie also einfach mal, neue Spazierwege zu finden, rückwärtszugehen (mehr dazu in der 48. Woche), in der Nacht (33. und 45. Woche) oder barfuß (28. Woche) unterwegs zu sein.

Auf altbekannten Wegen etwas Neues zu finden ist gar nicht so schwierig, wie es klingt – nur wenige Menschen heben ihren Blick in den Himmel, obwohl Wolkenformationen oft unglaublich schön sind.

Mit **einem Fernglas oder einer Lupe** lassen sich kleine, einzigartige Details noch besser erkennen.

Suchen Sie nach **Büchern von Naturkundlern und Naturschriftstellern**; sie können unsere Sinne für wunderbare Orte des Erhabenen schärfen, die wir sonst vielleicht gar nicht entdecken würden. Wissen tut einem Geheimnis keinen Abbruch, sondern lässt es nur noch größer werden.

44. Woche

Gehend arbeiten

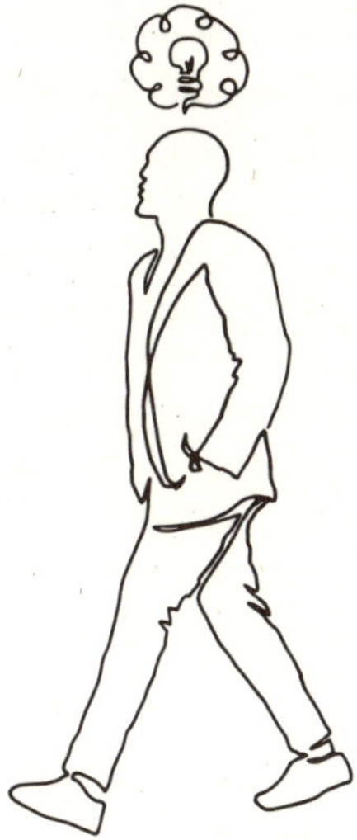

Vor fünf Jahren stand ich kurz davor, meine Arbeit als Autorin und Rechercheurin (aufgrund derer ich sehr viel Zeit am Schreibtisch verbrachte) aufzugeben. Meine Kreuzschmerzen machten es mir unmöglich, längere Zeit zu sitzen – und wie sollte ich arbeiten, wenn ich nicht sitzen konnte? Kostspielige Behandlungen durch Physiotherapeuten und Osteopathen waren erfolglos geblieben, ebenso wie ein teurer ergonomischer Stuhl und ein Kurs zur Stärkung der Rückenmuskulatur. Nur wenn ich ging, hatte ich keine Schmerzen. Ich war also drauf und dran, meinen Beruf an den Nagel zu hängen und Reiseleiterin zu werden, als ich eines Tages eine Zeitschrift aufschlug und ein Foto von Victoria Beckham auf einem Laufband sah. Doch das war kein gewöhnliches Laufband, nein, Ms Beckham – keine Spur von Lycra, stattdessen ein eleganter langer Mantel und Schuhe mit Pfennigabsatz – stand an einem Laufbandschreibtisch.

Mein Interesse war geweckt, aber ich hatte meine Zweifel: Ich würde doch bestimmt von so einem Ding herunterfallen. Außerdem war es sicher unverschämt teuer. Und wie sollte ich diesen Tisch von der Größe eines Sofas überhaupt unterbringen? Die drängendste Frage aber war wohl am schwersten zu beantworten: Wie würde sich das Gehen mit Laptop auf meinen Körper, meinen Geist und meine Schreibtätigkeit auswirken? Ein Jahr später und immer noch geplagt von Kreuzschmerzen kaufte ich mir endlich einen Laufbandschreibtisch.

Wenn man während des Arbeitens geht, verbraucht man zwangsläufig mehr Kalorien. Eine halbwegs durchschnittliche Geschwindigkeit von 2,5 Stundenkilometern auf dem Laufband verbrennt fünfmal mehr Kalorien als das Sitzen am Schreibtisch. Und mit einem Laufbandschreibtisch können Sie an die 2000 Schritte mehr pro Tag für sich verbuchen. Inzwischen auch bei uns unter dem trendigen Namen »Deskercising« bekannt, hat Gehen beim Arbeiten eine nachweislich positive physiologische Wirkung, allein schon deswegen, weil wir so einen Teil der im Sitzen verbrachten Zeit durch Bewegung ersetzen können. In mehreren Studien konnten diejenigen, die Arbeit und Bewegung miteinander kombinierten, ihr Körpergewicht und den Fettanteil ebenso wie den Hüft- und Taillenumfang reduzieren und das Gesamtcholesterin, den Blutzucker- und Insulinspiegel sowie den Blutdruck senken.[323]

Die positiven Effekte beschränken sich jedoch nicht nur auf das Körperliche. So haben Forscher herausgefunden, dass die Nutzung eines Laufbandes unser Kurzzeitgedächtnis und unsere Aufmerksamkeit verbessert. In einer 2015 durchgeführten Studie sollten zwei Gruppen von Probanden einen umfangreichen Text sowie mehrere E-Mails lesen. Die eine Gruppe arbeitete an Laufbandschreibtischen (mit 2,25 km/h), während die andere an konventionellen Schreibtischen saß. Mithilfe von EEGs wurde ihre elektrische Gehirnaktivität während des Lesens überwacht; vierzig Minuten später wurden beide Gruppen zu den Inhalten des Textes und der E-Mails befragt. Die »Laufbandarbeiter« wiesen ein besseres Erinnerungsvermögen auf und hatten von dem Gelesenen mehr behalten als die sitzende Kontrollgruppe. Außerdem waren es überwiegend die Probanden auf dem Laufband, die angaben, es sei ihnen leichtgefallen, bei der Sache zu bleiben – sie hatten also das Gefühl, sich leichter konzentrieren und ihre Aufmerksamkeit besser auf die ihnen gestellte Aufgabe richten zu können. War ihre Konzentration beim Arbeiten aber auch tatsächlich größer? Die EEG-Ergebnisse sprachen dafür, denn sie zeigten eine vermehrte Aktivität in genau den Hirnregionen, die in Zusammenhang mit dem Erinnern und der Aufmerksamkeit stehen.[324] Andere wissenschaftliche Berichte haben inzwischen bestätigt, dass Gehen während des Arbeitens unser visuelles Arbeitsgedächtnis (jenen Bereich, der für die Aufnahme von Informationen und deren Nutzung für die Entscheidungsfindung zuständig ist) verbessert und zugleich die Anzahl der Fehler, die wir machen, reduziert.[325]

Doch das ist noch immer nicht alles. Eine vorangegangene Studie der University of Minnesota begleitete vierzig Büroangestellte und fand heraus, dass sie nach der einjährigen Verwendung von Laufbandschreibtischen produktiver und kreativer geworden waren. Forschungsleiter Dr. Avner Ben-Ner sah dieses Ergebnis in der besseren Hirndurchblutung begründet und fügte hinzu: »Wenn man zusammengesunken auf seinem Stuhl hockt, kann man sein Gehirnpotenzial nicht voll ausschöpfen.«[326] Ben-Ners Erkenntnisse spiegeln die eines Experiments wider, das an der Stanford University durchgeführt worden war. Dabei hatte man die Fähigkeit zu divergentem, originellem Denken bei Büroangestellten untersucht – zunächst sitzend, anschließend gehend am Laufbandschreibtisch. 81 Prozent der Teilnehmer waren kreativer und produzierten wesentlich mehr neue Ideen, wenn sie gingen, anstatt zu sitzen.[327]

Dass ein Zusammenhang zwischen körperlicher Aktivität und divergentem Denken besteht, ist inzwischen bekannt; zahlreiche Studien haben ergeben, dass Bewegung sich positiv auf die Kreativität und die Anzahl und Qualität neuer Ideen auswirkt.[328] Shane O'Mara erklärt in seinem Buch *Das Glück des Gehens:* »Wenn wir in Bewegung sind, können wir einen Zustand höherer Kreativität erreichen.« Er vermutet, dass Gehen nicht nur der Physiologie unseres Gehirns zuträglich ist, sondern dass es das gesamte Netzwerk des Gehirns zugänglicher macht, auch »abwegigere« Bereiche. Mit dieser Öffnung von Netzwerken und Leitungsbahnen können wir in oder aus Gedanken, Erinnerungen und Wahrnehmungen quasi »hinein- oder herauszoomen«. Auf diese Weise ist es uns möglich, auf eine Vielzahl von Erfahrungen zuzugreifen und neue Verbindungen herzustellen, um leichter unkonventionelle Lösungen zu finden.[329]

Neuere Studien gehen davon aus, dass sich Kreativität abhängig von der Art der Bewegung noch weiter steigern lässt. Bei einem 2020 in Japan durchgeführten Experiment sollten sich 36 Studentinnen überlegen, was man mit einer Zeitung alles anfangen könnte, während sie mit den Armen entweder lockere, fließende oder aber eckige Bewegungen machten. Die erste Gruppe hatte dabei deutlich mehr Ideen, woraus die Autoren der Studie folgerten, dass »die Ausführung fließender Bewegung mit den Armen den kreativen Fluss stark verbessert«.[330] Mein persönliches Fazit daraus: Schwingen Sie beim Gehen die Arme, wie auch in der 2. Woche (Den Gang verbessern) beschrieben – nur keine Hemmungen!

Ich kann nicht wirklich behaupten, ich wäre kreativer oder einfallsreicher, wenn ich an meinem Laufbandschreibtisch arbeite. Doch eines ist sicher: Die Kreuzschmerzen, die mich so lange geplagt haben, sind verschwunden. Ich bin letztendlich also doch keine Reiseleiterin geworden, sondern arbeite immer noch als Rechercheurin und Buchautorin – und das großenteils an meinem Laufbandschreibtisch.

Tipps

»Deskercising« ist ein wenig gewöhnungsbedürftig und nicht für jeden geeignet. Versuchen Sie trotzdem, Ihren Arbeitgeber davon zu überzeugen, in ein paar **Laufbandschreibtische** zu investieren.

Probieren Sie den Schreibtisch aus, bevor Sie sich zum Kauf entscheiden. Er sollte stufenlos verstellbar sein und über eine Tischfläche verfügen, die groß genug für Ihre Erfordernisse ist. Laufbandschreibtische brauchen viel Platz und sind extrem schwer; überlegen Sie sich daher gut, wo Sie ihn hinstellen wollen – im Idealfall nicht vor ein sonniges Fenster oder an einen allzu warmen Ort.

Fangen Sie langsam an; die meisten beginnen mit einer Geschwindigkeit zwischen 1 und 2,5 km/h.

Haben Sie sich an Ihren neuen Arbeitsplatz gewöhnt, wählen Sie – je nach Tätigkeit – **eine passende Geschwindigkeit**. Ich nutze ein höheres Tempo, wenn ich lese (3,5 km/h), und ein niedrigeres, wenn ich etwas tippe (2 oder 2,5 km/h) oder nachdenke (1,5 km/h).

Wechseln Sie immer wieder zwischen Laufbandschreibtisch und normalem Schreibtisch, und achten Sie darauf, welcher von beiden Ihnen besser behagt; ob Sie beim Arbeiten lieber gehen oder sitzen, hängt auch davon ab, was Sie gerade zu tun haben.

Und ohne Laufbandschreibtisch? Organisieren Sie doch einfach mal ein **Meeting im Gehen oder einen Brainstorm-Spaziergang**. Laufen Sie auf Fluren, Gehwegen oder Parkplätzen auf und ab, wann immer sich Gelegenheit dazu bietet. Selbst kurze Strecken »ermöglichen den freien Fluss der Gedanken« – so Marily Oppezzo, deren bahnbrechende Experimente außerdem zeigen konnten, dass sich beim Gehen an der frischen Luft die besten Ergebnisse erzielen ließen.[331]

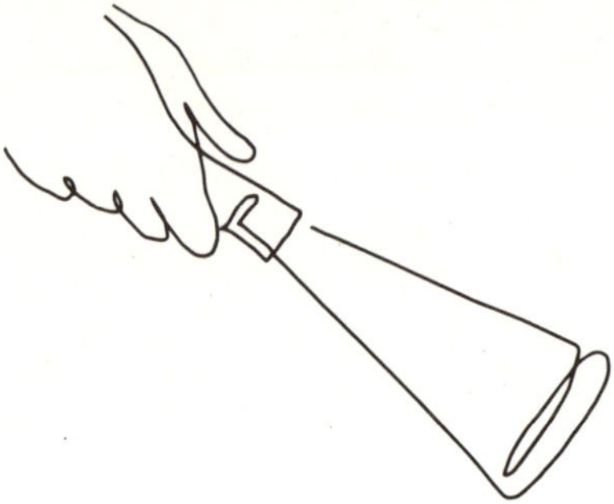

45. Woche

Nachtspaziergang

Bei einem Erdbeben wurden 1994 die Hochspannungsleitungen in Los Angeles unterbrochen, und die Stadt versank in der Dunkelheit. Immer mehr in Panik geratene Bürger meldeten sich bei den Notrufstellen – nicht etwa, weil ihre Häuser gerade einstürzten, sondern weil im nächtlichen Himmel sonderbare Dinge zu beobachten waren, die nicht von dieser Welt zu sein schienen und von vielen Anrufern als »riesige silbrige Wolke« beschrieben wurden. Die besorgten Bewohner von L.A. sahen – zum ersten Mal in ihrem Leben – die Milchstraße.

Etwa zur selben Zeit, wenn auch auf der anderen Seite des Globus, erreichte der Frust einer australischen Mutter ihren Höhepunkt. Sie wollte unbedingt Sport treiben, konnte es tagsüber aber nie einrichten. So beschloss Di Westaway einfach, nachts mit ihren Freundinnen wandern zu gehen. Sie trafen sich von da an, mit Stirnlampen ausgerüstet, einmal pro Woche, um tief in den australischen Busch vorzudringen. Zunächst ging es ihnen bei den dreistündigen Touren vor allem um die körperliche Fitness. Westaway stellte jedoch schon bald fest, dass ihre Streifzüge sie wieder mit der Wildnis, der Stille, vor allem aber der tiefen, samtenen Dunkelheit des nächtlichen Buschs in Einklang brachten. »Wir glaubten, es sei die Bewegung, die wir brauchten, doch im Rückblick waren der Nachthimmel und die Dunkelheit ebenso wichtig für uns«, erinnert sie sich.[332]

Heute sind nächtliche Lichtemissionen größer denn je. Verursacht werden sie vor allem durch kostengünstige LED-Lampen, die den dunklen Himmel mit einem weitreichenden – und folgenschweren – blauen Licht überfluten. Inzwischen leben mehr als 99 Prozent der Amerikaner und Europäer unter einem Himmel, der eine so immense Lichtverschmutzung aufweist, dass die Milchstraße praktisch nicht mehr zu sehen ist. Mancherorts ist der Lichtsmog so dauerhaft hell, dass das menschliche Auge *niemals* in den Nachtsichtmodus wechselt.

Dabei ist Dunkelheit eigentlich ein grundlegendes menschliches Bedürfnis. Forschungen haben ergeben, dass ihr Fehlen eine mögliche Ursache für Depression, Schlafstörungen, Fettleibigkeit, ein geschwächtes Immunsystem und Herzerkrankungen ist. In Laborversuchen zeigte sich, wie stark nächtliche Beleuchtung den Schlaf-wach-Rhythmus und das neuroendokrine System beeinträchtigt und dass sie dadurch möglicherweise das Tumorwachstum beschleunigt. Israelische Wissenschaftler, die Satellitenfotos von künstlichen nächtlichen Lichtquellen und Karten zum Auftreten von Brustkrebserkrankungen aufeinanderlegten, kamen zu erschreckenden Resultaten: Je heller es nachts an einem Ort war, umso mehr Fälle von Brustkrebs gab es dort. In Gegenden, wo es nachts hell genug war, um ein Buch zu lesen, war das Risiko einer Frau, an Brustkrebs zu erkranken, sogar um ganze 73 Prozent höher.[333]

Doch ist es nicht unbedingt nur die Helligkeit, die uns zu beeinflussen scheint. Dr. Eva Selhub erklärt: »Selbst eine niedrige Intensität des Nachtlichts kann die Plastizität des Gehirns reduzieren und die Struktur normaler Gehirnzellen beeinträchtigen.«[334] Die Wissenschaft geht inzwischen davon aus, dass nächtliches Licht die Produktion von Melatonin (dem Hormon, das unseren Schlaf fördert) bremst. Die Schlafforscherin Christina Pierpaoli Parker erklärte in der Zeitschrift *National Geographic,* dass ein Spaziergang bei Nacht für einen guten Schlaf sorge, »indem er sich auf den homöostatischen Schlafdruck [Regelkreis, der die Müdigkeit reguliert und körperlich bedingte Schläfrigkeit auslöst] auswirkt«[335]. In jedem Fall aber ist unbestritten, dass wir die Dunkelheit brauchen, »um zu leben und zu gedeihen«, wie eine führende amerikanische Ärztekammer es formulierte.[336]

Ein gemütlicher Nachtspaziergang oder eine Nachtwanderung lässt uns aufs Neue die Dunkelheit und das Licht von Mond und Sternen erleben, eröffnet uns Landschaften, die uns vertraut erscheinen und doch völlig anders sind, und kalibriert unsere innere Uhr wieder nach dem Hell-Dunkel-Zyklus, mit dem wir schon seit Millionen von Jahren leben.

Die Regierungen mancher Länder haben mithilfe von Organisationen wie der International Dark-Sky Association damit begonnen, bestimmte Gebiete auszuweisen, in denen eine besonders große natürliche Dunkelheit herrscht; an diesen Orten weist der Nachthimmel keinerlei Lichtverschmutzung auf und es sind Tausende von Sternen zu sehen. Wenn auch Sie von der positiven Wirkung der Dunkelheit profitieren möchten, suchen Sie auf darksky.org nach einem Ort in Ihrer Nähe, wo der Himmel nachts besonders dunkel ist. Sie müssen nicht unbedingt weit reisen, um einen echten Nachtspaziergang zu unternehmen, aber je geringer die Lichtverschmutzung ist, umso unverfälschter wird er sein und umso eher werden Sie Sternschnuppen, Meteore oder Kometen sehen können.

Natürlich kann ein nächtlicher Spaziergang auch nicht ganz ungefährlich sein, doch das Risiko lässt sich minimieren, wenn Sie einen Weg wählen, der nicht zu verfehlen ist und über ebenes Gelände führt – schließlich wollen Sie nicht auf allen vieren über irgendwelche Felsen klettern oder über einen Kaninchenbau stolpern. Damit Sie nicht ausrutschen, sollten Sie regnerische Nächte besser meiden. Wollen Sie sich die Sterne anschauen, brauchen Sie freie Sicht; weitläufige Moore sind dafür also besser geeignet als Wälder.

Für Ihren ersten Nachtspaziergang sollten Sie eine Gegend wählen, in der Sie sich gut auskennen. Dennoch werden Sie feststellen, dass auch diese nachts völlig anders aussieht! Brechen Sie auf, solange es noch hell ist, damit Ihre Augen sich allmählich an die Dunkelheit gewöhnen können – die Zeit der Abenddämmerung ist ideal.

Wenn Sie für Hin- und Rückweg dieselbe Route nehmen wollen, prägen Sie sich unterwegs Orientierungspunkte ein, die bei Helligkeit nicht viel anders aussehen als im Dunkeln; so können Sie sich später, wenn es vielleicht stockfinster ist, nicht so leicht verlaufen.

Tipps

Verwenden Sie eine **Stirnlampe mit Rotlichtfunktion**, um Ihre Augen nicht zu schädigen. Im Idealfall hat die Lampe auch ein Abblendlicht oder mehrere Helligkeitsstufen. Mit einer Stirnlampe haben Sie die Hände frei und können besser mit Karte oder Trinkflasche hantieren; zudem eignet sie sich als praktische Hängelampe für Ihr Nachtpicknick. Allerdings werden sich Ihre Augen mit einer Stirnlampe nicht an die nächtlichen Lichtverhältnisse anpassen; schalten Sie sie daher nur an, wenn es unbedingt nötig ist.

Nachts sind die Temperaturen grundsätzlich niedriger als tagsüber, weshalb sich der **Zwiebellook** empfiehlt. Tragen Sie außerdem **Stiefel oder Schuhe mit gutem Profil** – Sie wollen ja Kometen und Igel beobachten und nicht auf jeden Schritt achten müssen. Vermeiden Sie allzu weite Kleidung und alles, was Sie zum Stolpern bringen könnte.

Nachts verliert man leichter das Gleichgewicht: Verwenden Sie daher **Wanderstöcke oder einen Spazierstock**.

Für den Notfall sollten Sie ein **vollständig aufgeladenes Handy** mitnehmen und – sofern Sie nicht völlig unerschrocken oder leichtsinnig sind – auch **einen oder zwei Freunde**. Wollen Sie Tiere beobachten, halten Sie die Gruppe eher überschaubar, und verwenden Sie lieber Ihre Augen als eine Stirnlampe.

Wenn es bereits dunkel ist, setzen Sie sich drinnen mindestens zwanzig Minuten ins Dunkle, bevor Sie aufbrechen, damit Ihre Augen sich mühelos anpassen können. Vermeiden Sie, in sehr helles Licht zu schauen (zum Beispiel Autoscheinwerfer), da es für die Augen dann sehr viel schwieriger ist, sich an die Dunkelheit zu gewöhnen. Druck auf den Augen kann den Wechsel zum **Nachtsichtmodus** beschleunigen; probieren Sie deshalb einfach mal aus, die Hände sanft auf die Augenhöhlen zu drücken.

Nachts zu sehen ist anstrengend – und das umso mehr, je älter man ist. Gönnen Sie Ihren Augen daher regelmäßig etwas **Erholung**, indem Sie sie mit den Handflächen bedecken. Sehen bei Nacht funktioniert vor allem über das periphere Sehen; konzentrieren Sie sich also eher auf die Seiten und Konturen eines Gegenstandes als auf seine Mitte.

Wenn Sie einen Nachtspaziergang in einem **offiziell ausgewiesenen Lichtschutzgebiet** machen wollen (wer würde das nicht?), informieren Sie sich zuvor gründlich über die Route, oder probieren Sie sie erst einmal bei Tageslicht aus.

Schall hat nachts eine größere Reichweite. **Lauschen Sie auf Geräusche**, die Sie bei Tag eher nicht hören würden – die Rufe der Eulen, entfernte Straßen, das Vorbeihuschen nachtaktiver Tiere.

Wenn es kalt ist, nehmen Sie sich eine Thermosflasche mit einem heißen Getränk mit.

Sie wollen **Sterne gucken**? Investieren Sie in ein Astronomiefernglas, und laden Sie sich eine entsprechende App herunter, mit der Sie die Himmelskörper bestimmen können.

Sie sind **lieber in der Gruppe** unterwegs? Suchen Sie im Internet nach geführten Nacht-, Fledermaus- oder Nachtigallenwanderungen, die manchmal von Tierschutzverbänden angeboten werden. Astronomische Gesellschaften organisieren häufig nächtliche Ausflüge zur Himmelsbeobachtung, und in manchen Städten gibt es »Reclaim the Night«-Märsche (häufig nur für Frauen).

Wo auch immer Sie unterwegs sind: **Lassen Sie sich Zeit**. Ein Nachtspaziergang ist kein Power Walk, bei dem es um das Schrittezählen geht, sondern eine wunderbare Gelegenheit zum Wandern und Wundern.

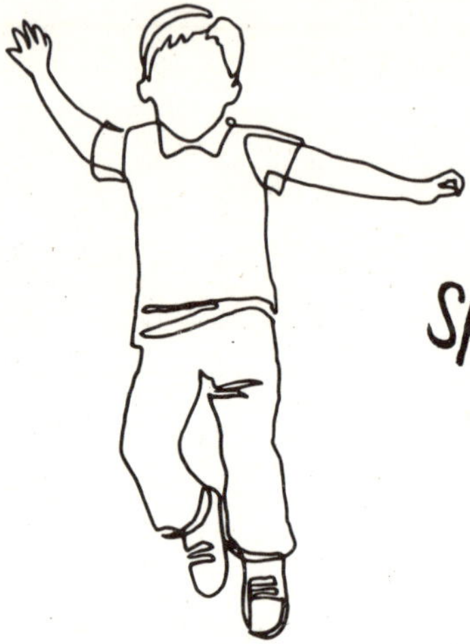

46. Woche

Sprunghaftes Gehen für superstarke Knochen

Jedes Jahr findet in den fernen Wüstenebenen des Jemen, nicht weit entfernt vom Roten Meer, ein ganz besonderer sportlicher Wettkampf statt. Dieses erstaunliche, ja fast unglaubliche Ereignis ist ein Initiationsritus für die jungen Männer vom Stamme der Zaraniq. Komplett ohne Trainer, Sporthallen oder gedämpfte Turnschuhe springen sie über mehrere nebeneinanderstehende zwei Meter hohe Kamele – mit müheloser Eleganz und in einem Satz. Im Kampf gegen ihre Feinde verwenden die Zaraniq keine Waffen, sondern vertrauen stattdessen auf ihre Kondition und Kraft, die sie in den Kamelsprungwettbewerben unter Beweis stellen.

Laut dem Evolutionsbiologen Daniel Lieberman ist unser Körper dafür gemacht, zu springen, zu hüpfen und zu hopsen. Zu diesem Zweck verfügen wir über elastische Fußgewölbe und eine Achillessehne, mit deren Hilfe wir uns vom Boden abstoßen können. Laufen, Tanzen und Speed Walking sind Bewegungsformen, bei denen wir von einem Fuß auf den anderen springen, im Verlauf der Bewegung unser eigenes Körpergewicht tragen und uns der Schwerkraft entgegenstemmen. Anders als beim Schwimmen oder Radfahren sind alle drei hervorragende Übungen zur Steigerung der Tragkraft.

Regelmäßiges Spazierengehen ist ein äußerst effektiver Schutz unserer Knochen. Wie auch die Muskeln werden sie schwächer, wenn wir uns den Dreißigern nähern. Unsere überwiegend sitzende Lebensweise hat dazu geführt, dass mittlerweile 55 Prozent der Amerikaner über fünfzig Jahren – und zwar Männer wie Frauen – an Osteoporose (Knochenschwund) oder ihrer Vorstufe, der Osteopenie (beginnende Minderung der Knochendichte), leiden[337] – eine Entwicklung, die niemanden überraschen dürfte. Hat Osteoporose erst einmal eingesetzt, können wir uns nicht mehr auf unsere Knochen verlassen: Selbst bei den geringsten Beugungen oder Stößen kann ein Teil unseres Skelettes brechen oder splittern.

Doch trägt regelmäßiges Gehen tatsächlich auch zum *Aufbau* (und nicht nur zum Erhalt) der Knochenmineraldichte bei? Die Antwort lautet ja – allerdings nur, wenn wir bei unseren üblichen Spaziergängen eine Kleinigkeit ändern. Ein Knochen ist ein lebendiges Gewebe, das in der Lage ist, sich immer wieder selbst umzubauen – ein Prozess, der als Remodellierung bezeichnet wird. Um dabei stärker und dichter zu werden, benötigen Knochen die Erschütterung durch das Auftreten auf dem Boden. Je größer sie ist, umso kräftiger werden unsere Knochen. Auch die Geschwindigkeit spielt eine Rolle: Je schneller wir uns bewegen, umso stärker ist die Erschütterung, und damit ist auch der Nutzen für die Knochen um ein Vielfaches größer. Aus diesem Grund ist Laufen dem Gehen einen kleinen Schritt voraus, was den Aufbau neuen Knochengewebes betrifft. Strammes Gehen ist für die Knochen aber zumindest schon mal besser als ein gemächlicher Spaziergang: Eine Studie mit mehr als 60 000 Frauen nach der Menopause zeigte, dass diejenigen, die mindestens viermal pro Woche flotter gingen, ein geringeres Risiko für eine Hüftfraktur aufwiesen als jene, die entweder gar nicht, seltener oder langsamer gingen.[338]

Noch besser ist es, wenn Sie ein paar Sprünge in Ihren Spaziergang einbauen. Herumspringen ist die beste Übung, um Knochen sowohl aufzubauen als auch zu erhalten, denn ein paar Minuten Springen sind dem Aufbau kräftiger Knochen förderlicher als alles andere, auch als das Laufen, so Forscher der Brigham Young University. Sie konnten zudem beobachten, dass zehnmaliges Springen pro Tag bereits nach zwei Monaten zu einer signifikanten Verbesserung der Knochenmineraldichte führte.[339] Andere Studien kamen zu vergleichbaren Ergebnissen: Springen stärkt die Knochen von Jugendlichen, Männern, Radfahrern, Ratten – eigentlich so gut wie jedem.[340] Hüpfen (ohne Seil) zeigt eine ähnliche Wirkung und stellt beim Gehen eine wunderbare Abwechslung dar.

Doch es gibt noch einen weiteren äußerst wichtigen Grund, weshalb wir andere Bewegungen in unseren täglichen Spaziergang integrieren sollten. Wenn wir verschiedene Formen *mischen* – also beispielsweise plötzlich eine andere Richtung einschlagen –, wirkt sich das positiv auf unsere Knochen aus und stärkt sie sogar. Bei Schlagsportlern oder Fußballern ist die Knochendichte besonders groß – sogar noch größer als bei Langstreckenläufern. Mehreren Studien zufolge kann sich die Knochenfestigkeit von Menschen, die sich auf vielfältige Weise bewegen, sogar mit der von Hochspringern messen lassen.[341] Die Forscher führen das auf den ständigen Richtungswechsel zurück: Bei diesen Sportarten laufen die Spieler nicht nur vorwärts, rückwärts und seitwärts, sondern stoppen auch abrupt ab oder sprinten kraftvoll los. Wissenschaftler bezeichnen diese gemischten Bewegungsabläufe als »ungewohnte Trainingsbelastung«. Bauen Sie also zusätzliche Bewegungen – wie Tanzen, Hüpfen, Rückwärtsgehen oder Springen – in Ihren täglichen Spaziergang ein und tragen Sie so zu einem effizienten Knochenaufbau bei. In der freien Natur bieten sich dafür zahlreiche Gelegenheiten. Felsen, umgestürzte Bäume, Bäche und Wassergräben sind ein idealer Vorwand; auch über Pfützen und von Zauntritten lässt sich wunderbar springen. Sind Sie in der Stadt unterwegs, können Sie (mit dem gebotenen Respekt) auf Friedhöfen über Grabsteine, in Parks über Blumenbeete, über niedrige Mäuerchen oder eine Treppe hinauf springen.

Sollten Sie keine Lust haben, in Ihren Spaziergang einen gelegentlichen Hopser einzustreuen (was sich für gebrechliche oder ältere Menschen ohnehin nicht empfiehlt), dann gehen Sie zumindest in flottem Tempo. In einer aktuellen Studie erwies sich das Gehen mit fünf bis sechs Stundenkilometern als ideal für den Erhalt der Knochendichte bei älteren Menschen.[342] Wollen Sie etwas für den Knochen*aufbau* tun, fügen Sie zwischendurch einfach mal einen scharfen Richtungswechsel hinzu, machen Sie ein paar Ausweichbewegungen, oder gehen Sie eine Weile lang rückwärts (mehr dazu in der 48. Woche), ohne das zügige Tempo zu verringern.

Nordic Walking, Wandern, strammes Marschieren und Gehen mit Gepäck (mehr dazu in der 42., 37. und 35. Woche) können aus einem gewöhnlichen Spaziergang ein Training machen, das gezielt den Knochenaufbau fördert – vor allem, wenn die Sonne scheint: So lassen jüngste, hochinteressante Forschungsarbeiten vermuten, dass Hitze möglicherweise vor Knochenschwund schützt, was auch erklären könnte, weshalb die Häufigkeit von Hüftfrakturen in südlichen Ländern geringer ist als in nördlicheren.[343]

Tipps

Versuchen Sie Ihren Spaziergang **mit zehn Sprüngen zu beginnen und zu beenden**, am besten ganz in Ruhe zu Hause.

Springen ist Ihnen zu anstrengend? Trinken Sie eine Stunde vor dem Aufbruch **eine Tasse Kaffee**. Eine 2021 durchgeführte Studie konnte zeigen, dass sich mit Koffein leichter und besser springen lässt (tatsächlich können die meisten Arten der Bewegung mit einem Schlückchen Kaffee erleichtert und beschleunigt werden).[344]

Es fällt Ihnen schwer, ein **flottes Gehtempo** beizubehalten? Versuchen Sie die Geschwindigkeit eine Minute lang oder von einem Baum oder Laternenpfahl zum nächsten zu steigern, bevor Sie wieder langsamer gehen.

Gehen Sie mit Kindern: Sie springen und hüpfen liebend gern und bei jeder Gelegenheit – ohne Scheu. Das trägt auch bei ihnen zum Knochenaufbau bei und verhindert im hohen Alter Knochenschwund.[345] Obwohl Sie selbst es vermutlich nicht mehr erleben werden: Eines Tages werden Ihre Kinder es Ihnen danken.

47. Woche

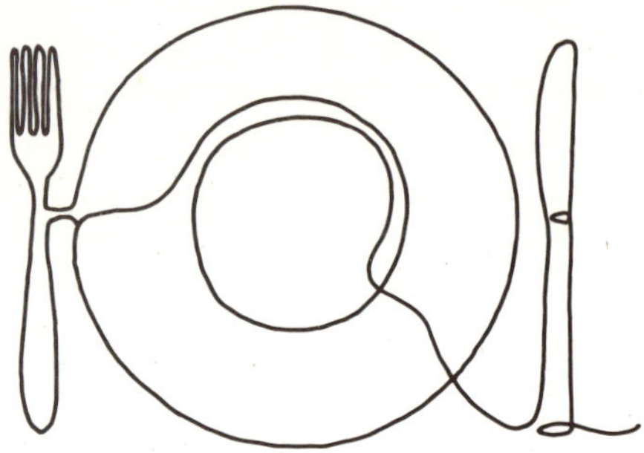

Rundgang auf nüchternen Magen

Der Vorschlag, einen Spaziergang zu unternehmen, wenn man am hungrigsten ist, erscheint zunächst widersinnig. Brauchen wir nicht vielmehr etwas im Magen, um die nötige Energie für die vielen Schritte zu haben? Keineswegs – genau das Gegenteil ist der Fall. Neuesten Erkenntnissen zufolge wird bei einem zügigen Spaziergang *vor* dem Frühstück mehr Fett verbrannt, unser Körper spricht besser auf Insulin an und das Risiko für Typ-2-Diabetes und Herzerkrankungen sinkt. Die richtige Zeit fürs Frühstück ist also offenbar, *nachdem* wir eine Runde gegangen sind. Eine Ausnahme sind natürlich lange, anspruchsvolle Wanderungen; in diesem Fall sollten Sie unbedingt vorher ordentlich frühstücken, um in die Gänge zu kommen.

Derzeit geht die Sportwissenschaft davon aus, dass Bewegung den Appetit reguliert: Je aktiver wir sind, umso geringer ist unser Verlangen nach eigentlich unnötiger Nahrung. In einer Studie von 2019 stellte sich heraus, dass gesunde junge Männer, die vor dem Frühstück Sport trieben, den restlichen Tag über weniger aßen als an Tagen, an denen sie frühstückten und keinen Sport trieben (oder an denen sie *nach* dem Frühstück Sport trieben).[346] Eine andere Studie fand heraus, dass übergewichtige Männer, die *vor* dem Frühstück einen einstündigen Spaziergang machten, doppelt so viel Fett verbrannten wie jene, die *nach* dem Frühstück unterwegs waren. Sechs Wochen später zeigte sich eine noch verblüffendere Veränderung: Die Männer, die auf nüchternen Magen aktiv gewesen waren, wiesen einen kontrollierteren Blutzucker- und Insulinspiegel auf. In ihren Muskeln fand sich eine größere Menge jener Proteine, die für den Weitertransport von Glukose aus dem Blut in die Muskulatur benötigt werden. Ihr Körper war also gesünder und konnte effizienter arbeiten. Die Forscher beschrieben die Auswirkungen von Bewegung vor dem Frühstück daraufhin als »positiv und tiefgreifend«.

Eine Studie von 2020 ergab, dass die Gewichtsabnahme nach Übungen mit geringer Intensität – wie Gehen – größer war als nach Übungen mit hoher Intensität. Die Autoren vermuteten sogar, dass eine maßvolle Bewegung vor dem Frühstück dazu beitragen könnte, Entzündungen einzudämmen[347], die für so viele heutige Krankheiten verantwortlich sind, darunter auch Alzheimer und Krebs. Wie das sein kann? Man ist sich nicht sicher, doch möglicherweise sondert Fett Entzündungsmodule ab, die für chronische Entzündungen sorgen – was Gehen auf nüchternen Magen nicht nur für Menschen interessant macht, die abnehmen wollen. Der Rekord-Leichtathlet und Coach Colin Jackson zum Beispiel beginnt seinen Tag mit einem solchen Training und legt dabei sechs Kilometer in fünfzig Minuten zurück.

Auch wenn Sie abnehmen wollen, können Sie Jacksons Beispiel folgen und jeden Morgen zur selben Zeit, noch bevor Sie etwas zu sich nehmen, eine Runde drehen. Ein 2019 in der Fachzeitschrift *Obesity* veröffentlichter Forschungsbericht macht deutlich, dass Regelmäßigkeit und Beharrlichkeit der Schlüssel zum erfolgreichen Abnehmen sind: Die Studienteilnehmer, die täglich zur selben Zeit gingen, konnten ihr Gewicht besser halten.

Auch ich mache täglich vor dem Frühstück einen Spaziergang, der inzwischen zu einer festen Gewohnheit geworden ist. Es ist ganz einfach: aufstehen, ein Glas Wasser trinken, die Turnschuhe anziehen, und los geht's!

Tipps

Gehen auf nüchternen Magen kann **gewöhnungsbedürftig** sein, vor allem, wenn Sie normalerweise eher zeitig frühstücken. In diesem Fall sollten Sie mit kurzen Spaziergängen beginnen und die Dauer dann allmählich steigern.

Sie können nicht mit leerem Magen los? Dann probieren Sie, ob es reicht, wenn Sie vor dem Aufbrechen **eine Banane oder ein paar Nüsse und Trockenfrüchte** essen.

Manche Studien sehen diese Form des Gehens als effiziente Möglichkeit, um abzunehmen[348]; dennoch ist es nicht für jeden geeignet. **Hören Sie auf Ihren Körper**, oder fragen Sie im Zweifel Ihren Hausarzt.

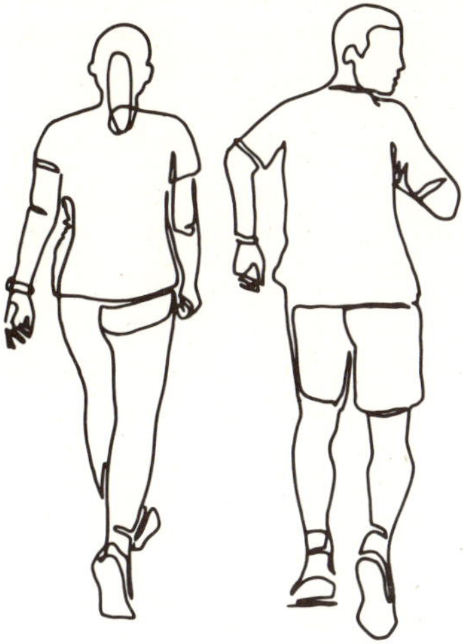

48. Woche

Rückwärtsgehen

Am 7. März 1931 tauchte ein Texaner namens Plennie Wingo rückwärtsgehend auf einem Rodeo in Fort Worth auf. Im Cowboy-Outfit und mit etlichen Werbetafeln behängt, kündigte Wingo sein Vorhaben an: Er wollte die Welt umrunden – und zwar im Rückwärtsgang. Sechs Monate lang hatte er sich darauf vorbereitet: Er war jede Nacht zwanzig Minuten lang rückwärtsgelaufen, im Schutz der Dunkelheit, damit ihm niemand seine Idee klauen würde. Einen Monat später brach er auf, ausgerüstet mit einer Brille mit winzigen Spiegeln außen an den Gläsern, damit er sehen konnte, wohin er lief. Ein stabiler Stock half ihm, das Gleichgewicht zu halten. Wingos kaum bekannte Geschichte ist ebenso skurril wie haarsträubend. Von Texas aus ging er – natürlich rückwärts – nach Oklahoma, weiter nach Missouri und Illinois, wobei er immer 25 bis 30 Kilometer am Tag zurücklegte. Innerhalb von zwei Monaten hatte er sechzehn Paar Metallbeschläge an den Spitzen seiner Schuhsohlen durchgelaufen. Von Ohio zog er weiter nach Connecticut und schließlich nach Boston. Dort ging er an Bord eines Schiffes, das ihn nach Hamburg brachte, wo er im Januar ankam, mitten im Schneegestöber. Durch Eis und Schnee lief er weiter nach Berlin, Dresden, Prag und dann nach Rumänien und Bulgarien. In der Türkei steckte man ihn unverzüglich und ohne mit der Wimper zu zucken ins Gefängnis. Wingo musste zurück in die USA, wo er mit einem Freund von New York nach Santa Monica, Kalifornien, fuhr, um dann rückwärts nach Hause zu laufen und seine Reise in Texas zu beenden. Er konnte auf eine Strecke von mehr als 12 000 Kilometern zurückblicken, was ihm einen Eintrag im *Guinnessbuch der Weltrekorde* sicherte. Es hätte niemanden gewundert, wenn Wingo auf seiner wahnwitzigen Reise umgekommen wäre; stattdessen aber erreichte er ein stolzes Alter von 98 Jahren, lief bis dahin regelmäßig rückwärts und versicherte immer wieder, es sei »gut für die Gesundheit«[349].

Und es sieht ganz so aus, als hätte Wingo recht gehabt. In den letzten Jahrzehnten hat sich Rückwärtsgehen als atemberaubend einfache, bislang aber nahezu unbekannte Möglichkeit erwiesen, die eigene Fitness zu fördern. In Studien konnte sogar nachgewiesen werden, dass die beste Art, das Vorwärtsgehen zu optimieren, bizarrerweise das Rückwärtsgehen ist. Einer 2020 veröffentlichten Studie zufolge liegt das daran, dass wir beim Rückwärtsgehen völlig andere Muskelgruppen im Rumpf und Unterkörper verwenden. Je kräftiger sie sind, umso effektiver und effizienter funktioniert der gesamte Unterkörper.[350]

Rückwärtsgehen fördert das Vorwärtsgehen aber auch, indem es unsere Balance und Standfestigkeit verbessert. Wenn wir gehen, ohne uns dabei von den Augen leiten zu lassen, müssen wir den Raum, durch den wir uns bewegen und in den wir vordringen, auf andere Weise zumindest grob erfassen – ein Vorgang, der als Propriozeption, Kinästhesie oder auch »sechster Sinn« bezeichnet wird. Dazu sind sogenannte Propriozeptoren erforderlich. Das sind in Gelenken, Muskeln und Sehnen angesiedelte Neuronen, die zusammen mit unseren Sinnesorganen Informationen an das zentrale Nervensystem und das Gehirn weiterleiten – eine nahezu unerklärliche Befehlskette, die sich innerhalb einer Nanosekunde vollzieht und über Jahrmillionen so optimiert wurde, dass wir in der Lage sind, uns mit minimaler geistiger Anstrengung fortzubewegen. Diese ausgeklügelte, fein abgestimmte Reihe neuromuskulärer

Befehle kommt mehrere Hundert Mal am Tag zum Einsatz: wenn unsere Füße plötzlich eine Unebenheit des Bodens ausgleichen oder ihren Gang ändern müssen, um sich beispielsweise einem asphaltierten Gehweg, Geröllfeld oder matschigen Boden anzupassen, oder wenn wir einem Ball hinterherhechten oder ein unbeleuchtetes Treppenhaus hinunterstürmen. Rückwärtsgehen verbessert unsere propriozeptiven Fähigkeiten, weil es ein so komplexes und ungewöhnliches Bewegungsmuster ist; zugleich trägt es zu einem besseren Gleichgewicht bei und schärft unsere Sinne.

Die Wissenschaft konnte außerdem nachweisen, dass Rückwärtsgehen eine größere körperliche Herausforderung darstellt als Vorwärtsgehen, da es die Muskulatur der unteren Körperhälfte stärker beansprucht: Bevor wir über den Fuß abrollen, setzen wir unsere Zehen auf – weshalb Wingo auch stets Schuhe mit metallenen Beschlägen an der Spitze trug. Dabei werden die Schienbein- und Gesäßmuskeln sowie der *rectus femoris* (einer der Quadrizepsmuskeln) aktiviert, die damit wesentlich intensiver gefordert sind, als wenn wir uns vorwärtsbewegen. Alles in allem stellt Rückwärtsgehen somit ein hervorragendes aerobes Training dar, das mehr Kalorien verschlingt als Vorwärtsgehen.

Frühere Studien gehen davon aus, dass Rückwärtsgehen außerdem unsere Achillessehnen dehnbarer macht, was wiederum der Körperhaltung zugutekommt.[351] Normalerweise lehnen wir uns beim Gehen leicht nach vorn. Beim Rückwärtsgehen hingegen müssen sich Wirbelsäule und Rumpf wesentlich mehr anstrengen, um den Körper aufrecht zu halten und zu stabilisieren – und dabei wird auch das Becken korrekt ausgerichtet. Das könnte auch der Grund dafür sein, weshalb sich Kreuzschmerzen durch zehnminütiges Rückwärtsgehen viermal wöchentlich innerhalb von nur drei Wochen verringern ließen.[352]

Andere Studien konnten einen Zusammenhang zwischen dem Rückwärtsgehen und einer Verbesserung von Gehtempo, Schritt- und Gangbild feststellen.[353] Es stärkt unsere Kniegelenke und den Quadrizeps, was wiederum dem Gang zugutekommt: Unsere Bewegungen sind koordinierter, flüssiger und geschmeidiger, und wir können entspannter und mit weniger Kraftaufwand gehen. Aus diesem Grund wirkt sich Rückwärtsgehen auch besonders positiv auf Menschen aus, die unter Bewegungsstörungen leiden, beispielsweise juveniler rheumatoider Arthritis, Kniearthrose, Schlaganfall, Parkinson, zerebralen Lähmungen, Multipler Sklerose und Wirbelsäulen- oder Knieverletzungen.

Weiterhin wird von einem stärkeren Selbstvertrauen, mehr Kraft, einer besseren Beweglichkeit, einem tieferen Schlaf und einer positiveren Stimmung im Anschluss an Übungen im Rückwärtsgehen berichtet, aber auch von einer besseren Konzentration. So fand eine Studie über Kinder mit ADHS heraus, dass diese sich nach zehn Minuten Rückwärtsgehen länger konzentrieren konnten und bei nachfolgenden Aufgaben weniger Fehler machten.[354] Ob diese Erkenntnis eine allgemeine Gültigkeit besitzt, muss sich noch zeigen, doch die verbesserte Konzentrationsfähigkeit könnte durchaus eine Folge der intensiven Fokussierung sein, die Rückwärtsgehen erfordert. So hielten die Forscher fest, Rückwärtsgehen könnte »die Aufmerksamkeitsleistung verbessern«.

Nachdem ich so viele zwingende Beweise aufgetrieben hatte, die für das Rückwärtsgehen sprachen, wollte ich es natürlich unbedingt selbst ausprobieren. Und es war tatsächlich ein wahres Vergnügen! Wenn wir rückwärtsgehen, uns also aus einer Landschaft herausbewegen, weitet sich der Blick, anstatt sich zu verengen. Mit jedem Schritt dehnt sich der Raum um uns herum aus, offenbart sich langsam und auf geheimnisvolle Weise. Das fühlt sich völlig anders an, als wenn wir vorwärts durch eine Landschaft flanieren und sich der vor uns liegende Anblick über Stunden hinweg kaum verändert.

Können wir uns nicht von unseren Augen leiten lassen, werden andere Sinne aktiviert. Uns wird deutlich bewusst, wie wir uns im Raum bewegen. Wenn wir die Aufmerksamkeit voll und ganz darauf richten, wo und wie wir unsere Füße setzen, spüren wir plötzlich den Boden unter unseren Zehenspitzen, das Abrollen des Fußes von vorne nach hinten, die Richtung, aus der der Wind kommt. Während wir unablässig versuchen, einen möglichst sicheren Stand zu finden und das Gleichgewicht zu halten, können unsere Gedanken gar nicht erst abschweifen, und wir kommen nicht so leicht ins

Grübeln – auch für abwegige Vorstellungen, dramatische Erkenntnisse oder geistreiche Unterhaltungen ist dann kein Platz. Beim Vorwärtsgehen brauchen wir nicht an unseren Körper zu denken, sondern können uns ganz auf das Geistige konzentrieren. Beim Rückwärtsgehen dagegen tritt das Geistige in den Hintergrund, und es zählt nur noch der Körper.

Tipps

Wingo verstauchte und brach sich mindestens zweimal den Knöchel und verursachte bei einer Gelegenheit sogar einen Verkehrsunfall. **Seien Sie also vorsichtig**: Suchen Sie sich zum Üben eine ebene, freie, Ihnen vertraute Strecke, und beginnen Sie in einem langsamen Tempo. Natürlich können Sie auch jemanden bitten, Sie zu führen.

Konzentrieren Sie sich auf jeden einzelnen Schritt (fangen Sie mit kleinen Schritten an). Setzen Sie zunächst die Zehen auf, und rollen Sie den Fuß danach bis zur Ferse ab. Nach einer Weile können Sie das Rückwärtsgehen dann vorsichtig in Ihren täglichen Spaziergang integrieren.

Nehmen Sie sich die 20. Woche vor: Gehen für ein besseres Gedächtnis. Dort erfahren Sie, wie Sie durch Rückwärtsgehen auch Ihre **Gedächtnisleistung verbessern** können.

Mit **Barfuß- oder Minimalschuhen** (28. Woche: Barfußlaufen) spüren Sie besser, wie der Boden unter Ihren Füßen beschaffen ist, was Rückwärtsgehen zu einer noch intensiveren Sinneserfahrung macht.

Sie studieren ein Fach, das Sie geistig extrem fordert? Faszinierende Untersuchungen des Huberman Lab haben gezeigt, dass schon zehn Minuten einer ungewohnten Bewegung, die den Gleichgewichtssinn besonders fordert (wie Rückwärtsgehen), Neurochemikalien im Gehirn freisetzen, die dessen Plastizität fördern und das Lernen und Erinnern für uns leichter machen.[355] Beachten Sie jedoch, dass das nur dann funktioniert, wenn die **Bewegung wirklich neuartig** ist; bei regelmäßigen Rückwärtsgehern tritt dieser Effekt nicht mehr ein.

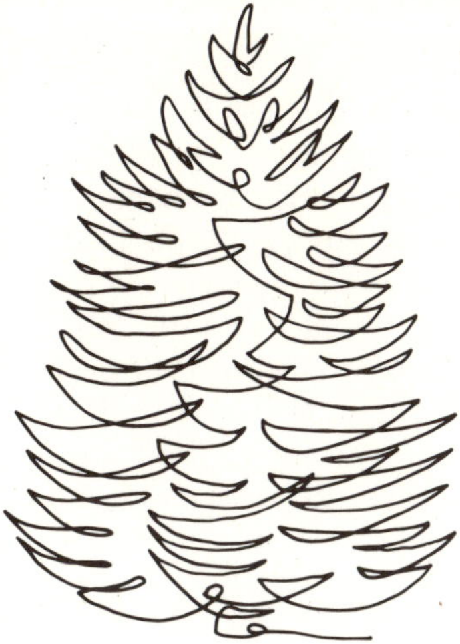

49. Woche
Streifzug durch immergrüne Wälder

Als die englische Schriftstellerin Mary Wollstonecraft 1795 in Norwegen ankam, war sie mittellos und unglücklich, mit einem unehelichen Kind im Arm. Eine Zeit lang wanderte sie durch die berühmten norwegischen Kiefernwälder und schrieb in einem Brief an ihren Geliebten: »Ich fühle mich lebendiger, als du mich seit langer, langer Zeit erlebt hast.« Sie erzählte begeistert von dem »wilden Duft« der »Kiefern und Tannen«, der ihr »das Herz besänftigt« hatte. Wollstonecraft, die mit ihrem bahnbrechenden Plädoyer *Verteidigung der Rechte der Frau* manchen als Begründerin des Feminismus gilt, war der Überzeugung, dass ihr Aufenthalt in Norwegen dazu beigetragen hatte, »in der Geschichte meines eigenen Herzens eine neue Seite aufzuschlagen«[356].

Wollstonecraft mag zwar eine der Ersten gewesen sein, die sich schriftlich über die beachtlichen Kräfte der Kiefer ausließ, doch die Ureinwohner Amerikas, die Chinesen und die Koreaner nutzten die Heilkräfte dieses Baumes bereits seit Jahrhunderten, und für die Griechen und Römer hatten die Samen der Kiefer in etwa dieselbe Funktion wie heute Viagra. So verwundert es nicht, dass die moderne Forschung nun aufholt und mithilfe der Hirntomografie sowie Speichel- und Bluttests die wundersame therapeutische Wirkung der Kiefer – also aller Koniferen der Gattung *Pinus* aus der Familie *Pinacaea* (Zedern, Fichten, Tannen, Lärchen, Hemlocktannen und Pinien) – nachzuweisen versucht.

Die Geheimwaffe der Kiefer ist ihr riesiger Vorrat an ätherischen Ölen oder Phytonziden – chemischen Verbindungen, die der Baum produziert, um sich vor Insekten, Tieren, Pilzen und Krankheiten zu schützen. Wenn wir einen Kiefernwald betreten und den unverkennbaren harzigen Duft der Bäume einatmen, können wir quasi ihr Verteidigungssystem riechen – die Phytonzide, die sie wie Hunderte gleichzeitig versprühter Spraydosen freisetzen. Jeder Baum – genau genommen sogar jede Pflanze – erzeugt zu seinem Schutz eine ganz eigene, einzigartige Mischung verschiedener Komponenten, von denen manche eine nachweislich antientzündliche, antibakterielle, antimykotische oder antioxydante Wirkung besitzen (mehr dazu in der 19. Woche: Unter Bäumen wandeln). Kiefern produzieren besonders viele Phytonzide, weshalb die Luft in Kiefernwäldern sauberer ist als jede andere, wie Waldexperte Peter Wohlleben erklärt.[357]

Bei den Experimenten mit Kiefern, die ich persönlich am faszinierendsten finde, geht es jedoch nicht um die Sauberkeit der Luft, sondern um Schlaf. Dass es einen Zusammenhang zwischen Kiefern und einem besseren Schlaf gibt, wurde erstmals 2005 nachgewiesen, und zwar von einem japanischen Forscherteam. Es entdeckte das Phytonzid α-Pinen und stellte fest, dass es Ratten ungewöhnlich lange schlafen ließ.[358] Nachfolgende Experimente zeigten, dass α-Pinen exakt denselben Effekt hatte und über dieselben chemischen Leitungsbahnen wirkte wie Schlafmittel, anders als diese jedoch keinerlei Nebenwirkungen zeigte und die für einen tiefen Schlaf so unverzichtbaren Delta-Phasen nicht beeinträchtigte. Diese fallen bei gebräuchlichen Schlafmitteln kürzer aus (Delta-Wellen entstehen nur in der Tiefschlafphase), die Schlafdauer wird also auf Kosten der Schlafqualität erhöht. Nager hingegen, die α-Pinen eingeatmet oder verabreicht bekommen hatten, schliefen länger *und* tiefer.

Die Phytonzide von Koniferen bestehen aus chemischen Verbindungen, die als Terpene bezeichnet werden. α-Pinene kommen bei diesen Bäumen am häufigsten vor, doch auch das zweithäufigste Terpen, 3-Caren, führte in Versuchen mit Nagern zu einem tieferen Schlaf. Mit anderen Worten: Kiefern produzieren mindestens zwei schlaffördernde Stoffe.

Inzwischen gibt es auch erste Experimente mit Menschen – und das mit vielversprechenden Ergebnissen. In einer 2019 in Korea durchgeführten Studie verbrachte eine Gruppe von Krebspatienten sechs Tage zum *shinrin-yoku* (Waldbaden) in einem Wald, der vorrangig aus Zedern, Zypressen und Lärchen bestand; auch ein täglicher halbstündiger Spaziergang war Bestandteil des Programms. Am Ende der Studie hatte sich die Schlafeffizienz der Probanden (die Zeit, die sie schlafend im Bett verbrachten, anstatt sich hin- und herzuwälzen) verbessert. Außerdem konnten sie insgesamt länger schlafen.[359]

Eine japanische Studie zeigte wiederum, dass sich die schlaffördernde Wirkung eines Spaziergangs durch den Kiefernwald verstärken ließ, wenn er nachmittags erfolgte. Die Spaziergänge dauerten jeweils zwei Stunden; die einen Teilnehmer sollten am Vormittag starten, die anderen am Nachmittag. Bei beiden Gruppen fiel die Nachtruhe länger aus; am längsten aber schliefen diejenigen, die nachmittags unterwegs gewesen waren.[360]

Wie Mary Wollstonecraft kam auch ich in den großen Genuss, durch einen norwegischen Nadelwald zu streifen, den intensiven Duft der Bäume einzusaugen und mich auf ähnliche Weise verjüngt zu fühlen. In den Sommermonaten wanderte ich und pflückte Heidelbeeren (eine traditionelle Sommerbeschäftigung in Norwegen), im Winter kam ich ein weiteres Mal, um Touren im Schnee zu unternehmen. Der Duft der Nadelbäume verflüchtigte sich in der nordischen Kälte jedoch recht schnell. Wie der *shinrin-yoku*-Pionier und -forscher Dr. Qing Li erklärt, ist Waldbaden jederzeit möglich, die Phytonzid-Konzentration bei einer Temperatur über 30 °C jedoch am höchsten.[361] Neueren wissenschaftlichen Erkenntnissen zufolge scheint das allerdings nicht immer der Fall zu sein. Die Emission von Terpenen wird durch eine ganze Reihe von Faktoren beeinflusst: neben der Temperatur auch durch die Intensität und Dauer des Tageslichts, die Jahreszeit und das Alter der Bäume. Eine koreanische Studie fand heraus, dass manche Wälder im September besonders viele Terpene freisetzten, andere dagegen eher im Mai; in einigen Wäldern lag die Konzentration nachts höher, in anderen tagsüber. Nur in zwei Punkten waren die Ergebnisse konstant: Ältere Bäume produzieren grundsätzlich weniger Terpene, und Wind führt grundsätzlich zu einer Zerstreuung dieser Stoffe.[362]

Tatsächlich bewirken Terpene sogar noch mehr als nur einen besseren Schlaf. In einer dänischen Metastudie von 2021 konnte nach dem »Einatmen aus der Natur stammender Verbindungen« auch eine Verringerung von Entzündungen sowie eine bessere Immunabwehr nachgewiesen werden. Dreißig Minuten pro Woche reichten aus, um den Blutdruck zu senken und depressive Zustände zu mindern – die besten Ergebnisse ließen sich allerdings nach vier Stunden erzielen.[363]

Tipps

Wenn Sie besser schlafen wollen, sollten Sie Ihren **Waldspaziergang auf den Nachmittag** legen – und tief durch die Nase einatmen. Oder Sie probieren die bereits in der 38. Woche erwähnte Technik der Parfümeure aus: eine Reihe von kurzen, raschen Atemzügen.

Suchen Sie lieber einen **immergrünen Naturwald** als einen Kiefernforst auf. Je mehr unterschiedliche Nadelbäume es gibt, umso größer ist auch die Bandbreite an Phytonziden.

Um eine satte Portion Terpene abzubekommen, sollten Sie an einem **warmen, windstillen Tag** losziehen und sich einen Wald aussuchen, in dem es **viele junge Bäume** gibt.

Und falls es in Ihrer Nähe keinen immergrünen Wald gibt, halb so schlimm: **Andere Wälder** haben auch eine positive Wirkung (mehr dazu in der 19. Woche: Unter Bäumen wandeln).

Zu den **Ländern mit besonders großen Waldflächen** zählen Schottland, Deutschland, Alaska, Kanada, Teile Nordamerikas, Tasmanien, Korea, Polen und – natürlich – Japan. Wie wäre es mit einer Wanderreise (mehr dazu in der 35. Woche: Mit Gepäck marschieren) oder einer heilsamen Auszeit in der Natur? In manchen Wäldern wird das Waldbaden inzwischen sogar als angeleitete Veranstaltung angeboten.

Es gibt in Ihrer Umgebung gar keine Bäume? Kein Grund, sich geschlagen zu geben! In einer Studie der Northwestern University stellte sich heraus, dass Frauen mit Schlafproblemen, die **regelmäßig auf dem Laufband** gingen, ihren Nachtschlaf um 45 Minuten verlängern konnten.

Der Duft von Kiefernwäldern ist von etlichen Schriftstellern besungen worden, doch am schönsten finde ich den Vergleich, den Nan Shepherd dafür fand. Für sie war er »wie köchelnde Erdbeermarmelade«.

50. Woche

Gehen als Meditation

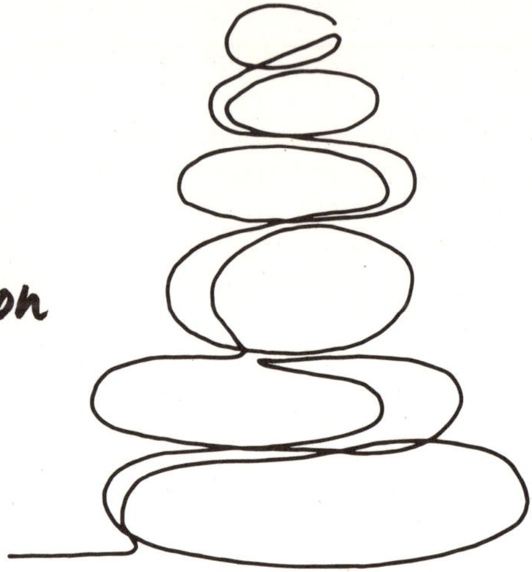

Einmal war ich zum Wandern in New Mexico. Ziellos und ohne Karte irrte ich umher, bis ich mich schließlich in einem Zentrum für Zen-Buddhismus wiederfand, wo ich mitten in eine Gehmeditation geplatzt war. Staunend beobachtete ich, wie die Mönche – langsam, schweigend, barfuß und in schwarzen Kutten – im Kreis wandelten. Seit Jahren hatte ich das Meditieren immer wieder mal ausprobiert, da mir die Idee gefiel, mich ganz auf das Hier und Jetzt einzulassen. Doch mit geschlossenen Augen dazusitzen machte mich schläfrig, und als mir dann auch noch mein Rücken zu verstehen gab, dass ich nicht so viel sitzen und stattdessen mehr gehen sollte, hörte ich mit dem Meditieren ganz auf. Nachdem ich allerdings dieser ungemein anmutigen Gehmeditation zugesehen hatte, bei der die Mönche durch den Rhythmus ihrer Schritte (ganz offensichtlich) innere Ruhe fanden, wollte ich mich dem Meditieren doch noch einmal annähern – und zwar zu Fuß.

Dutzende von Studien sprechen dafür, dass Meditation den Belastungen des Alltags entgegenwirken kann – Belastungen, die, wenn nichts gegen sie unternommen wird, oft deutliche und bleibende Spuren hinterlassen: von erhöhtem Blutdruck und einer größeren Entzündungsaktivität bis hin zu schlechteren Abwehrkräften, Schlafstörungen, Depression und Angstzuständen. Bei der Überprüfung von sechzehn Studien zur Wirkung von Meditation auf Krankenschwestern (einer besonders häufig von »Stress und Burnout geplagten«[364] Berufsgruppe) fand man heraus, dass Meditieren bei Stress, Ängsten, Depression und Burn-out hilfreich war, das Mitgefühl förderte und die Stimmung steigerte. Andere Studien gehen davon aus, dass Meditieren (im Sitzen ebenso wie in Bewegung) die schädlichen Auswirkungen einer stressbehafteten Umgebung verhindern und sogar ausgleichen kann; Grund dafür ist laut der Biologin Sabrina Venditti von der Universität La Sapienza in Rom die »Verbesserung von Immunsystem, Stoffwechsel und Stressverarbeitung«[365]. Meditation scheint uns auf Zellebene zu verändern, indem sie hilfreiche Gene aktiviert und schädliche deaktiviert, erklärt Venditti und verwendet in diesem Zusammenhang den eloquenten Ausdruck »Moleküle der Stille«.

Meditation kann außerdem zu strukturellen Veränderungen in bestimmten Hirnarealen führen: So lässt sie den präfrontalen Kortex (die Hirnregion, die an Planung und Entscheidungsfindung beteiligt ist) dicker werden, vergrößert den Hippocampus (unseren Erinnerungsspeicher) und reduziert die Aktivität der Amygdala (den Bereich, in dem Furcht und Ängste verankert sind). Gehirnscans haben gezeigt, dass Menschen, die regelmäßig meditieren, über eine dichtere graue Substanz verfügen[366] (jenes Gewebe, das die Gehirnzellen enthält), was als Zeichen für Intelligenz gilt.

Sara Lazar, Neurowissenschaftlerin an der Harvard University, betreibt ein Labor, das ausschließlich die Auswirkungen des Meditierens auf das Gehirn untersucht. Nach einem Experiment mit meditierenden Probanden und umfassenden Gehirnscans konnte sie Antworten auf die Fragen finden, die sich infolge dieser Erkenntnisse natürlich aufdrängten: Über welchen Zeitraum muss man meditieren, um die Gehirnstruktur zu verändern: Jahre oder Monate? Wie oft sollte man meditieren: jede Woche, jeden Tag oder jede Stunde? Und für wie lange: mehrere Stunden oder lediglich Minuten? Lazars Erkenntnisse überraschten sie selbst: Schon nach acht Wochen waren bei Teilnehmern ohne jede vorherige Meditationserfahrung wichtige Bereiche des Gehirns größer geworden. Noch verblüffender aber war, dass 27 Minuten Meditieren pro Tag dafür ausgereicht hatten. Weitere Studien kamen sogar zu dem Ergebnis, dass sich schon mit fünfzehn bis zwanzig Minuten signifikante Veränderungen erzielen ließen. Lazar zufolge besitzen fünfzigjährige Meditierende dieselbe Menge an grauer Substanz wie Menschen, die nur halb so alt sind.[367]

Die Gehmeditation kombiniert die positive Wirkung der Meditation mit den gesundheitlichen Vorteilen der Bewegung und der frischen Luft. Neu ist diese Idee nicht: Ihre Wurzeln reichen zurück bis ins 6. Jahrhundert vor unserer Zeitrechnung, zum Buddha höchstpersönlich. Obwohl er niemals wanderte oder »einen Spaziergang machte«, war er sein Leben lang auf den Beinen: Fünfzig Jahre lang ging er von Stadt zu Stadt, von Dorf zu Dorf, um mit den Menschen zu sprechen, sie zu unterrichten und um Almosen zu bitten. Man vermutet, dass er sich während seines alljährlichen Rückzugs zur dreimonatigen Monsunzeit mit der Festschreibung seiner Gehmeditationen beschäftigte. Auch der Pāli-Kanon – die ersten buddhistischen Schriften, die mündlich überliefert und später kopiert wurden – nennt das Gehen als eine der vier von Buddha gewählten »Haltungen«, mit der sich Achtsamkeit üben und innere Stille, Klarheit und Zufriedenheit erlangen ließen.

Doch kann man mithilfe der Gehmeditation tatsächlich dieselben beeindruckenden Ergebnisse erzielen wie mit der traditionellen Variante im Sitzen? Wie es aussieht, ja. Einer Studie zufolge führen Gehmeditationen zur Linderung von Depressions- und Stresssymptomen und zugleich zu einer Verbesserung von Kraft, Gelenkigkeit, Beweglichkeit, Gleichgewicht und kardiorespiratorischer Ausdauer (einem von Ärzten verwendeten Maß für das allgemeine Befinden und die körperliche Fitness).[368] Es stellte sich heraus, dass sich Entzündungen sowie der HDL-Cholesterinspiegel zwar durch *jede* Form des Gehens deutlich reduzieren ließen, die Spiegel von Cortisol, LDL-Cholesterin und dem Protein Interleukin-6, das mit Entzündungen und Depression in Zusammenhang steht, dagegen *nur* durch Gehmeditationen. Eine Studie von 2019 konnte unterdessen zeigen, dass ältere Frauen, die Gehmeditationen praktizierten, außerdem über eine bessere Balance und Koordination verfügten.[369]

Wo fangen wir also an? Die Psychotherapeutin und Meditationslehrerin Sylvia Boorstein[370] empfiehlt dreißig Minuten in langsamem Tempo und weist darauf hin, dass sich die übliche Meditation nach dem Atem richtet, die Gehmeditation dagegen nach dem Rhythmus unserer Schritte. Sie sollte an einem Ort erfolgen, wo Sie sich »ungestört und unbeschwert« fühlen – ob drinnen oder draußen, spielt keine Rolle. Die Strecke sollte mindestens drei bis sechs Meter lang sein, und es sollte möglichst wenige Dinge geben, die Sie ablenken, damit Sie sich ganz aufs Gehen konzentrieren können.

Schließen Sie die Augen. Atmen Sie ein paarmal langsam und tief ein, ohne sich zu bewegen. Lenken Sie Ihre ganze Aufmerksamkeit auf Ihren Körper: von den Fußsohlen, die sich angenehm im Boden verankert anfühlen sollten, über den Rumpf und die Arme bis zum Kopf und dann wieder zurück bis zu den Füßen.

Öffnen Sie die Augen, und gehen Sie los. Konzentrieren Sie sich auf das Aufsetzen und Anheben Ihrer Füße, das Schwingen der Arme oder das Gefühl in Ihren Händen, die Sie locker auf dem Rücken ineinanderlegen. »Spüren Sie, wie Ihr ganzer Körper sich durch den Raum bewegt«, erklärt Boorstein. Wenn Sie mit den Gedanken abschweifen, versuchen Sie zu erkennen, was Sie ablenkt, und finden Sie dann zu Ihrem Körper und dem rhythmischen Be- und Entlasten Ihrer Füße zurück. Sie können sich so langsam bewegen, wie Sie wollen, aber richten Sie Ihre Aufmerksamkeit immer wieder auf die Füße, das bewusste Abrollen der Fußsohlen, den kontinuierlichen Kontakt mit dem Boden, das schwere Gefühl beim Auftreten und die Leichtigkeit, wenn Sie die Beine wieder heben.

Nehmen Sie das Schwingen der Arme wahr, den flüchtigen Duft von Harz, das Zwitschern der Vögel, das Gefühl beim Ein- und Ausatmen, die abwechselnde Belastung der Beine, den Windhauch auf Ihrer Haut. Beobachten Sie all diese Dinge, nehmen Sie sie zur Kenntnis, aber lassen Sie sich davon nicht ablenken, sondern richten Sie den Fokus stattdessen immer wieder auf die Füße und den Atem.

Der Zen-Meister Thich Nhat Hanh empfiehlt, unterschiedliche Atemschemata auszuprobieren, darunter auch eine längere Ausatmung, bei der wir »alle Luft aus unseren Lungen ausstoßen«. Wenn wir auf unsere Lunge hören und mit unserem Atem-Schritt-Schema experimentieren, erklärt er, können wir unsere Atmung langfristig verändern und sowohl Respiration als auch Durchblutung verbessern[371].

Bei Gehmeditationen gibt es kein Richtig oder Falsch, keine Vorgaben, was Geschwindigkeit, Zeit, Körperhaltung oder Räumlichkeit betrifft (auch wenn ich persönlich eine möglichst ebene, gerade Strecke für empfehlenswert halte). Entscheidend ist nur, dass Sie den physischen Vorgang des Gehens nutzen, um Ihre Aufmerksamkeit ganz auf den gegenwärtigen Augenblick auszurichten. Viele Menschen fühlen sich allein schon durch den simplen Akt des Gehens in das Hier und Jetzt versetzt und merken, wie das endlose Rotieren der Gedanken zum Stillstand kommt. Bei der Gehmeditation konzentrieren wir uns jedoch noch viel stärker auf den Rhythmus unserer Füße, den wir – wenn wir möchten – auch noch mit dem Atem synchronisieren können – wie beim afghanischen Gehen (mehr dazu in der 34. Woche: Gehen wie die Nomaden). Wie die Sitzmeditation ist sie eine gute Übung für unseren unsteten Geist, der Gegenwart mehr Aufmerksamkeit zu schenken, sorgt zugleich aber auch dafür, dass unsere Arme und Beine in Bewegung bleiben, die Muskeln etwas zu tun haben und der Kreislauf in Schwung gebracht wird.

Tipps

Eine Gehmeditation lässt sich gut **am Anfang oder Ende eines Spaziergangs** einbauen, sogar wenn Sie zu Fuß ins Büro oder zum Einkaufen gehen. Damit ist sie ideal für Menschen, die wenig Zeit haben.

Boorstein empfiehlt eine **halbstündige Gehmeditation**, doch sie kann durchaus auch nur ein paar Minuten dauern; gehen Sie so langsam oder flott, wie es Ihnen angenehm ist.

Wer eine **genauere Anleitung** benötigt, kann verschiedene Apps für Gehmeditationen verwenden oder auf YouTube fündig werden.

Sie meditieren doch lieber im Sitzen? Dann versuchen Sie einfach mal, direkt im Anschluss daran einen Spaziergang zu machen. Mehrere Studien haben gezeigt, dass sich bei Menschen, die unter Kreuzschmerzen oder Angstzuständen leiden, durch eine Kombination aus Sitzmeditationen und Spaziergängen besonders gute Ergebnisse erzielen lassen.[372]

Was Sie ebenfalls ausprobieren können, ist das **Labyrinthgehen**, eine jahrhundertealte Methode der Kontemplation und Entspannung. Unter labyrinthlocator.com finden Sie bestimmt ein Labyrinth in Ihrer Nähe.

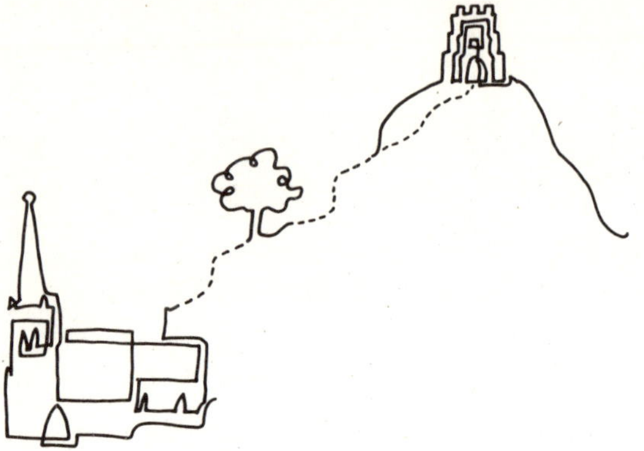

51. Woche

Spaziergang im Geiste

Die Linguistin und Journalistin Dr. Edith Bone wollte 1949 gerade in Budapest in den Zug steigen, als sie verhaftet wurde. Man beschuldigte die damals Sechzigjährige, eine britische Spionin zu sein, und warf sie ins Gefängnis. Sieben Jahre hielt man sie in Einzelhaft, oft unter qualvollen Bedingungen. Ihre erste Zelle war fensterlos und eiskalt. Später verbrachte sie fünf Monate in einem Keller ohne Licht oder Belüftung, sodass an den Wänden das Wasser herunterlief und Pilze sprossen. Mehrere Jahre lang schlug man Dr. Bone den Wunsch ab, Bücher lesen oder etwas schreiben zu dürfen. Dennoch blieb sie standhaft und weigerte sich, das falsche Geständnis abzulegen, das man in den Vernehmungen von ihr verlangte. Sie überlebte diese schrecklichen Torturen nur, weil sie sich eine Reihe von Techniken aneignete; eine davon waren regelmäßige imaginäre Spaziergänge. In ihren Memoiren *Seven Years Solitary* beschrieb Dr. Bone ihre geistigen Spaziergänge durch London, Paris, Rom, Florenz, Mailand, Berlin, Heidelberg und Wien. Als sie ihre Lieblingsstädte irgendwann »abgelaufen« hatte, brach sie auf zu einem imaginären »Heimweg nach England ... Jeden Tag legte ich eine bestimmte Strecke zurück«.

Es war eine Technik, die auch der britische Special Agent Christopher Burney sechs Jahre zuvor genutzt hatte, nachdem die Gestapo ihn gefangen genommen hatte. Über die 526 Tage Einzelhaft in einem französischen Gefängnis, das wegen seiner haarsträubenden Bedingungen berüchtigt war, schrieb Burney später: »Dann verbrachte ich immer eine Stunde damit, durch die Hügellandschaft zu wandern … Die Freiheit und der freie Raum ringsum, die wachsende Begeisterung bei einem langen Anstieg, das Hochgefühl beim Beschreiten eines ebenen Grates, der beglückende Abstieg«[373] – die Beschreibungen seiner »Gedanken-Gänge« sind zutiefst bewegend.

Imaginäre Spaziergänge sind so alt wie die Hügel selbst. Bereits im 12. Jahrhundert nutzten Klosterfrauen diese Technik für religiöse Pilgerreisen. Von den Klosterhöfen aus gingen sie Kilometer um Kilometer, immer im Kreis herum, und schafften es so – zumindest im Geiste – bis nach Rom oder Jerusalem.

Während der Coronapandemie wurde das imaginäre Gehen neu entdeckt – als eine Möglichkeit, der häuslichen Beschränkung zu entfliehen. So wanderte beispielsweise die Schriftstellerin Rachel Cooke in Gedanken durch die North Pennines in Nordengland und teilte ihre Erlebnisse mit den Lesern des *Guardian*. Vor ihrem geistigen Auge schleppte sie sich durch Wälder und Moore, bis zu einem Wasserfall mit dem Namen High Force. Es war eine Tour, die ihr wohlvertraut war, die ihr seit jeher immer wieder das Gefühl von »Demut und einer heiteren Gelassenheit« gegeben hatte. In der plötzlich zwanghaften Enge der Städte mit ihrer sonderbaren Mischung aus Angst, Beklommenheit und vernichtender Langeweile war das Gefühl von Heiterkeit und Gelassenheit genau das, wonach sich so viele von uns sehnten. Cookes imaginäre Wanderung rief einem das »erstaunenswerte« Tosen und Strudeln des Wasserfalls ins Gedächtnis, ebenso wie die Farben der Landschaft: »Moosgrün und schmutziges Gelb, Torfbraun und Graublau«[374].

Die Einschränkung der Bewegungsfreiheit eines Menschen kann sich in unterschiedlichsten Formen manifestieren. So nutzte beispielsweise Dorothy Wordsworth 1750 das imaginäre Gehen, um ihren Bruder William auf seiner (realen) Alpenüberquerung zu begleiten: Mit zwei Fingern folgte sie der Route auf der Landkarte und überlegte dabei, was er unterwegs wohl gerade gesehen haben mochte. Wenn ich aus gesundheitlichen Gründen einmal nicht hinausgehen kann, mache auch ich mich in meiner Fantasie auf den Weg. Ich breite eine topografische Karte vor mir aus und wandere eine meiner zahlreichen Touren im Geiste nach; dann klettere ich über Weidezäune und Gatter, kicke Laub in die Luft und stapfe durch Pfützen, höre wieder die zankenden Krähen und die Finken, die durch die Hecken huschen.

Aber was verleiht einem imaginären Spaziergang eigentlich seine wohltuende Wirkung? Der Psychologieprofessor Mooli Lahad, der die Heilkräfte der Imagination zu seinem Forschungsthema gemacht hat, ist der Überzeugung, dass die Fähigkeit, sich etwas *vorzustellen,* in Krisenzeiten und bedrohlichen Situationen von unschätzbarem Wert ist. In seinen Forschungsarbeiten schildert er, welche immensen Auswirkungen es hatte, wenn sich Gefangene, Überlebende von Katastrophen oder Geiseln ihrer Fantasie bedienten. In einer Notsituation nutzt unser Gehirn sie als Selbstschutz: Sie gibt uns die Möglichkeit, uns von einer Welt zu distanzieren und uns in eine andere zu versetzen, die wir selbst geschaffen und in der wir nach wie vor alles unter Kontrolle haben. Lahad erklärt, dass Kinder mühelos zwischen Fantasie und Realität oszillieren können und Erstere nicht nur als Bewältigungsmechanismus verwenden, sondern aus spielerischer Freude. Er erkannte außerdem einen Zusammenhang zwischen Kindern, die es gewohnt waren, beim Spielen ihre Imagination zu gebrauchen, und Erwachsenen, die stressige Situationen mithilfe ihrer Fantasie gut bewältigen konnten.[375]

Tipps

Bei unserem geistigen Spaziergang müssen wir uns **keineswegs auf bereits bekannte Routen oder solche auf Landkarten beschränken**. Im Roman *Jane Eyre* zum Beispiel nimmt Jane an einer Stelle ein vogelkundliches Buch zum Anlass für eine imaginäre Reise durch »öde Gebiete« und »alpine Höhen«.

Nicht jedem mag ein imaginärer Spaziergang so leichtfallen. **Ein paar Requisiten** könnten Ihnen die Sache allerdings erleichtern … Sollten Sie bereits eigene Klanglandschaften aufgenommen haben (mehr dazu in der 14. Woche: Mit offenen Ohren), hören Sie sich einfach diese an. Andernfalls können Sie sich Aufnahmen von Vogelzwitschern, besonderen Wetterereignissen oder verschiedenen Arten von fließenden Gewässern aus dem Internet herunterladen – Hauptsache, es passt zu Ihrem Spaziergang. Sehen Sie sich Fotos, Gemälde oder Landkarten an. Wenn Sie möchten, verwenden Sie ätherische Öle und einen Duftzerstäuber (ich besitze beispielsweise ein besonders anregendes Öl mit dem Namen »Waldessenz« – einmal daran gerochen fühle ich mich prompt in einen Wald in Südfrankreich zurückversetzt). Sie können den Spaziergang zeichnen oder malen, oder Sie beschreiben ihn mit Worten, wenn Ihnen das eher liegt. Natürlich können Sie der Strecke auch einfach mit dem Finger auf der Karte folgen und Ihren Gedanken dabei freien Lauf lassen.

Imaginäre Spaziergänge muss man **nicht zwangsläufig im Alleingang** machen. So nahm eine Freundin von mir ihre Mutter während deren Krankenhausaufenthalts auf mehrere solcher Spaziergänge mit; um die sogenannte willentliche Aussetzung der Ungläubigkeit zu erreichen, verwendete sie dabei Fotos und Tonaufnahmen vom Rauschen des Windes in den Bäumen.

Ebenso wenig sind imaginäre Spaziergänge auf Zeiten der Belastung und der selbst auferlegten oder unfreiwilligen Einschränkung begrenzt. **Jeder kann sie unternehmen, und zwar jederzeit**. Manche Menschen schwören darauf als Einschlafhilfe, andere sehen sie als besonders wirkungsvolle Methode, um alte Erinnerungen zu wecken. Ein Freund von mir, der beim Militär ist, nutzt sie als Teil seiner Aufklärungsmissionen. Ein Spaziergang im Geiste kennt keine Grenzen.

52. Woche

Auf der Suche nach Fraktalen

Vor zehn Jahren verließ der Schriftsteller und Landschaftsgestalter Tony Hiss das Haus, um sich einen Eiskaffee zu holen. Sein kurzer Gang zum nächsten Bagel Shop kam einer Offenbarung gleich: »Die vertraute Welt da draußen erschien mir mit einem Mal – unerforscht.« Fast sein ganzes Leben hatte er in New York City verbracht, und doch »wirkten die vertrauten Dinge ... völlig verändert ... schienen nun einem Zweck zu dienen ... bargen eine Geschichte«. Hiss' Blick fiel auf einen blauen Briefkasten und er stellte sich vor, wie der Kasten wohl gemacht worden war, dachte an die »enorme Sorgfalt, die Überlegungen und auch ... die Klugheit«, die in den Entwurf, die Herstellung und die Anbringung eingeflossen sein mochten. Dieser Augenblick der Erkenntnis – »Bewusstsein und Aufmerksamkeit waren intensiviert, neu organisiert, verlagert worden« – verwandelte auch die Art und Weise, wie er ging. »Bereichert und erfrischt« kehrte er mit dem Ansatz einer neuen Hypothese zurück: nämlich dass Bewegung unsere Aufgeschlossenheit fördert.[376] Später prägte er dafür den Begriff des »achtsamen Reisens« – wobei es sich bei seiner augenöffnenden Eiskaffee-Besorgung streng genommen eher um »achtsames Gehen« gehandelt hatte.

Achtsames Gehen ist immer langsames Gehen. Viele Arten des Gehens, die in diesem Buch beschrieben sind, stellen im Grunde Varianten des achtsamen Gehens dar – Methoden, wie wir unsere Sinne, unseren Verstand und unseren Geist gebrauchen können, während wir uns fortbewegen. Wenn wir nach Vögeln, Pilzen, Blumen, Bauwerken oder Wolken Ausschau halten, ist das achtsames Gehen. Wenn wir Geräusche, Gerüche oder die Stille auf uns wirken lassen, ist das auch achtsames Gehen. Doch es gibt noch eine weitere, ganz einfache Möglichkeit, aus einem Spaziergang oder einer Wanderung ein Abenteuer des achtsamen Gehens zu machen: die Suche nach Fraktalen.

Ein Fraktal ist ein sich wiederholendes, oft komplexes, oft aber auch gleichartiges Muster, wie es sich häufig in der Natur findet – denken Sie nur einmal an eine Schneeflocke, einen Farnwedel oder eine Welle auf dem Meer. Fraktale gibt es überall, und sie zu betrachten erzeugt in uns eine tiefe Befriedigung. Der Physikprofessor Richard Taylor, der seit Jahrzehnten Fraktale erforscht, glaubt sogar, dass allein das Anschauen fraktaler Muster »zu verblüffenden körperlichen Veränderungen führen kann«, indem es das Gefühl von Stress reduziert, die kognitiven Fähigkeiten verbessert und unsere Konzentrationsfähigkeit erhöht.[377] Untersuchungen mittels EEG (Elektroenzephalogramm) und fMRI (funktioneller Magnetresonanztomografie) bestätigen: Beim Betrachten von Fraktalen werden einige Hirnregionen aktiviert, darunter auch der Parahippocampus, der uns bei der Verarbeitung von Emotionen hilft, aber auch eine entscheidende Rolle im Zusammenhang mit der räumlichen Navigation und der Erinnerung spielt. Taylors Studien geben Grund zur Vermutung, dass sich das Stressniveau auf diese Weise um 60 Prozent reduzieren lässt.[378]

Doch nicht alle Fraktale haben dieselbe beruhigende Wirkung. Man kategorisiert sie nach ihrer Komplexität oder der Rate, mit der sich ein Muster mit jeder Wiederholung verkleinert. Diese Eigenschaft wird als »fraktale Dimension D« bezeichnet und bewegt sich üblicherweise zwischen D1 und D2. Lockerer angeordnete, größere und weniger komplexe Fraktale (wie Wolken oder eine flache Landschaft) sind eher im Bereich D1 angesiedelt, während stark ineinander verschachtelte, kleinere und engere Muster (wie sich verzweigende Blattadern oder ein dichter Wald) als D2 eingestuft werden. Taylors Studien zufolge wirken Fraktale mit einem niedrigen bis mittleren Grad an Komplexität am beruhigendsten auf uns: Betrachten wir Fraktale mit einem Wert zwischen 1,3 und 1,5, entstehen in unserem Gehirn Alpha-Wellen, die unser Wohlbefinden steigern. Wir fühlen uns entspannt und zugleich wach, nicht gelangweilt (D1), aber auch nicht überfordert (D2).

In einer erst vor Kurzem durchgeführten Studie mit Kleinkindern, denen man Fraktale zeigte, stellte sich außerdem heraus, dass wir bereits vor Erreichen des dritten Lebensjahres für solche Muster empfänglich sind; diese Beobachtung führte die Wissenschaftler zu der Annahme, dass wir von Geburt an die Fähigkeit besitzen, Fraktale wahrzunehmen und sie als zutiefst entspannend zu empfinden.[379] Taylor geht davon aus, dass unsere angeborene Vorliebe für Fraktale möglicherweise mit der Funktionsweise unserer Augen zusammenhängt. So deuten seine Experimente darauf hin, dass das menschliche Auge beim Verfolgen eines Objekts ebenfalls ein fraktales Muster nutzt.

Fraktale finden sich nicht nur in der Natur. Zwar kommen sie in einer urbanen Umgebung nicht ganz so häufig vor, doch mit etwas Mühe können Sie solche Muster (fast) überall entdecken – in Kirchenfenstern oder im Moos auf Grabsteinen, Blüten im Schaufenster von Blumengeschäften oder Gemälden in Galerien (in der Kunst werden Fraktale oft verwendet, beispielsweise von Jackson Pollock, dessen Werk Taylor systematisch nach Fraktalen durchforstet hat). Es ist nicht nötig, Fraktale besonders lange zu betrachten. Laut Taylor »braucht die Exposition lediglich ›umgebend‹« zu sein – mit anderen Worten: Eine positive Wirkung lässt sich allein dadurch erzielen, dass wir Fraktale um uns haben.[380]

Nach Fraktalen Ausschau zu halten ist eine von vielen Möglichkeiten, wie wir bei einem Spaziergang eine größere Achtsamkeit erreichen können. Im Zentrum von London bieten Botaniker Kräuterwanderungen durch städtisch geprägte Wohngebiete an, in denen es ebenso um Kultur und Geschichte wie um wild wachsende Pflanzen geht. Führungen über marode Friedhöfe vermitteln Wissenswertes über Brauchtum, Architektur und das Leben berühmter Persönlichkeiten. Bei Pilzwanderungen durch die Stadt können Sie an Hecken oder in verborgenen Winkeln öffentlicher Parks fündig werden. Überall werden Sie eine Fülle von Fraktalen entdecken. Was ich aber besonders faszinierend finde, ist, dass man im Internet auf Hunderte interessanter Menschen stößt, die gerne bereit sind, ihr immenses Wissen im Rahmen eines Spaziergangs weiterzugeben, und das meist zu einem günstigen Preis.

Achtsames Gehen hat übrigens noch einen weiteren Vorteil: Es scheint bestimmte Nervenzellen im Gehirn zu aktivieren und zu stärken. 2021 entdeckten niederländische Neurowissenschaftler im Gehirn von Mäusen etwas, das sie als »Neugier-Schaltkreis« bezeichneten – eine tief verborgene Region, die auch *Zona Incerta* genannt wird. Es zeigte sich, dass diese bei einer »intensiven Stimulation« aktiviert wurde, bei einer »oberflächlichen« dagegen inaktiv blieb – was die Vermutung zulässt, dass das intensive, achtsame Gehen möglicherweise ein ebenso gutes Training für unser Gehirn ist wie für unseren Körper.[381]

Die Optimierung unserer Gehirnzellen steht beim achtsamen Gehen jedoch nicht im Vordergrund. Was zählt, ist vielmehr, dass sich damit unsere Auffassung vom Gehen an sich verändert, dass wir das Gehen nicht länger als langweilig empfinden oder nur als *notwendig,* um irgendwohin zu gelangen, sondern vielmehr als einfache Möglichkeit für spannende Erlebnisse oder für Begegnungen begreifen, als *gut investierte* Zeit. Hiss erklärt das folgendermaßen: »Erinnernswerte Reisen ... ermöglichen den Menschen Zugang zu einem anderen Bereich ihres Geistes; sie beginnen ein Bewusstsein zu nutzen, das über ganz eigene Interessen und Belange verfügt ... (so)dass der Tag plötzlich lebendiger und voller Möglichkeiten erscheint.«[382] Ich persönlich kann dem nur zustimmen. In den Rissen der Gehwege, in der zerfurchten Rinde umgestürzter Bäume, unter der dünnen Haut der Erde können wir ganze Universen finden.

Tipps

Achtsames Gehen ist im Grunde genommen **aufmerksames Gehen**. Machen Sie sich daher lieber allein oder mit einer gleichgesinnten Begleitung auf den Weg.

Ergänzen Sie Ihren achtsamen Spaziergang durch Wissen – ganz egal, ob aus dem Bereich der Geografie, Geologie, Architektur, Geschichte, Botanik oder der Welt der Fraktale. Machen Sie sich schon im Vorfeld mithilfe von Büchern schlau, laden Sie sich eine geeignete App herunter, oder suchen Sie sich eine interessante geführte Tour.

Audioguide-Apps wie Lauschtour oder Gesso sind bei Spaziergängen durch die Stadt eine willkommene Bereicherung, ebenso wie **organisierte Rundgänge**, die weit über die üblichen touristischen Stadtführungen hinausgehen, da sie inzwischen in einer unglaublichen thematischen Bandbreite angeboten werden. So können Sie sich in Berlin beispielsweise einer Graffiti-Tour anschließen, in Tokio dem Gehseminar eines Filmregisseurs, in Paris einem Rundgang über berühmte Frauen dieser Stadt oder in New York City einer kulinarischen Tour durch die Küchen der Welt.

Der frühe Morgen, wenn es draußen schon hell wird, auf den Straßen aber noch nicht viel los ist, eignet sich am besten für einen Stadtspaziergang.

Sie unternehmen **mit Kindern einen Ausflug ins Grüne**? Schlagen Sie ihnen vor, nach so vielen Fraktalen wie möglich Ausschau zu halten.

Zeichnen Sie die Fraktale, die Sie unterwegs finden (mehr dazu in der 32. Woche: Unterwegs mit dem Skizzenblock).

Teilen Sie Ihr eigenes Wissen, indem Sie daraus eine Spazierroute für andere zusammenstellen.

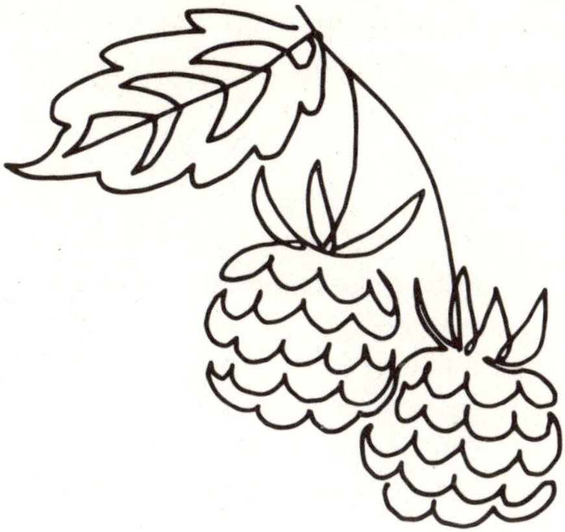

Nachwort

Als Homo sapiens hat sich der Mensch über Äonen zu einem Wesen entwickelt, das in der Lage ist, zu gehen – den ganzen Tag lang, jeden Tag, mit oder ohne Gepäck, bei Wind und Regen, in der Sonne wie im Schatten, bergauf und bergab, an Flüssen entlang, durch Wälder und übers flache Land. Wir wurden zu Wesen, deren rund 600 Skelettmuskeln sich unablässig bewegen, Wesen mit Luft in den Lungen, Gerüchen in der Nase, Sonne auf der Haut, Wind in den Haaren, Sand und Erde unter den Füßen. Und doch haben wir uns zugleich zu Wesen entwickelt, die ihre kostbaren Kräfte möglichst schonen wollen. Unser modernes Leben kommt dieser angeborenen Neigung, mit den Kräften hauszuhalten (sprich: nichts zu tun), entgegen. Nie zuvor war es leichter, so wenig zu tun, sich so selten zu bewegen. Und nie zuvor war es so schwierig, den verlockenden Bequemlichkeiten unseres elektrifizierten, verpixelten Zeitalters zu widerstehen.

Doch genau das müssen wir tun. Wenn unsere Körper, Gehirne und Seelen intakt bleiben sollen, müssen wir aktiv und im Freien sein – vielleicht nicht den *ganzen* Tag über, zweifellos aber *jeden* Tag. Als Menschen sind wir am lebendigsten, wenn wir uns bewegen, wenn wir der Welt im Schritttempo begegnen, wenn wir die häusliche Komfortzone verlassen und uns von unseren Sinnen leiten lassen.

Dieses Buch ist mein Liebesbrief ans Gehen. Ich hoffe, es bringt auch Sie dazu, auf die Füße zu kommen, aus dem Haus zu treten und loszuziehen; es als großes Privileg und Glück zu sehen, öfter zu Fuß unterwegs zu sein, und das sogar in der freien Natur und an der frischen Luft.

Das letzte Wort aber soll mein Vater haben, der mich mit seiner Weigerung, das Auto zu nehmen, dazu nötigte, zu Fuß zu gehen, und der starb, während ich dieses Buch schrieb: »Bewege dich behutsamer. Denke stets an die Leichtigkeit einer Feder. Folge dem Flug des Zaunkönigs.«

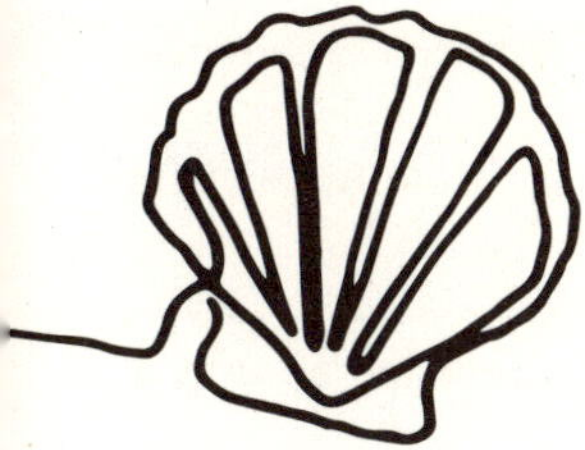

Weiterführende Literatur

Abbs, Annabel, *Windswept: Walking in the Footsteps of Remarkable Women,* London, Two Roads, 2021

Andrews, Kerri, *Wanderers: A History of Women Walking,* London, Reaktion, 2020

Ekelund, Torbjørn, *Gehen. Eine Wiederentdeckung,* übers. v. Andreas Brunstermann, München, Malik, 2021

Elkin, Lauren, *Flâneuse: Frauen erobern die Stadt – in Paris, New York, Tokyo, Venedig und London,* übers. v. Cornelia Röser, München, btb, 2018

Geddes, Linda, *Chasing the Sun: The New Science of Sun Light,* London, Wellcome Collection, 2019

Godwin, Fay, und Shirley Toulson, *The Drovers' Roads of Wales,* London, Wildwood House, 1977

Gogerty, Clare, *Beyond the Footpath: Mindful Adventures for Modern Pilgrims,* London, Piatkus, 2019

Humble, Kate, *Thinking on My Feet: The Small Joy of Putting One Foot in Front of Another,* London, Octopus, 2018

Hunt, Nick, *Mit dem Wind: Wanderungen vom Atlantik bis zum Mittelmeer,* übers. v. Leon Mengden, München, btb, 2019

Jebb, Miles, *Walkers*, London, Constable, 1985
Kagge, Erling, *Gehen. Weiter gehen – Eine Anleitung*, übers. v. Ulrich Sonnenberg, Berlin, Insel Verlag, 2018
Laws, Bill, *Byways, Boots & Blisters: A History of Walkers & Walking*, Stroud, The History Press, 2009
Li, Qing, *Die wertvolle Medizin des Waldes: Wie die Natur Körper und Geist stärkt*, übers. v. Katharina Förs, Reinbek bei Hamburg, Rowohlt Polaris, 2018
Lieberman, Daniel, *Exercised: The Science of Physical Activity, Rest and Health*, London, Penguin, 2020
Malchik, Antonia, *A Walking Life: Reclaiming Our Health and Our Freedom One Step at a Time*, New York, Da Capo, 2019
Minshull, Duncan, *Sauntering: Writers Walk Europe*, London, Notting Hill Editions, 2021
Minshull, Duncan, *Beneath my Feet: Writers on Walking*, London, Notting Hill Editions, 2019
Minshull, Duncan, *While Wandering: A Walking Companion*, London, Vintage, 2014
Montgomery, Ben, *Grandma Gatewood's Walk: The Inspiring Story of the Woman Who Saved the Appalachian Trail*, Chicago, Chicago Review Press, 2016
Montgomery, Ben, *The Man Who Walked Backward: An American Dreamer's Search for Meaning in the Great Depression*, New York, Little, Brown, 2018
Nestor, James, *Breath: Neues Wissen über die vergessene Kunst des Atmens*, übers. v. Martin Bayer, München, Piper, 2021
Nichols, Wallace J., *Blue Mind: Wie Wasser uns glücklicher macht*, übers. v. Martin Bayer, Stuttgart, S. Hirzel Verlag, 2010
Nicholson, Geoff, *The Lost Art of Walking*, Newmarket, Harbour Books, 2010
O'Mara, Shane, *Das Glück des Gehens: Was die Wissenschaft darüber weiß und warum es uns so guttut*, übers. v. Hainer Kober, Hamburg, Rowohlt, 2020
Saunders, Susan und Annabel Streets, *The Age-Well Project: Easy Ways to a Longer, Healthier, Happier Life*, London, Piatkus, 2019

Selhub, Eva M. und Alan C. Logan, *Your Brain on Nature: The Science of Nature's Influence on Your Health, Happiness, and Vitality,* London, Collins, 2014

Shepherd, Nan, *Der lebende Berg: eine Huldigung der Cairngorms,* übers. v. Judith Zander, Berlin, Matthes & Seitz Berlin, 2017

Simard, Suzanne, *Finding the Mother Tree,* Penguin, 2021

Solnit, Rebecca, *Wanderlust: Eine Geschichte des Gehens,* übers. v. Daniel Fastner, Berlin, Matthes & Seitz Berlin, 2017

Strayed, Cheryl, *Wild: Tausend Meilen durch die Wildnis zu mir selbst,* übers. v. Reiner Pfleiderer, München, Kailash-Verlag, 2013

Thürmer, Christine, *Weite Wege Wandern,* München, Malik, 2020

Walker, Peter, *The Miracle Pill: Why a Sedentary World is Getting it all Wrong,* London, Simon & Schuster, 2021

Williams, Florence, *The Nature Fix: Why Nature Makes Us Happier, Healthier, and More Creative,* New York, W. W. Norton, 2017

Williams, Florence, *The 3-Day Effect,* gelesen von der Autorin, Audible Original, 2019

Wohlleben, Peter, *Das geheime Leben der Bäume: Was sie fühlen, wie sie kommunizieren – die Entdeckung einer verborgenen Welt,* München, Ludwig Verlag, 2015

Wohlleben, Peter, *Gebrauchsanweisung für den Wald,* München, Piper, 2017

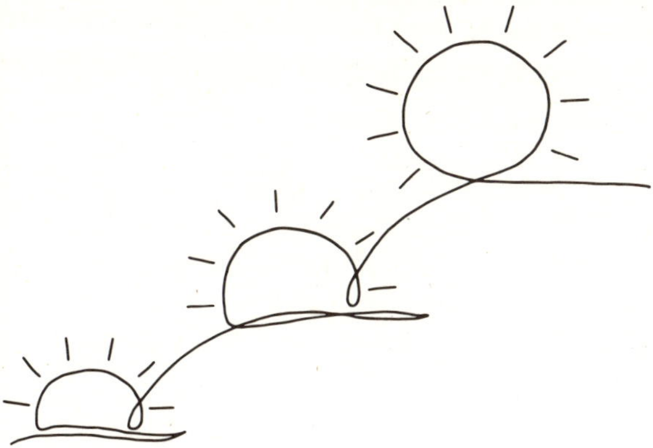

Dank

Bei der Entstehung dieses Buches haben viele Menschen mitgewirkt. Ich möchte – ohne eine bestimmte Reihenfolge – all jenen danken, die mir so großzügig ihre Zeit und ihr Wissen zur Verfügung gestellt haben: Joanna Hall, Duncan Minshull, Dr. Tessa Pollard, Dr. Kate McLean, Leutnant Liam O'Kelly, Subhadassie, Ellen Cooper de Groote, Dr. Helen Cox, Dr. Charlotte Megeney, dem British Pilgrimage Trust, Brian Prendergast, Roy Vickery vom South London Botanical Institute, Martin Christie, der Sussex Ornithological Society und der Gehkünstlerin Geraldine van Heemstra. Ebenso danke ich allen Forschern, auf deren Bücher, Podcasts, Studien und Berichte ich mich immer wieder bezogen habe – und ohne deren unermüdliche Arbeit es dieses Buch nicht geben würde. Ich habe mich umfassend auf Zeitschriften und Datenbanken aus dem Bereich der Biomedizin gestützt und möchte all jenen meinen Dank aussprechen, die dazu beitragen – Quellen wie diese sind von unschätzbarem Wert. Für etwaige Fehler bin einzig und allein ich verantwortlich.

Ich bedanke mich bei allen Menschen, die mir geholfen haben, aus einer vagen Idee das vorliegende Buch werden zu lassen: meinen unermüdlichen Agenten Rachel Mills in London und Stuart Krichevsky in New York, meinen wunderbaren Lektorinnen Rowan Yapp und Lauren Whybrow bei Bloomsbury sowie Michelle Howry bei Putnam.

Mein ausdrücklicher Dank gilt allen Freunden und Weggefährten, die mich im Lauf der Jahre begleitet haben – ihr wisst selbst, wen ich meine. Vor allem aber danke ich meiner Familie, die mit mir durch Dutzende von Städten gelaufen und auf etliche Berge gestiegen ist, bei strömendem Regen und gnadenloser Hitze, über sternenhelle Felder und durch dunkle Wälder, die mit mir zum Müllsammeln loszog, zu Streifzügen durch die Wildnis, Spaziergängen im Morgengrauen und beschwerlichen Barfußwanderungen, oft auf unergründlichen Wegen, aber letztendlich doch immer gemeinsam.

Anmerkungen

Einleitung

1 Als »Gepäckmarsch« oder »Leistungsmarsch« bezeichnet man beim Militär einen Fußmarsch mit Gepäck. Mehr dazu in der 35. Woche: Mit Gepäck marschieren.

2 Tessa Strain et al., »Use of the prevented fraction for the population to determine deaths averted by existing prevalence of physical activity: a descriptive study«, *The Lancet Global Health,* 2020; 8 (7): e920 DOI: https://www.thelancet.com/journals/langlo/article/PIIS2214-109X(20)30211-4/fulltext

3 Peter Walker, *The Miracle Pill: Why a Sedentary World is Getting it All Wrong,* London, Simon & Schuster, 2021

4 Sean L. McGee und Mark Hargreaves, »Exercise adaptations: molecular mechanisms and potential targets for therapeutic benefit«, *Nature Reviews Endocrinology* 6, S. 495–505 (2020), https://www.nature.com/articles/s41574-020-0377-1

5 Joji Kusuyama et al., »Effects of maternal and paternal exercise on offspring metabolism«, *Nature Metabolism* 2, S. 858–72 (2020), https://www.nature.com/articles/s42255-020-00274-7

6 Johan E. Harris et al., »Exercise-induced 3'-sialyllactose in breast milk is a critical mediator to improve metabolic health and cardiac function in mouse offspring«, *Nature Metabolism* 2, S. 678–87 (2020), https://www.nature.com/articles/s42255-020-0223-8

7 Kerri Andrews, *Wanderers: A History of Women Walking*, London, Reaktion Books, 2020

8 Christiane Ritter, *A Woman in the Polar Night*, Vancouver, BC, Greystone Books, 2010 (dt. Ausgabe: *Eine Frau erlebt die Polarnacht*, Berlin, Ullstein, 2017)

9 Alexandra David-Néel, *My Journey to Lhasa*, Dead Authors Society, 2020, S. 118 (dt. Ausgabe: *Mein Weg durch Himmel und Höllen. Das Abenteuer meines Lebens*, übers. v. Ada Ditzen, Frankfurt am Main, Fischer Taschenbuch, 2004)

10 S. M. Cooper und R. P. R. Dauber, »The history of cryosurgery«, *Journal of the Royal Society of Medicine*, April 2001, 94 (4), S. 196–201, https://www.ncbi.nlm.nih.gov/pmc/articles/PMC1281398/

11 R. Imamura et al., »Effects of wearing long-and mini-skirts for a year on subcutaneous fat thickness and body circumference«, *Environmental Ergonomics* IX, Aachen, Shaker Verlag, 2000

12 Carol Cruzan Morton, »Research on Brown Fat Heats Up«, Harvard Medical School News & Research, 1. Mai 2009, https://hms.harvard.edu/news/research-brown-fat-heats

13 Tobias Becher et al., »Brown adipose tissue is associated with cardiometabolic health«, *Nature Medicine* 27, 4. Januar 2021, S. 58–65, https://www.nature.com/articles/s41591-020-1126-7

14 Adrian F. Ward, »Winter Wakes Up Your Mind – and Warm Weather Makes it Harder to Think Straight«, *Scientific American*, 12. Februar 2013, https://www.scientificamerican.com/article/warm-weather-makes-it-hard-think-straight/

15 Eliran Halali, Nachshon Meiran und Idit Shalev, »Keep it cool: temperature priming effect on cognitive control«, *Psychological Research*, März 2017, 81 (2): 343–354, https://pubmed.ncbi.nlm.nih.gov/26910519/

16 Ernest Bielinis et al., »The effect of winter forest bathing on psychological relaxation of young Polish adults«, *Urban Forestry & Urban Greening* 29, Januar 2018, S. 276–83, https://www.researchgate.net/publication/321851827_The_effect_of_winter_forest_bathing_on_psychological_relaxation_of_young_Polish_adults

17 Manuela Jungmann et al., »Effects of Cold Stimulation on Cardiac-Vagal Activation in Healthy Participants: Randomized Controlled Trial«, JMIR Formative Research, Juli–Dezember 2018, 2 (2): e10257, https://www.ncbi.nlm.nih.gov/pmc/articles/PMC6334714/

18 »The wonders of winter workouts«, Harvard Men's Health Watch, Harvard Health Publishing, 1. Dezember 2018, https://www.health.harvard.edu/staying-healthy/the-wonders-of-winter-workouts

19 Cruzan Morton, »Research on Brown Fat Heats Up«

20 Johanna Prossegger et al., »Winter Exercise Reduces Allergic Airway Inflammation: A Randomized Controlled Study«, *International Journal of Environmental Health and Public Health,* 8. Juni 2019, 16 (11): 2040, https://pubmed.ncbi.nlm.nih.gov/31181728/; und Johanna Freidl et al., »Winter Exercise and Speleotherapy for Allergy and Asthma: A Randomized Controlled Clinical Trial«, *Journal of Clinical Medicine,* Oktober 2020, 9 (10): 3311, https://www.ncbi.nlm.nih.gov/pmc/articles/PMC7602599/. Sprechen Sie zuvor aber lieber mit Ihrem Hausarzt.

21 Cruzan Morton, »Research on Brown Fat Heats Up«

2. Woche: **Den Gang verbessern**

22 Frederico Pieruccini-Faria et al., »Gait variability across neurodegenerative and cognitive disorders: Results from the Canadian Consortium of Neurodegeneration in Aging (CCNA) and the Gait and Brain Study«, *Alzheimer's & Dementia,* 2021 DOI: 10.1002/alz.12298, https://alz-journals.onlinelibrary.wiley.com/doi/full/10.1002/alz.12298

23 Joanna Halls Trainingsprogramm »WalkActive« finden Sie unter https://walk-active.com/ oder auf YouTube.

24 »Walk this way: LSBU research spearheads nationwide ›Walkactive‹ campaign«, LSBU, 6. Juni 2014, https://www.lsbu.ac.uk/about-us/news/walk-this-way-lsbu-research-spearheads-nationwide-walkactive-campaign

25 »Walk This Way to Protect Your Neck«, Harvard Health *Healthbeat,* September 2020, https://www.health.harvard.edu/promotions/harvard-health-publications/walking-for-health

26 Carlos A. Celis-Morales et al., »Walking Pace Is Associated with Lower Risk of All-Cause and Cause-Specific Mortality«, *Medicine & Science in Sports & Exercise,* März 2019, 51 (3), S. 472–80, https://pubmed.ncbi.nlm.nih.gov/30303933/

27 Kannin B. Osei-Tutu, »The effects of short- vs. long-bout exercise on mood, VO_{2max}, and percent body fat«, *Preventive Medicine,* Januar 2005, Bd. 40, Ausgabe 1, S. 92–8, https://www.sciencedirect.com/science/article/abs/pii/S0091743504002749

3. Woche: **Smile, greet, repeat**

28 »When you're smiling, the whole world really does smile with you«, University of South Australia, 12. August 2020, https://www.unisa.edu.au/Media-Centre/Releases/2020/when-youre-smiling-the-whole-world-really-does-smile-with-you/

29 Eric D. Wesselmann et al., »To Be Looked at as Though Air: Civil Attention Matters«, Association for Psychological Science, 13. Januar 2012, https://journals.sagepub.com/doi/10.1177/0956797611427921

30 »Body Posture Affects Confidence in Your Own Thoughts, Study Finds«, *Science Daily*, 5. Oktober 2009, https://www.sciencedaily.com/releases/2009/10/091005111627.htm

31 Erik Peper et al., »Do Better in Math: How Your Body Posture May Change Stereotype Threat Response«, *NeuroRegulation*, 2018, 5 (2), S. 67, https://www.neuroregulation.org/article/view/18396

32 Mehr hierzu beispielsweise in: »Mental health statistics: relationships and community«, Mental Health Foundation, https://www.mentalhealth.org.uk/statistics/mental-health-statistics-relationships-and-community

4. Woche: **Die Entdeckung der Langsamkeit**

33 »The Human Milk Oligosaccharide, 3'SL, in pre-weaning Milk influences Attention, Learning and Memory later in Life«, Nestlé Nutrition Institute, 14. Mai 2020, https://www.nestlenutrition-institute.org/news/article/2020/05/14/the-human-milk-oligosaccharide-3-sl-in-pre-weaning-milk-influences-attention-learning-and-memory-later-in-life

34 Johan E. Harris et al., »Exercise-induced 3'-sialyllactose in breast milk is a critical mediator to improve metabolic health and cardiac function in mouse offspring«, *Nature Metabolism* 2, 2020, S. 678–87, https://www.nature.com/articles/s42255-020-0223-8

35 »Physical activity at any intensity linked to lower risk of early death«, BMJ Newsroom, 21. August 2019, https://www.bmj.com/company/newsroom/physical-activity-at-any-intensity-linked-to-lower-risk-of-early-death/

36 Saurabh S. Thosar et al., »Effect of Prolonged Sitting and Breaks in Sitting Time on Endothelial Function«, *Medicine & Science in Sports & Exercise*, April 2015, Bd. 47, Ausgabe 4, S. 843–9, https://journals.lww.com/acsm-msse/Fulltext/2015/04000/Effect_of_Prolonged_Sitting_and_Breaks_in_Sitting.22.aspx

37 Bernard M. F. M. Duvivier et al., »Minimal Intensity Physical Activity (Standing and Walking) of Longer Duration Improves Insulin Action and Plasma

Lipids More than Shorter Periods of Moderate to Vigorous Exercise (Cycling) in Sedentary Subjects When Energy Expenditure Is Comparable«, *PLOS ONE*, Februar 2013, https://www.researchgate.net/publication/235650576_Minimal_Intensity_Physical_Activity_Standing_and_Walking_of_Longer_Duration_Improves_Insulin_Action_and_Plasma_Lipids_More_than_Shorter_Periods_of_Moderate_to_Vigorous_Exercise_Cycling_in_Sedentary_Su

38 Raymond C. Browning und Rodger Kram, »Energetic Cost and Preferred Speed of Walking in Obese vs. Normal Weight Women«, *Obesity*, 6. September 2012, Bd. 13, Ausgabe 5, https://onlinelibrary.wiley.com/doi/full/10.1038/oby.2005.103

39 »Step Up Your Walking Game«, Harvard Heart Letter, Juli 2020, https://www.health.harvard.edu/heart-health/step-up-your-walking-game

40 Neuroradiologen haben sich auf das zentrale Nervensystem – also Gehirn, Rückenmark, Nacken und Kopf – spezialisiert.

41 Jacqueline Brenner et al., »Mindfulness with paced breathing reduces blood pressure«, *Medical Hypotheses*, September 2020, Bd. 142, https://www.sciencedirect.com/science/article/abs/pii/S0306987719314355?via%3Dihub

42 Der hochsensible und komplexe Nervus vagus ist einer von zwölf paarigen Hirnnerven, über die Informationen aus den unterschiedlichsten Körperteilen an unser Gehirn weitergeleitet werden. Für unsere Fähigkeit, zu entspannen oder zu verdauen, sowie vieles andere ist er von entscheidender Bedeutung.

43 Einer der zahlreichen Forschungsberichte zu diesem Thema: Xiao Wu et al., »Exposure to air pollution and COVID-19 mortality in the United States: A nationwide cross-sectional study«, *BMJ* Yale, April 2020, https://www.medrxiv.org/content/10.1101/2020.04.05.20054502v2

44 Mathew P. White et al., »Spending at least 120 minutes a week in nature is associated with good health and wellbeing«, *Scientific Reports* 9, 2019, Artikel Nr. 7730, https://www.nature.com/articles/s41598-019-44097-3

45 C. C. Vyvyan, *Roots and Stars*, London, The Country Book Club, 1963

5. Woche: **Beim Gehen richtig atmen**

46 Einer der zahlreichen Forschungsberichte zu diesem Thema: Xiao Wu et al., »Exposure to air pollution and COVID-19 mortality in the United States: A nationwide cross-sectional study«, *BMJ* Yale, April 2020, https://www.medrxiv.org/content/10.1101/2020.04.05.20054502v2

47 White et al., »Spending at least 120 minutes a week in nature is associated with good health and wellbeing«

48 Laura Hood, »The right way to breathe during the coronavirus pandemic«, *The Conversation*, 19. Juni 2020, https://theconversation.com/the-right-way-to-breathe-during-the-coronavirus-pandemic-140695

49 George M. Dallam et al., »Effect of Nasal Versus Oral Breathing on Vo2max and Physiological Economy in Recreational Runners Following an Extended Period Spent Using Nasally Restricted Breathing«, International Journal of Kinesiology and Sports Science, April 2018, https://www.researchgate.net/publication/325521734_Effect_of_Nasal_Versus_Oral_Breathing_on_Vo2max_and_Physiological_EcoNOmy_in_Recreational_Runners_Following_an_Extended_Period_Spent_Using_Nasally_Restricted_Breathing

50 James Nestor, *Breath: The Lost Science of a New Art*, London, Penguin, 2020 (dt. Ausgabe: *Breath: Neues Wissen über die vergessene Kunst des Atmens*, übers. v. Martin Bayer, München, Piper, 2021)

51 Eddie Weitzberg und Jon O. N. Lundberg, »Humming Greatly Increases Nasal Nitric Oxide«, *American Journal of Respiratory and Critical Care Medicine*, 2002, Bd. 166, Ausgabe 2, https://www.atsjournals.org/doi/full/10.1164/rccm.200202-138BC

6. Woche: **Durch den Matsch stiefeln**

52 Greg St. Martin, »Newly discovered antibiotic kills pathogens without resistance«, News@Northeastern, 7. Januar 2015, https://news.northeastern.edu/2015/01/07/kim-lewis-teixobactin-nature-paper/

53 »Eat bacteria to boost brain power«, *New Scientist*, 27. Mai 2010, https://www.newscientist.com/article/dn18967-eat-bacteria-to-boost-brain-power/

54 M. E. R. O'Brien et al., »SRL172 (killed Mycobacterium vaccae) in addition to standard chemotherapy improves quality of life without affecting survival, in patients with advanced non-small-cell lung cancer: phase III results«, *Annals of Oncology*, Juni 2004, https://pubmed.ncbi.nlm.nih.gov/15151947/

55 »Eat bacteria to boost brain power«

56 Anne Cissel, »It's in the dirt! Bacteria in soil may make us happier, smarter«, *National Wildlife Federation*, 9. März 2011, https://blog.nwf.org/2011/03/its-in-the-dirt-bacteria-in-soil-may-make-us-happier-smarter/

57 Dieses Bakterium wird *Kineothrix alysoides* genannt.

58 Craig Liddicoat et al., »Naturally diverse airborne environmental microbial exposures modulate the gut microbiome and may provide anxiolytic benefits in mice«, *Science of the Total Environment*, 20. Januar 2020, Bd. 701, https://

www.sciencedirect.com/science/article/abs/pii/S0048969719346753?via%3Dihub

59 Interview mit der Autorin, September 2020

60 Kristen Coyne, »FSU researchers find sun and rain transform asphalt binder into potentially toxic compounds«, *Florida State University News*, 13. Juli 2020, https://news.fsu.edu/news/science-technology/2020/07/13/fsu-researchers-find-sun-and-rain-transform-asphalt-binder-into-potentially-toxic-compounds/

7. Woche: **12-Minuten-Spaziergang**

61 Matthew Nayor et al., »Metabolic Architecture of Acute Exercise Response in Middle-Aged Adults in the Community«, *Circulation*, 15. September 2020, Bd. 142, Nr. 20, https://www.ahajournals.org/doi/10.1161/CIRCULATIONAHA.120.050281

62 Dimethylguanidino-Valeriansäure (DMGV)

63 1-Methylnicotinamid

64 Edward Cooper, »Just 12 Minutes of Exercise Offers Huge Benefits, Harvard-Affiliated Study Finds«, 12. Dezember 2020, *Men's Health*, https://www.menshealth.com/uk/health/a34845423/small-workouts-harvard-study-health

8. Woche: **Gehen mit Aussicht**

65 Die Wirkungsweise der EMDR-Therapie kann an dieser Stelle zwangsläufig nur sehr knapp dargestellt werden. Weitere Informationen finden Sie unter www.emdr.com.

66 Eric Chamberlin, »The Predictive Processing Model of EMDR«, *Frontiers in Psychology*, 4. Oktober 2019, www.frontiersin.org/articles/10.3389/fpsyg.2019.02267/full

67 Siehe Huberman Lab, Fakultät für Neurobiologie der Stanford University, www.hubermanlab.com

68 Nan Shepherd, *The Living Mountain*, Edinburgh, Canongate, 2011 (dt. Ausgabe: *Der lebende Berg: eine Huldigung der Cairngorms*, übers. v. Judith Zander, Berlin, Matthes & Seitz Berlin, 2017)

9. Woche: **Mit der Nase im Wind**

69 Douglas Mawson, *Home of the Blizzard,* Bd. 1, London, William Heinemann, 1912 (dt. Ausgabe: *Leben und Tod am Südpol,* Leipzig, F. A. Brockhaus, 1921)

70 Lyall Watson, *Heaven's Breath: A Natural History of the Wind,* London, Hodder & Stoughton, 1984

71 Theo A. Klimstra et al., »Come rain or come shine: individual differences in how weather affects mood«, *Emotion,* Dezember 2011, https://pubmed.ncbi.nlm.nih.gov/21842988/

72 M. Sugawara et al., »Delineation of a previously unrecognized cis-acting element required for HLA class II gene expression«, *Proceedings of the National Academy of Sciences of the USA,* 1991, 88, Nr. 22: 10347–51, https://www.ncbi.nlm.nih.gov/pmc/articles/PMC52925

73 Annabel Abbs, *Windswept: Walking in the Footsteps of Remarkable Women,* London, Two Roads, 2021

10. Woche: **Spaziergang am frühen Morgen**

74 Kerri Andrews, *Wanderers,* S. 135

75 A. Panzer, »Depression or cancer: the choice between serotonin or melatonin?«, *Medical Hypotheses,* Mai 1998, 50 (5), S. 385–7, https://pubmed.ncbi.nlm.nih.gov/9681916/

76 Yoshimasa Oyama et al., »Intense Light-Mediated Circadian Cardioprotection via Transcriptional Reprogramming of the Endothelium«, *Cell Reports,* 6. August 2019, Bd. 28, Ausgabe 6, https://www.cell.com/cell-reports/fulltext/S2211-1247(19)30910-6?_returnURL=https%3A%2F%2Flinkinghub.elsevier.com%2Fretrieve%2Fpii%2FS2211124719309106%3Fshowall%3Dtrue

77 Bliss Hanlon et al., »Neural Response to Pictures of Food after Exercise in Normal-Weight and Obese Women«, Medicine & Science in Sports & Exercise, Oktober 2012, Bd. 44, Nr. 10, S. 1864–70, https://journals.lww.com/acsm-msse/Fulltext/2012/10000/Neural_Response_to_Pictures_of_Food_after_Exercise.6.aspx

78 Jae Hoon Jeong et al., »Activation of temperature-sensitive TRPV1-like receptors in ARC POMC neurons reduces food intake«, PLOS Biology, 24. April 2018, https://journals.plos.org/plosbiology/article?id=10.1371/journal.pbio.2004399

79 Anders B. Klein et al., »Pharmacological but not physiological GDF15 suppresses feeding and the motivation to exercise«, Nature Communications, 15. Februar 2021, https://pubmed.ncbi.nlm.nih.gov/33589633/

80 Jun Wang et al., »Changes in negative air ions concentration under different light intensities and development of a model to relate light intensity to directional change«, *Journal of Environmental Management,* Juni 2009, Bd. 90, Ausgabe 8, S. 2746–54, https://www.sciencedirect.com/science/article/pii/S0301479709000759?via%3Dihub
81 James Martin, »Dawn Chorus: why do birds sing in the morning?«, Woodland Trust, 19. April 2019, https://www.woodlandtrust.org.uk/blog/2019/04/dawn-chorus/#:~:text=Why%20do%20birds%20sing%20so,would%20later%20in%20the%20day
82 »Exposure to trees, the sky and birdsong in cities beneficial for mental wellbeing«, King's College London News Centre, 16. Januar 2018, https://www.kcl.ac.uk/news/spotlight/exposure-to-trees-the-sky-and-birdsong-in-cities-beneficial-for-mental-wellbeing-1

11. Woche: **Rundgang mit Stadtgerüchen**

83 Sensory Maps: Research, analysis.design of Sensory Maps by Kate McLean, http://sensorymaps.blogspot.com/
84 Xi Li und Forshing Lui, »Anosmia«, StatPearls, 24. März 2021, https://www.ncbi.nlm.nih.gov/books/NBK482152/
85 Sensory Maps by Kate McLean
86 Victoria Van Regemorter et al., »Mechanisms Linking Olfactory Impairment and Risk of Mortality«, *Frontiers in Neuroscience,* 21. Februar 2020, https://www.frontiersin.org/articles/10.3389/fnins.2020.00140/full
87 Marlene M. Speth et al., »Mood, anxiety and olfactory dysfunction in COVID–19: Evidence of central nervous system involvement?«, Laryngoscope, 2. Juli 2020, https://www.ncbi.nlm.nih.gov/pmc/articles/PMC7361512/
88 Shirin Masjedi, Laurence J. Zwiebel und Todd D. Giorgio, »Olfactory receptor gene abundance in invasive breast carcinoma«, Scientific Reports 9, Artikel Nr. 13736, 2019, https://www.nature.com/articles/s41598-019-50085-4
89 Syrina Al Aïn et al., »Smell training improves olfactory function and alters brain structure«, Neuroimage, 1. April 2019, 189, S. 45–54, https://pubmed.ncbi.nlm.nih.gov/30630079/

12. Woche: **Zu Fuß durch den Regen**

90 Nan Shepherd, The Living Mountain

91 Cynthia Barnett, »Making Perfume from the Rain«, The Atlantic, 22. April 2015, https://www.theatlantic.com/international/archive/2015/04/making-perfume-from-the-rain/391011/

92 Jennifer Chu, »Can rain clean the atmosphere?«, MIT News Office, 28. August 2015, http://news.mit.edu/2015/rain-drops-attract-aerosols-clean-air-0828

93 Nico Bunzeck und Emrah Düzel, »Absolute Coding of Stimulus Novelty in the Human Substantia Nigra/VTA«, Neuron, 3. August 2006, Bd. 51, Ausgabe 3, S. 369–79, https://www.sciencedirect.com/science/article/pii/S0896627306004752

94 R. Ito et al., »Effects of rain on energy metabolism while running in a cold environment«, International Journal of Sports Medicine, August 2013, https://pubmed.ncbi.nlm.nih.gov/23371827/

13. Woche: **Gehend tanzen oder tanzend gehen**

95 Will Kemp, *Kemps Nine Daies wonder. Performed in a Daunce from London to Norwich ... written by himself,* gedruckt 1600, im Bestand der Bodleian Library, University of Oxford

96 »Morris man arrives in Norwich after 120-mile dance«, *Eastern Daily Press,* 23. Februar 2011, https://www.edp24.co.uk/news/morris-man-arrives-in-norwich-after-120-mile-dance-471434

97 René T. Proyer et al., »Can Playfulness be Stimulated? A Randomised Placebo-Controlled Online Playfulness Intervention Study on Effects on Trait Playfulness, Well-Being, and Depression«, Applied Psychology: Health and Well-Being, 25. August 2020, https://iaap-journals.onlinelibrary.wiley.com/doi/10.1111/aphw.12220, verfasst von Psychologen der Universität Zürich, der Pennsylvania State University und der Martin-Luther-Universität Halle-Wittenberg

98 Robert Sanders, »Marian Diamond, known for studies of Einstein's brain, dies at 90«, Berkeley News, 28. Juli 2017, https://news.berkeley.edu/2017/07/28/marian-diamond-known-for-studies-of-einsteins-brain-dies-at-90/

99 Peter Lovatt, »Why dancing makes you happier – and smarter«, The Times, 20. März 2020, https://www.thetimes.co.uk/article/why-dancing-makes-you-happier-and-smarter-tzd3doqsm

100 Michael L. Slepian und Nalini Ambady, »Fluid movement and creativity«, Journal of Experimental Psychology: General, 2012, 141 (4), S. 625–29, https://psycnet.apa.org/record/2012-04377-001
101 Ana Kovakevic et al., »The effects of aerobic exercise intensity on memory in older adults«, Applied Physiology, Nutrition and Metabolism, Juni 2020, 45 (6), S. 591–600, https://pubmed.ncbi.nlm.nih.gov/31665610/
102 Schauen Sie sich »Miranda – Galloping« auf YouTube an: https://www.youtube.com/watch?v=pmKtC8_4_wM

14. Woche: **Mit offenen Ohren**

103 Brent A. Bauer et al., »Effect of the combination of music and nature sounds on pain and anxiety in cardiac surgical patients: a randomized study«, *Alternative Therapies in Health and Medicine,* Juli/August 2011, 17 (4), S. 16–23, https://pubmed.ncbi.nlm.nih.gov/22314630/
104 Myriam Verena Thoma, Ricarda Mewes und Urs M. Nater, »Preliminary evidence: The stress-reducing effect of listening to water sounds depends on somatic complaints«, *Medicine (Baltimore),* Februar 2018, https://www.ncbi.nlm.nih.gov/pmc/articles/PMC5842016/
105 Cassandra D. Gould van Praag et al., »Mind-wandering and alterations to default mode network connectivity when listening to naturalistic versus artificial sounds«, *Nature: Scientific Reports* 7, 2017, Artikel Nr. 45 273, https://www.nature.com/articles/srep45273
106 *Burden of disease from environmental noise – Quantification of healthy life years lost in Europe,* WHO-Regionalbüro für Europa, Kopenhagen, 2011
107 »Woodland sounds boost wellbeing according to new study«, National Trust, 12. September 2019, https://www.nationaltrust.org.uk/press-release/woodland-sounds-boost-wellbeing-according-to-new-study

15. Woche: **Allein unterwegs**

108 C. C. Vyvyan, *Journey Up the Years,* London, Peter Owen, 1966
109 William Hazlitt, »On Going a Journey«, 1822, zitiert in: Duncan Minshull, *While Wandering: A Walking Companion,* London, Vintage, 2014
110 Jack Fong, »A View from Sociology: The Role of Solitude in Transcending Social Crises – New Possibilities for Existential Sociology«, in: Robert J. Coplan und Julie C. Bowker (Hrsg.), *The Handbook of Solitude,* New York, John Wiley, 2013, https://onlinelibrary.wiley.com/doi/abs/10.1002/9781118427378.ch28

111 Anthony Storr, *Solitude: A Return to the Self,* London, HarperCollins, 1997
112 R. Larson und M. Lee, »The capacity to be alone as a stress buffer«, *Journal of Social Psychology,* 1996, 136, S. 5–16, https://pubmed.ncbi.nlm.nih.gov/8851444/
113 Adital Ben-Ari, »Rethinking closeness and distance in intimate relationships: Are they really two opposites?«, *Journal of Family Issues,* 2012, 33, S. 391–412, https://journals.sagepub.com/doi/10.1177/0192513X11415357
114 Thuy-Vy T. Nguyen, Richard M. Ryan und Edward L. Dec, »Solitude as an approach to affective self-regulation«, *Personality and Social Psychology Bulletin,* 2018, 44, S. 92–106, https://pubmed.ncbi.nlm.nih.gov/29072531/
115 Dorothy Pilley, *Climbing Days,* London, Quinn Press, 2011
116 Vgl. zum Beispiel Matthew Bowker, *Solitude, a View from Political Theory: Desire, Subjectivity, and Pseudo-Solitude,* Hoboken, NJ, Wiley-Blackwell, 2013, https://www.academia.edu/4034245/Solitude_a_View_from_Political_Theory_Desire_Subjectivity_and_Pseudo_Solitude
117 Dorothy Pilley, *Climbing Days*
118 Lia Noar und Ofra Mayseless, »How Personal Transformation Occurs Following a Single Peak Experience in Nature: A Phenomenological Account«, *Journal of Humanistic Psychology,* 23. Juni 2017, https://journals.sagepub.com/doi/abs/10.1177/0022167817714692
119 Matthew Bowker, »Interview on the Stigmatisation of Solitude«, 9. September 2018, https://matthewhbowker.com/2018/09/09/interview-on-the-stigmatisation-of-solitude-elle-magazine-uk/

16. Woche: **Müllsammeln beim Spazierengehen**

120 Olivia Mukerjea, »Litter picking has saved their life: How doing an hour of litter picking can improve your mental health«, *Salford Now,* 13. Oktober 2020, http://www.salfordnow.co.uk/2020/10/13/litter-picking-has-saved-their-life-how-doing-an-hour-of-litter-picking-can-improve-your-mental-health
121 Kayleigh J. Wyles et al., »Can beach cleans do more than clean-up litter? Comparing beach cleans to other coastal activities«, *Environment and Behavior,* 19. Mai 2016, https://journals.sagepub.com/doi/10.1177/0013916516649412
122 Rodlescia S. Sneed and Sheldon Cohen, »A Prospective Study of Volunteerism and Hypertension Risk in Older Adults«, *Psychology and Aging,* Juni 2013, https://www.ncbi.nlm.nih.gov/pmc/articles/PMC3804225/
123 Hayley Guiney und Liana Machado, »Volunteering in the Community: Potential Benefits for Cognitive Aging«, *Journals of Gerontology, Series B: Psy-*

chological Sciences and Social Sciences, 2. März 2018, https://pubmed.ncbi.nlm.nih.gov/29161431/

124 Hannah Furness, »Princes William and Harry reveal how they got teased after their father used to take them on litter-picking holiday«, *Telegraph,* 4. November 2018, https://www.telegraph.co.uk/news/2018/11/04/princes-william-harry-reveal-got-teased-father-used-take-litter

125 Annabel Abbs, *Windswept*

17. Woche: **Am Fluss entlang**

126 Kerri Andrews, *Wanderers*

127 C. L. E. Rohde und A. D. Kendle, »Human well-being, natural landscapes and wildlife in urban areas: a review«, English Nature Science, 1994, http://publications.naturalengland.org.uk/publication/2320898

128 Sebastian Völker und Thomas Kistermann, »The impact of blue space on human health and well-being – Salutogenetic health effects of inland surface waters: a review«, *International Journal of Hygiene and Environmental Health,* November 2011, https://pubmed.ncbi.nlm.nih.gov/21665536/

129 Thoma, Mewes, Nater, »Preliminary evidence«

130 Dieses Konzept wurde erstmals 1989 in Stephen und Rachel Kaplans Buch *Experience of Nature* vorgestellt. Es geht davon aus, dass ein Aufenthalt in der Natur zu erhöhter Aufmerksamkeit und verbesserter Konzentrationsfähigkeit beiträgt.

131 »How cold water swimming could slow the onset of dementia«, BBC News: Health, 19. Oktober 2020, https://www.bbc.co.uk/news/av/health-54600555

132 »Wasserqualität in Badegewässern«, Umweltbundesamt, 1. Juni 2021, https://www.umweltbundesamt.de/wasserqualitaet-in-badegewaessern#wie-erhalte-ich-informationen-zur-aktuellen-badegewasserqualitat

133 »State of bathing waters in 2020«, European Environment Agency, 1. Juni, 2021, https://www.eea.europa.eu/themes/water/europes-seas-and-coasts/assessments/state-of-bathing-water/state-of-bathing-waters-in-2020

18. Woche: **Den Hund ausführen**

134 Mary Eyre, *A Lady's Walks in the South of France,* London, Bentley, 1865

135 C. Westgarth, M. Knuiman und H. E. Christian, »Understanding how dogs encourage and motivate walking: cross-sectional findings from RESIDE«, *BMC Public Health* 16, 2016, Artikel Nr. 1019, https://bmcpublichealth.biomedcentral.com/articles/10.1186/s12889-016-3660-2

136 Bruce Headey und Markus M. Grabka, »Pets and human health in Germany and Australia: National longitudinal results«, *Social Indicators Research* 80, 2007, S. 297–311, https://link.springer.com/article/10.1007/s11205-005-5072-z

137 Zitiert in: Susan Saunders und Annabel Streets, *The Age-Well Project: Easy Ways to a Longer, Healthier, Happier Life*, London, Piatkus, 2019

138 Chia-Chun Tsai, Erika Friedmann und Sue A. Thomas, »The Effect of Animal-Assisted Therapy on Stress Responses in Hospitalized Children«, *Anthrozoös*, 2010, Bd. 23, https://www.tandfonline.com/doi/abs/10.2752/175303710X12750451258977

139 Lynda Rondeau et al., »Effectiveness of a rehabilitation dog in fostering gait retraining for adults with a recent stroke: A multiple single-case study«, *NeuroRehabilitation*, 2010, Bd. 27, Nr. 2, S. 155–63, https://content.iospress.com/articles/neurorehabilitation/nre00592

140 Richard Schiffman, »Are pets the new probiotic?«, *The New York Times*, 6. Juni 2017, https://www.nytimes.com/2017/06/06/well/family/are-pets-the-new-probiotic.html

141 Claudia Schultz, Hans-Helmut König und André Hajek, »Differences in Self-Esteem Between Cat Owners, Dog Owners, and Individuals Without Pets«, *Frontiers in Veterinary Science*, 2. September 2020, https://pubmed.ncbi.nlm.nih.gov/32984412/

142 Elizabeth J. Wenden et al., »The relationship between dog ownership, dog play, family dog walking, and preschooler social-emotional development: Findings from the PLAYCE observational study«, *Pediatric Research*, 6. Juli 2021, https://pubmed.ncbi.nlm.nih.gov/32624570/

19. Woche: **Unter Bäumen wandeln**

143 Caoimhe Twohig-Bennett und Andy Jones, »The health benefits of the great outdoors: A systematic review and meta-analysis of greenspace exposure and health outcomes«, *Environmental Research*, Oktober 2018, https://pubmed.ncbi.nlm.nih.gov/29982151/

144 Liisa Tyrväinen et al., »Health and well-being from forests – experience from Finnish research«, *Santé publique* (Vandoeuvre-les-Nancy, Frankreich), 13. Mai 2019, https://pubmed.ncbi.nlm.nih.gov/31210484/

145 Katherine Ka-Yin Yau, Alice Yuen Loke, »Effects of forest bathing on pre-hypertensive and hypertensive adults: A review of the literature«, *Environmental Health and Preventive Medicine*, 2020, 25 (2020): 23, https://www.ncbi.nlm.nih.gov/pmc/articles/PMC7310560/

146 »Largest Study Ever Finds That Urban Green Space Can Prevent Premature Deaths«, Barcelona Institute for Global Health, 21. November 2019, https://www.isglobal.org/en/search-results?p_p_id=101&p_p_lifecycle=0&p_p_state=maximized&p_p_mode=view&_101_struts_action=%2Fasset_publisher%2Fview_content&_101_assetEntryId=7587618&_101_type=content&_101_urlTitle=los-espacios-verdes-en-las-ciudades-pueden-evitar-muertes-prematuras-segun-el-mayor-estudio-realizado-hasta-la-fecha&inheritRedirect=false

147 Ming Kuo et al., »Greening for academic achievement: Prioritizing what to plant and where«, *Landscape and Urban Planning*, Februar 2021, Bd. 206, https://www.sciencedirect.com/science/article/pii/S0169204620314456?via%3Dihub

148 Qing Li, *Shinrin-Yoku: The Art and Science of Forest Bathing*, London, Penguin, 2018, S. 99 (dt. Titel: *Die wertvolle Medizin des Waldes: wie die Natur Körper und Geist stärkt*, Reinbek bei Hamburg, Rowohlt Polaris, 2018)

149 Marja I. Roslund et al., »Biodiversity intervention enhances immune regulation and health-associated commensal microbiota among daycare children«, *Science Advances*, Oktober 2020, https://www.ncbi.nlm.nih.gov/pmc/articles/PMC7556828/

150 Li, *Shinrin-Yoku*

151 Denise Mitten et al., »Hiking: A low-cost, accessible intervention to promote health benefits«, *American Journal of Lifestyle Medicine*, 2018, 12, Nr. 4

20. Woche: **Gehen für ein besseres Gedächtnis**

152 Sabine Schaefer et al., »Cognitive performance is improved while walking: Differences in cognitive-sensorimotor couplings between children and young adults«, *European Journal of Developmental Psychology*, 2020, Bd. 7, https://www.tandfonline.com/doi/abs/10.1080/17405620802535666

153 Carlos R. Salas, Katsumi Minakata und William L. Kelemen, »Walking before study enhances free recall but not judgment-of-learning magnitude«, *Journal of Cognitive Psychology*, 2011, Bd. 23, https://www.tandfonline.com/doi/abs/10.1080/20445911.2011.532207

154 Als Assoziativspeicher bezeichnet man üblicherweise die Fähigkeit, sich eine Verknüpfung zwischen unzusammenhängenden Informationen – beispielsweise Gesichtern und Namen – einzuprägen und wieder abzurufen.

155 Aleksandar Aksentijevic et al., »It takes me back: The mnemonic time-travel effect«, *Cognition* 182, Oktober 2018, S. 242–50, https://www.researchgate.net/publication/328496505_It_takes_me_back_The_mnemonic_time-travel_effect

156 Megan E. Speer und Mauricio R. Delgado, »Reminiscing about positive memories buffers acute stress responses«, *Nature Human Behavior,* Mai 2017, https://www.ncbi.nlm.nih.gov/pmc/articles/PMC6719713/; und »Recalling positive events and experiences can help protect young people against depression in later life«, Cambridge Neuroscience, 15. Januar 2019, https://www.neuroscience.cam.ac.uk/news/article.php?permalink=0677198f2c
157 K. Erickson et al., »Physical activity predicts gray matter volume in late adulthood: The Cardiovascular Health Study«, *Neurology,* 19. Oktober 2010, Bd. 75, S. 1415–22, https://pubmed.ncbi.nlm.nih.gov/20944075/
158 Tsubasa Tomoto et al., »One-Year Aerobic Exercise Reduced Carotid Arterial Stiffness and Increased Cerebral Blood Flow in Amnestic Mild Cognitive Impairment«, *Journal of Alzheimer's Disease,* 2021, Bd. 80, Nr. 2, S. 841–53, https://content.iospress.com/articles/journal-of-alzheimers-disease/jad201456
159 Y. K. Chang et al., »The effects of acute exercise on cognitive performance: A meta-analysis«, *Brain Research,* 9. Mai 2012, Bd. 1453, S. 87–101, https://www.sciencedirect.com/science/article/abs/pii/S0006899312004003?casa_token=4VvVk8VEeEQAAAAA:RNAGs9jDIA2bu13i47PjgMIbP1AxyeovoGNcUGGPu_U_zqPkvOSGhiCvgoGl9ogOreE26QUfZpQ
160 Roy David Samuel et al., »The Effects of Maximal Intensity Exercise on Cognitive Performance in Children«, *Journal of Human Kinetics,* Juni 2017, https://www.ncbi.nlm.nih.gov/pmc/articles/PMC5504581/#:%7E:text=Maximal%20intensity%20exercise%20in%20children,improve%20following%20a%20recovery%20period

21. Woche: **Stiller Spaziergang**

161 Kari Susanne Kraus et al., »Noise trauma impairs neurogenesis in the rat hippocampus«, *Neuroscience,* 2. Juni 2010, https://pubmed.ncbi.nlm.nih.gov/20206235/
162 Imke Kirste et al., »Is silence golden? Effects of auditory stimuli and their absence on adult hippocampal neurogenesis«, *Brain Structure and Function,* 2015, 220 (2), S. 1221–28, https://www.ncbi.nlm.nih.gov/pmc/articles/PMC4087081/
163 Jennifer Weuve et al., »Long-term community noise exposure in relation to dementia, cognition, and cognitive decline in older adults«, *Alzheimer's & Dementia,* 20. Oktober 2021, https://alz-journals.onlinelibrary.wiley.com/doi/10.1002/alz.12191
164 Harry Wallop, »How noise pollution affects your health – it takes years off your life«, *The Times,* 18. Juni 2019, https://www.thetimes.co.uk/article/

noise-pollution-isnt-just-annoying-it-affects-your-health-and-takes-years-off-your-life-q36rn2bvr
165 L. Bernardi, C. Porta und P. Sleight, »Cardiovascular, cerebrovascular, and respiratory changes induced by different types of music in musicians and non-musicians: The importance of silence«, *Heart,* April 2006, S. 445–52, https://www.ncbi.nlm.nih.gov/pmc/articles/PMC1860846/
166 »Researchers find how brain hears the sound of silence«, University of Oregon, 10. Februar 2010, https://uonews.uoregon.edu/archive/news-release/2010/2/researchers-find-how-brain-hears-sound-silence
167 Miao Cheng et al., »Paired walkers with better first impression synchronize better«, *PLOS ONE,* 21. Februar 2020, https://journals.plos.org/plosone/article?id=10.1371/journal.pone.0227880
168 Peter Matthiessen, *The Snow Leopard,* London, Vintage, 1998 (dt. Ausgabe: *Auf der Spur des Schneeleoparden,* übers. v. Stephan Schuhmacher, Bern, Scherz, 1980)

22. Woche: **Hoch hinaus**

169 Majid Ezzati et al., »Altitude, life expectancy and mortality from ischaemic heart disease, stroke, COPD and cancers: national population-based analysis of US counties«, *Journal of Epidemiology and Community Health,* 2012, Bd. 66, Ausgabe 7, https://jech.bmj.com/content/66/7/e17
170 Rhea Maze, »A 17,000-foot view: CSU researcher finds surprising results in high-altitude study«, Colorado State University College News, 27. Juli 2018, https://cvmbs.source.colostate.edu/a-17000-foot-view-csu-researcher-finds-surprising-results-in-high-altitude-study/
171 Yanfei Guo et al., »Prevalence and risk factors for COPD at high altitude: A large cross-sectional survey of subjects living between 2,100–4,700 m above sea level«, *Frontiers in Medicine* (Lausanne), 2020, https://www.ncbi.nlm.nih.gov/pmc/articles/PMC7744817/
172 Zwei der vielen Studien zu diesem Thema sind: J. J. Larsen et al., »The effect of altitude hypoxia on glucose homeostasis in men«, *Journal of Physiology,* 1997, Bd. 504, Ausgabe 1, S. 241–49, https://physoc.onlinelibrary.wiley.com/doi/full/10.1111/j.1469-7793.1997.241bf.x; und B. Kayser und S. Verges, »Hypoxia, energy balance and obesity: from pathophysiological mechanisms to new treatment strategies«, *Obesity Reviews,* Juli 2013, 14 (7), S. 579–92, https://pubmed.ncbi.nlm.nih.gov/23551535/
173 M. Burtscher et al., »Benefits of training at moderate altitude versus sea level training in amateur runners«, *European Journal of Applied Physiology and Occupational Physiology,* 1996, 74, S. 558–63, https://link.springer.com/article/10.1007/BF02376773

23. Woche: **Navigieren mit Stadtplan oder Landkarte**

174 Sarah Hartley, *Mrs. P's Journey*, London, Simon & Schuster, 2001

175 Eleanor A. Maguire et al., »Navigation-related structural change in the hippocampi of taxi drivers«, *PNAS*, 11. April 2000, 97 (8), S. 4398–4403, https://www.pnas.org/content/97/8/4398

176 Sarah Knapton, »Google Maps increases risk of developing Alzheimer's expert warns«, *Telegraph*, 29. Mai 2019, https://www.telegraph.co.uk/science/2019/05/29/google-maps-increases-risk-developingalzheimers-expert-warns/

177 Russell A. Epstein et al., »The cognitive map in humans: Spatial navigation and beyond«, *Nature Neuroscience*, 26. Oktober 2017, https://www.ncbi.nlm.nih.gov/pmc/articles/PMC6028313/

178 Diese Herausforderungen betreffen den präfrontalen Kortex und weniger den Hippocampus. Siehe: Epstein et al., »The cognitive map in humans«

179 Brian Handwerk, »In Some Ways, Your Sense of Smell Is Actually Better Than a Dog's«, *Smithsonian Magazine*, 22. Mai 2017, https://www.smithsonianmag.com/science-nature/you-actually-smell-better-dog-180963391/

180 Beispielsweise Tristan Gooley, *The Walker's Guide to Outdoor Clues and Signs*, Sceptre, 2014 (dt. Ausgabe: *Die geheimen Zeichen der Natur lesen: Wie man sich in der Wildnis orientiert, Wasser findet, Spuren liest – und andere längst vergessene Fähigkeiten*, übers. v. Cornelia Panzacchi, München, riva, 2016)

181 Michael Bond, *Wayfinding: The Art and Science of How We Find and Lose Our Way*, New York, Picador, 2020

24. Woche: **Zielgerichtetes Gehen**

182 Gilsu Pae und Gulsah Akar, »Effects of walking on self-assessed health status: Links between walking, trip purposes and health«, *Journal of Transport & Health*, September 2020, Bd. 18, https://www.sciencedirect.com/science/article/abs/pii/S2214140520301055?via%3Dihub

183 Interview mit der Autorin, November 2020

25. Woche: **Im Sonnenschein flanieren**

184 Joseph S. Alpert, »The Jeremiah Metzger Lecture: Jeremiah Metzger and the Era of Heliotherapy«, *Transactions of the American Clinical and Climatological Association*, 2015, https://www.ncbi.nlm.nih.gov/pmc/articles/PMC4530709/

185 *The Times,* zitiert in: Simon Carter, *Rise and Shine: Sunlight, Technology and Health,* Oxford und New York, Berg, 2007, S. 64

186 Lars Alfredsson et al., »Insufficient sun exposure has become a real public health problem«, *International Journal of Environmental Research and Public Health,* 2020, Bd. 17, Ausgabe 14, https://www.mdpi.com/1660-4601/17/14/5014/htm#B3-ijerph-17-05014

187 John Cannell et al., »On the epidemiology of influenza«, *Virology Journal,* 2008, 5, Artikel Nr. 29, https://virologyj.biomedcentral.com/articles/10.1186/1743-422X-5-29; vgl. auch: John Cannell et al., »Epidemic influenza and vitamin D«, *Epidemiology and Infection,* Dezember 2006, https://pubmed.ncbi.nlm.nih.gov/16959053/

188 Zum Beispiel: Beata M. Gruber-Bzura, »Vitamin D and influenza – prevention or therapy?« *International Journal of Molecular Sciences,* August 2018, https://www.ncbi.nlm.nih.gov/pmc/articles/PMC6121423/

189 Marcia Frellick, »Avoiding sun as dangerous as smoking«, Medscape, 23. März 2016, https://www.medscape.com/viewarticle/860805; oder P. G. Lindqvist et al., »Avoidance of sun exposure as a risk factor for major causes of death: A competing risk analysis of the melanoma in Southern Sweden cohort«, *Journal of Internal Medicine,* Oktober 2016, S. 375–87, https://pubmed.ncbi.nlm.nih.gov/26992108/

190 Jörg Reichrath (Hrsg.), *Sunlight, Vitamin D and Skin Cancer,* Cham (Schweiz), Springer, 2017, S. 120

191 »Sunshine could benefit health and prolong life, study suggests«, EurekAlert!, 7. Mai 2013, https://www.eurekalert.org/pub_releases/2013-05/uoe-scb050713.php

192 Thieu X. Phan et al., »Intrinsic photosensitivity enhances motility of T lymphocytes«, *Nature Scientific Reports,* 2016, 6, Artikel Nr. 39 479, https://www.nature.com/articles/srep39479

193 H. J. van der Rhee, E. de Vries und J. W. Coebergh, »Regular sun exposure benefits health«, *Medical Hypotheses,* Dezember 2016, Bd. 97, S. 34–37, https://www.sciencedirect.com/science/article/abs/pii/S0306987716303966?via%3Dihu

194 Siehe beispielsweise: Dr. Tim Spector, »The sun goes down on vitamin D: Why I changed my mind about this celebrated supplement«, The Conversation, 6. Januar 2016, https://theconversation.com/the-sun-goes-down-on-vitamin-d-why-i-changed-my-mind-about-this-celebrated-supplement-52725

195 Zitiert in: Elena Conis, »The Rise and Fall of Sunlight Therapy«, *Los Angeles Times,* 28. Mai 2007, https://www.latimes.com/archives/la-xpm-2007-may-28-he-esoterica28-story.html

196 Farhad Hosseinpanah et al., »The effects of air pollution on vitamin D status in healthy women: A cross sectional study«, *BMC Public Health,* 2010, https://

www.ncbi.nlm.nih.gov/pmc/articles/PMC2940914/#:~:text=The%20 level%20of%20air%20pollution,lowers%20vitamin%20D%20 cutaneous%20synthesis

26. Woche: **Die Kraft des Gesangs**

197 Daisy Fancourt et al., »Singing modulates mood, stress, cortisol, cytokine and neuropeptide activity in cancer patients and carers«, ecancer, 5. April 2016, https://ecancer.org/en/journal/article/631-singing-modulates-mood-stress-cortisol-cytokine-and-neuropeptide-activity-in-cancer-patients-and-carers/abstract

198 T. Moritz Schladt et al., »Choir versus solo singing: Effects on mood, and salivary oxytocin and cortisol concentrations«, *Frontiers in Human Neuroscience,* 14. September 2017, https://pubmed.ncbi.nlm.nih.gov/28959197/

199 »Imperfect Harmony: How Singing with Others Changes Your Life«, *NPR,* 3. Juni 2013, https://www.npr.org/2013/06/03/188355968/imperfect-harmony-how-chorale-singing-changes-lives

200 Seung Yeol Lee et al., »Immediate Effects of Mental Singing While Walking on Gait Disturbance in Hemiplegic Stroke Patients: A Feasibility Study«, *Annals of Rehabilitation Medicine,* 2018, https://www.e-arm.org/journal/view.php?doi=10.5535/arm.2018.42.1.1

201 Elinor C. Harrison, Marie E. McNeely und Gammon M. Earhart, »The feasibility of singing to improve gait in Parkinson disease«, *Gait & Posture,* März 2017, https://pubmed.ncbi.nlm.nih.gov/28226309/

27. Woche: **Ausflug mit Picknick**

202 Isabella Beeton, *Beeton's Book of Household Management,* 1861

203 N. Babault et al., »Activation of human quadriceps femoris during isometric, concentric, and eccentric contractions«, *Journal of Applied Physiology* (1985), Dezember 2001, https://pubmed.ncbi.nlm.nih.gov/11717228/

204 Ellen Weeton, *Journal of a Governess, 1807–11* und *1811–25,* London, Oxford University Press, 1936

205 Gladys Mary Coles, *Mary Webb,* Bridgend, Seren Books, 1996

206 Bill Laws, *Byways, Boots & Blisters: A History of Walkers & Walking,* Stroud, The History Press, 2009

207 Mike McRae, »Weight Training in One Arm Has Benefits For The Other, Even if It Doesn't Do a Thing«, *Science Alert,* 25. Oktober 2020, https://www.sciencealert.com/weight-training-in-one-arm-has-benefits-for-the-other-one-even-if-it-doesn-t-lift-a-thing

28. Woche: **Barfußlaufen**

208 Society for Barefoot Living, https://www.barefooters.org/the-barefoot-league/

209 Karen Weintraub, »Going Barefoot Is Good for the Sole«, *Scientific American*, 26. Juni 2019, https://www.scientificamerican.com/article/going-barefoot-is-good-for-the-sole/

210 B. Zipfel, L. R. Berger, »Shod versus unshod: The emergence of forefoot pathology in modern humans?«, *The Foot*, Dezember 2007, Bd. 17, Ausgabe 4, S. 205–13, https://www.sciencedirect.com/science/article/abs/pii/S0958259207000533

211 Society for Barefoot Living, https://www.barefooters.org/medical-research/

212 Freddy Sichting et al., »Effect of the upward curvature of toe springs on walking biomechanics in humans«, *Nature Scientific Reports*, 2020,10, Artikel Nr. 14 643, https://www.nature.com/articles/s41598-020-71247-9

29. Woche: **Von Ionen umgeben**

213 Elizabeth E. Miller et al., »The effect of minimal shoes on arch structure and intrinsic foot muscle strength«, *Journal of Sport and Health Science*, Juni 2014, Bd. 3, Ausgabe 2, S. 74–85, https://www.sciencedirect.com/science/article/pii/S2095254614000374?via%3Dihub

214 Mehr dazu bei Robert Macfarlane, *The Wild Places*, London, Granta, 2017 (dt. Ausgabe: *Karte der Wildnis*, übers. v. Frank Sievers und Andreas Jandl, Berlin, Matthes & Seitz Berlin, 2015)

215 Negative Luftionen werden auch als Anionen bezeichnet, positive Luftionen als Kationen. Bei Anionen ist ein zusätzliches Elektron vorhanden, während Kationen ein oder mehrere Elektronen abgegeben haben.

216 Shu-Ye Jiang, Ali Ma und Srinivasan Ramachandran, »Negative Air Ions and Their Effects on Human Health and Air Quality Improvement«, *International Journal of Molecular Sciences*, Oktober 2018, https://www.ncbi.nlm.nih.gov/pmc/articles/PMC6213340/

217 Predrag Kolarž et al., »Characterization of ions at Alpine waterfalls«, *Atmospheric Chemistry and Physics* 12, April 2012, https://www.researchgate.net/publication/234008623_Characterization_of_ions_at_Alpine_waterfalls

218 Martin Gaisberger et al., »Effects of Ionized Waterfall Aerosol on Pediatric Allergic Asthma«, *Journal of Asthma*, 2012, Bd. 49, Ausgabe 8, https://www.tandfonline.com/doi/abs/10.3109/02770903.2012.705408?journalCode=ijas20

219 Carina Grafelstätter et al., »Does waterfall aerosol influence mucosal immunity and chronic stress? A randomized controlled clinical trial«, *Journal of Physiological Anthropology*, 2017, 36: 10, https://www.ncbi.nlm.nih.gov/pmc/articles/PMC5237191/
220 Benjamin J. Scherlag, Ronald A. Scherlag und Sunny S. Po, »A potential non-invasive therapy to treat COVID-19, as yet unrecognized in the medical literature«, *International Archives of Internal Medicine* 4, 2020, Nr. 2, https://clinmedjournals.org/articles/iaim/international-archives-of-internal-medicine-iaim-4-027.pdf
221 Hui Wang et al., »Study on the change of negative air ion concentration and its influencing factors at different spatio-temporal scales«, *Global Ecology and Conservation*, 2020, Bd. 23, https://www.sciencedirect.com/science/article/pii/S2351989420300214
222 Hui Wang et al., »Study on the change of negative air ion concentration«
223 A. K. Kamra, A. S. Gautam und Devendraa Siingh, »Charged nanoparticles produced by splashing of raindrops«, *JGR: Atmospheres*, 25. Juni 2015, https://agupubs.onlinelibrary.wiley.com/doi/full/10.1002/2015JD023320
224 Hui Wang et al., »Study on the change of negative air ion concentration«

30. Woche: **Spaziergang am Meer**

225 Callum Roberts, *The Ocean of Life*, London, Penguin, 2013 (dt. Ausgabe: *Der Mensch und das Meer: Warum der größte Lebensraum der Erde in Gefahr ist*, übers. v. Sebastian Vogel, München, DVA, 2013)
226 Joanne K. Garrett et al., »Coastal proximity and mental health among urban adults in England: The moderating effect of household income«, *Health & Place*, September 2019, Bd. 59, https://www.sciencedirect.com/science/article/pii/S1353829219300607
227 Depledge, Michael et al., »The ›Blue Gym‹: What can blue space do for you and what can you do for blue space?«, *Journal of the Marine Biological Association of the UK*, Februar 2016, https://www.cambridge.org/core/journals/journal-of-the-marine-biological-association-of-the-united-kingdom/article/abs/blue-gym-what-can-blue-space-do-for-you-and-what-can-you-do-for-blue-space/2409C4FCED48391786A65146D8A5C51D
228 Zitiert in: Wallace J. Nichols, *Blue Mind: How Water Makes You Happier, More Connected and Better at What You Do*, London, Abacus, 2014 (dt. Ausgabe: *Blue Mind: Wie Wasser uns glücklicher macht*, übers. v. Martin Bayer, Stuttgart, S. Hirzel Verlag, 2020)
229 So Dr. Mathew White, zitiert in: Elle Hunt, »Blue spaces: Why time spent near water is the secret of happiness«, *Guardian*, 3. November 2019, https://

www.theguardian.com/lifeandstyle/2019/nov/03/blue-space-living-near-water-good-secret-of-happiness
230 Jo Corbett et al. »Cold water immersion: kill or cure?«, *Experimental Physiology,* 23. August 2017, https://physoc.onlinelibrary.wiley.com/doi/full/10.1113/EP086283

31. Woche: **Im Wasser gehen**

231 »The effects of aquatic walking and jogging program on physical function and fall efficacy in patients with degenerative lumbar spinal stenosis«, *Journal of Exercise Rehabilitation,* 30. Oktober 2015, 11 (5), S. 272–75, https://pubmed.ncbi.nlm.nih.gov/26535218/
232 A. Conti et al., »Cardiorespiratory of land and water walking on a non-motorized treadmill«, *The Journal of Sports Medicine and Physical Fitness,* März 2015, https://pubmed.ncbi.nlm.nih.gov/25735227/
233 Daniel Rodriguez et al., »Hypotensive response after water-walking and land-walking exercise sessions in healthy trained and untrained women«, *International Journal of General Medicine,* 2011, Bd. 4, https://www.ncbi.nlm.nih.gov/pmc/articles/PMC3160863/
234 Hannah Denton und Kay Aranda, »The wellbeing benefits of sea swimming. Is it time to revisit the sea cure?«, *Qualitative Research in Sport, Exercise and Health,* 2020, Bd. 12, Ausgabe 5, S. 647–63, https://www.tandfonline.com/doi/full/10.1080/2159676X.2019.1649714
235 In kniehohem Wasser reduziert sich die Schwerkraft um 30 Prozent, in hüfthohem um 50 Prozent, und wenn man bis zum Hals im Wasser steht, um 90 Prozent.
236 Hyosok Lim et al., »Influence of water depth on energy expenditure during aquatic walking in people post stroke«, *Physiotherapy Research International,* Juli 2018, https://pubmed.ncbi.nlm.nih.gov/29749670/

32. Woche: **Unterwegs mit dem Skizzenblock**

237 Rosalia Lelchuk Staricoff, »Arts in health: The value of evaluation«, *The Journal of the Royal Society for the Promotion of Health,* Mai 2006, https://pubmed.ncbi.nlm.nih.gov/16739616/
238 Anne Bolwerk et al., »How Art Changes Your Brain: Differential Effects of Visual Art Production and Cognitive Art Evaluation on Functional Brain Connectivity«, *PLOS ONE,* 2014, https://www.ncbi.nlm.nih.gov/pmc/articles/PMC4077746/

239 Dafna Regev und Liat Cohen-Yatziv, »Effectiveness of Art Therapy With Adult Clients in 2018 – What Progress Has Been Made?«, *Frontiers in Psychology*, 2018, https://www.ncbi.nlm.nih.gov/pmc/articles/PMC6124538/

33. Woche: **Im Licht des Vollmonds**

240 Rosebud O. Roberts et al., »Risk and protective factors for cognitive impairment in persons aged 85 years and older«, *Neurology*, 5. Mai 2015, https://n.neurology.org/content/84/18/1854

241 Ryotaro Wake et al., »The effect of the gravitation of the moon on frequency of births«, *Environmental Health Insights*, 2010, https://www.ncbi.nlm.nih.gov/pmc/articles/PMC2956479/#!po=50.0000

242 Christian Cajochen et al., »Evidence that the lunar cycle influences human sleep«, *Current Biology*, August 2013, Bd. 23, Ausgabe 15, S. 1485–8, https://www.cell.com/current-biology/comments/S0960-9822(13)00754-9

243 Ciro Della Monica, Guiseppe Atzori und Derk-Jan Dijk, »Effects of lunar phase on sleep in men and women in Surrey«, *Journal of Sleep Research*, Dezember 2015, https://pubmed.ncbi.nlm.nih.gov/26096730/

244 Simo Näyhä, »Lunar cycle in homicides: A population-based time series study in Finland«, *BMJ Open*, 2019, https://www.ncbi.nlm.nih.gov/pmc/articles/PMC6340448/

245 A. L. Lieber, »Human Aggression and the Lunar Synodic Cycle«, National Criminal Justice Reference Service, 1978, https://www.ojp.gov/ncjrs/virtual-library/abstracts/human-aggression-and-lunar-synodic-cycle

246 Victor Benno Meyer-Rochow et al., »Synodic lunar phases and suicide: Based on 2605 suicides over 23 years, a full moon peak is apparent in premenopausal women from northern Finland«, *Molecular Psychiatry*, 2020, https://www.nature.com/articles/s41380-020-0768-7

247 Florian Raible, Hiroki Takekata und Kristin Tessmar-Raible, »An Overview of Monthly Rhythms and Clocks«, *Frontiers in Neurology*, 2017, https://www.ncbi.nlm.nih.gov/pmc/articles/PMC5428424/

34. Woche: **Gehen wie die Nomaden**

248 Kelsey T. Laird et al., »Mind-Body Therapies for Late-Life Mental and Cognitive Health«, *Current Psychiatry Reports*, 2018, 20, Artikel Nr. 2, https://pubmed.ncbi.nlm.nih.gov/29372339/

35. Woche: **Mit Gepäck marschieren**

249 Alice Brown, By Oak and Thorn: A Record of English Days, Cambridge, *The Riverside Press*, 1886

250 »Human hearts evolved for endurance«, Science Daily, 16. September 2019, https://www.sciencedaily.com/releases/2019/09/190916170120.htm

251 Daniel Lieberman, Exercised: The Science of Physical Activity, Rest and Health, London, Penguin, 2020

252 Jim Pate, leitender Physiologe im Center for Health & Human Performance, zitiert in der Zeitschrift Health, Januar 2020.

253 Taylor J. Kelty et al., »Resistance-exercise training ameliorates LPS-induced cognitive impairment concurrent with molecular signaling changes in the rat dentate gyrus«, *Journal of Applied Physiology*, Juli 2019, https://pubmed.ncbi.nlm.nih.gov/31120807/

254 Lisa Mosconi, The XX Brain: The Groundbreaking Science Empowering Women to Prevent Dementia, Sydney, Allen & Unwin, 2020, S. 232 (dt. Ausgabe: *Das weibliche Gehirn: Länger leben, besser schlafen, Demenz vorbeugen – wie Frauen gesund bleiben*, übers. v. Monika Niehaus und Jorunn Wissmann, Hamburg, Rowohlt, 2020)

255 »Training for Ruck Marches«, Stew Smith Fitness, http://www.stewsmith.com/linkpages/ruckmarches.htm

256 Interview mit der Autorin, März 2019

257 Interview mit der Autorin, Dezember 2020

258 Simone Schnall et al., »Social Support and the Perception of Geographical Slant«, *Journal of Experimental Social Psychology*, 1. September 2008, https://pubmed.ncbi.nlm.nih.gov/22389520/

36. Woche: **Streifzug durch die Wildnis**

259 Patience Gray, Honey from a Weed, London, Prospect Books, 2002

260 Alyssa N. Crittenden und David A. Zes, »Food Sharing among Hadza Hunter-Gatherer Children«, PLOS ONE, Bd. 10, 2015, https://www.ncbi.nlm.nih.gov/pmc/articles/PMC4494808/

261 Anna Brooks, »15 Superfoods and the Scientific Reasons to Eat Them«, Everyday Health, 12. Mai 2020, https://www.everydayhealth.com/photogallery/superfoods.aspx

262 Barbara Shukitt-Hale, Vivian Cheng und James A. Joseph, »Effects of blackberries on motor and cognitive function in aged rats«, *Nutritional Neuroscience*, 2009, Bd. 12, Ausgabe 3, S. 135–40, https://www.tandfonline.com/doi/abs/10.1179/147683009X423292

263 Ivan V. Zmitrovich et al., »Cancer without Pharmacological Illusions and a Niche for Mycotherapy (Review)«, International Journal of Medicinal Mushrooms, 2019, https://pubmed.ncbi.nlm.nih.gov/30806218/

264 Mahmood Abedinzade et al., »Urtica Dioica and Lamium Album Decrease Glycogen Synthase Kinase-3 Beta and Increase K-Ras in Diabetic Rats«, Journal of Pharmacopuncture, Dezember 2019, https://pubmed.ncbi.nlm.nih.gov/31970022/

265 Roman Leontiev et al., »A Comparison of the Antibacterial and Antifungal Activities of Thiosulfinate Analogues of Allicin«, *Nature Scientific Reports* 8, 2018, Artikel Nr. 6763, https://www.nature.com/articles/s41598-018-25154-9

266 »Eating nuts can lower cholesterol, say experts«, BBC News, 10. Mai 2010, http://news.bbc.co.uk/1/hi/health/8673208.stm

37. Woche: **Bergauf und bergab**

267 Zitiert in: Duncan Minshull, *The Vintage Book of Walking*, London, Vintage, 2000

268 Nan Shepherd, *The Living Mountain*

269 Marc Philippe et al., »The Effects of 3 Weeks of Uphill and Downhill Walking on Blood Lipids and Glucose Metabolism in Pre-Diabetic Men: A Pilot Study«, *Journal of Sports Science & Medicine*, März 2017, 16 (1), S. 35–43, https://www.ncbi.nlm.nih.gov/pmc/articles/PMC5358029/

270 Gretchen Reynolds, »For successful aging, pick up the pace or mix it up«, *New York Times*, 2. September 2020, https://www.nytimes.com/2020/09/02/well/move/aging-exercise-walking-cycling.html?smid=em-share

271 Clare Roche, »Women Climbers 1850–1900: A challenge to Male Hegemony?«, *Sport in History*, 2013, Bd. 33, Ausgabe 3, S. 236–59, https://www.tandfonline.com/doi/abs/10.1080/17460263.2013.826437

272 Nicola Giovanelli et al., »Do poles save energy during steep uphill walking?«, *European Journal of Applied Physiology*, Juli 2019, https://pubmed.ncbi.nlm.nih.gov/31020400/

273 Clarissa S. Whiting et al., »Steep (30°) uphill walking vs. running: COM movements, stride kinematics, and leg muscle excitations«, *European Journal of Applied Physiology*, Oktober 2020, https://pubmed.ncbi.nlm.nih.gov/32705391/

274 Simone Schnall et al., »Social Support and the Perception of Geographical Slant«

38. Woche: **Immer der Nase nach**

275 Rachel Carson, »An Island I Remember«, *Lost Woods: The Discovered Writing of Rachel Carson*, Boston, Mass., Beacon Press, 1999

276 Hazem S. Elshafie et al., »An Overview of the Biological Effects of Some Mediterranean Essential Oils on Human Health«, Bioactive Natural Products 2017, https://www.hindawi.com/journals/bmri/2017/9268468/

277 Bing Qui et al., »Pine needle oil induces G2/M arrest of HepG2 cells by activating the ATM pathway«, *Experimental and Therapeutic Medicine*, Februar 2018, https://www.ncbi.nlm.nih.gov/pmc/articles/PMC4653339/

278 Nguyen Thi Hoai et al., »Selectivity of *Pinus sylvestris* extract and essential oil to estrogen-insensitive breast cancer cells *Pinus sylvestris* against cancer cells«, *Pharmacognosy Magazine*, Oktober 2015, https://www.ncbi.nlm.nih.gov/pmc/articles/PMC4653339/

279 So zum Beispiel in: Mahboobeh Ghasemzadeh Rahbardar et al., »Anti-inflammatory effects of ethanolic extract of Rosmarinus officinalis L. and rosmarinic acid in a rat model of neuropathic pain«, *Biomedicine & Pharmacotherapy*, Februar 2017, https://www.ncbi.nlm.nih.gov/pubmed/28012923. Einer Studie von 2019 zufolge zeigten die im Rosmarin enthaltenen Phenolverbindungen »eine deutliche Wirkung auf Entzündungen und Entzündungsmediatoren«; Mahboobeh Ghasemzadeh Rahbardar et al., »Rosmarinic acid attenuates development and existing pain in a rat model of neuropathic pain: An evidence of anti-oxidative and anti-inflammatory effects«, *Phytomedicine*, 1. Februar 2018, https://www.ncbi.nlm.nih.gov/pubmed/29496176

280 Davide Donelli et al., »Effects of lavender on anxiety: A systematic review and meta-analysis«, *Phytomedicine*, Dezember 2019, https://www.ncbi.nlm.nih.gov/pubmed/31655395

281 Kathryn Shady, Julie M. Nair und Courtney Crannell, »Lavender aromatherapy: Examining the Effects of Lavender Oil Patches on Patients in the Hematology-Oncology Setting«, *Clinical Journal of Oncology Nursing*, Oktober 2019, https://www.ncbi.nlm.nih.gov/pubmed/31538981

282 Kandhasamy Sowndhararajan und Songmun Kim, »Influence of Fragrances on Human Psychophysiological Activity: With Special Reference to Human Electroencephalographic Response«, *Scientia Pharmaceutica*, 2016, https://www.ncbi.nlm.nih.gov/pmc/articles/PMC5198031/

283 Carla Mohr et al., »Peppermint Essential Oil for Nausea and Vomiting in Hospitalized Patients: Incorporating Holistic Patient Decision Making Into the Research Design«, *Journal of Holistic Nursing*, 27. September 2020, https://pubmed.ncbi.nlm.nih.gov/32985338/

284 Milena Mitic et al., »Clary Sage Essential Oil and its Effect on Human Mood and Pulse Rate: An in vivo Pilot Study«, *Planta Medica,* Oktober 2020, https://pubmed.ncbi.nlm.nih.gov/32688401/

39. Woche: **Auf Pilgerpfaden**

285 Rebecca Solnit, *Wanderlust: A History of Walking,* London, Granta, 2014 (dt. Ausgabe: *Wanderlust: Eine Geschichte des Gehens,* übers. v. Daniel Fastner, Berlin, Matthes & Seitz Berlin, 2019)

286 Clare Gogerty, *Beyond the Footpath: Mindful Adventures for Modern Pilgrims,* London, Piatkus, 2019

287 Nancy Frey, *Pilgrim Stories: On and Off the Road to Santiago,* Berkeley, University of California Press, 1998

288 Nancy Frey, *Pilgrim Stories*

289 Bill Hathaway, »Where the brain processes spiritual experiences«, Yale News, 29. Mai 2018, https://news.yale.edu/2018/05/29/where-brain-processes-spiritual-experiences

290 Irini Gergianaki et al., »Assessing spirituality: is there a beneficial role in the management of COPD?«, *Primary Care Respiratory Medicine,* 2019, 29, Artikel Nr. 23, https://www.nature.com/articles/s41533-019-0134-x

291 Marino A. Bruce, David Martins, »Church attendance, allostatic load and mortality in middle aged adults«, *PLOS ONE,* 16. Mai 2017, https://journals.plos.org/plosone/article/comments?id=10.1371/journal.pone.0177618

292 E. Mohandas, *Neurobiology of Spirituality,* Mens Sana Monographs, 2008, https://www.ncbi.nlm.nih.gov/pmc/articles/PMC3190564/

293 Lisa Mosconi, *The XX Brain*

294 Kate Torgovnick May, »What we learned from walking in the footsteps of Harriet Tubman«, TED, 17. Januar 2019, https://ideas.ted.com/what-we-learned-from-walking-in-the-footsteps-of-harriet-tubman/

40. Woche: **Verloren-Gehen**

295 Guy Debord, »Theory of the Dérive«, *Les Lèvres Nues,* November 1956, Ausgabe 9, https://www.cddc.vt.edu/sionline/si/theory.html

296 Kyle T. Gagnon et al., »Sex Differences in Exploration Behavior and the Relationship to Harm Avoidance«, *Human Nature,* 2016, 27, S. 82–97, https://link.springer.com/article/10.1007/s12110-015-9248-1

297 Mehr über Sorby und das von ihr entwickelte Training finden Sie in: »Spatial skills are building blocks to STEM success«, Ohio State University

College of Engineering, 29. Februar 2016, https://engineering.osu.edu/news/2016/02/spatial-skills-are-building-blocks-stem-success
298 Guy Debord, »Theory of the Dérive«

41. Woche: **Spaziergang nach dem Essen**

299 S. Park, L. D. Rink und J. P. Wallace, »Accumulation of physical activity: blood pressure reduction between 10-min walking sessions«, *Journal of Human Hypertension,* Juli 2008, https://pubmed.ncbi.nlm.nih.gov/18463671/
300 G. J. Oettlé, »Effect of moderate exercise on bowel habit«, *Gut,* 1991, Bd. 32, Ausgabe 8, S. 941–944, https://gut.bmj.com/content/32/8/941
301 Anneke M. De Schryver et al., »Effects of regular physical activity on defecation pattern in middle-aged patients complaining of chronic constipation«, *Scandinavian Journal of Gastroenterology,* April 2005, https://pubmed.ncbi.nlm.nih.gov/16028436/
302 Andrew N. Reynolds et al., »Advice to walk after meals is more effective for lowering postprandial glycaemia in type 2 diabetes mellitus than advice that does not specify timing: A randomised crossover study«, *Diabetologia,* Dezember 2016, https://pubmed.ncbi.nlm.nih.gov/27747394/
303 Marah Aqeel et al., »The effect of timing of exercise and eating on postprandial response in adults: A systematic review«, *Nutrients,* 15. Januar 2020, https://pubmed.ncbi.nlm.nih.gov/31952250/

42. Woche: **Gemeinsam unterwegs**

304 Tim Ingold and Jo Lee Vergunst, *Ways of Walking: Ethnography and Practice on Foot,* Anthropological Studies of Creativity and Perception series, 2008, Aldershop, Ashgate, https://www.academia.edu/42308392/Ways_of_Walking_Tim_Ingold_Jo_Lee_Vergunst
305 Maria Cohut, »What are the health benefits of being social?«, *Medical News Today,* 23. Februar 2018, https://www.medicalnewstoday.com/articles/321019#Why-are-we-a-social-species?
306 Saunders und Streets, *The Age-Well Project*
307 Maria Elizabeth Loades et al., »Rapid Systematic Review: The Impact of Social Isolation and Loneliness on the Mental Health of Children and Adolescents In The Context of COVID-19«, *Journal of the American Academy of Child & Adolescent Psychiatry,* 1. November 2020, Bd. 59, Ausgabe 11, S. 1218–39, https://jaacap.org/article/S0890-8567(20)30337-3/fulltext
308 Saunders und Streets, *The Age-Well Project,* S. 207

309 Catherine Meads und Josephine Exley, »A systematic review of group walking in physically healthy people to promote physical activity«, *International Journal of Technology Assessment in Health Care,* 17. Januar 2018, Bd. 34, Ausgabe 1, https://www.cambridge.org/core/journals/international-journal-of-technology-assessment-in-health-care/article/systematic-review-of-group-walking-in-physically-healthy-people-to-promote-physical-activity/3ACF9B10D4A5834A517D37C8B422790A

310 Tessa M. Pollard, Cornelia Guell und Stephanie Morris, »Communal therapeutic mobility in group walking: A meta-ethnography«, *Social Science and Medicine,* Oktober 2020, https://pubmed.ncbi.nlm.nih.gov/32777672/

311 Interview mit der Autorin, November 2020

312 Stephanie Morris, Cornelia Guell und Tessa M. Pollard, »Group walking as a ›lifeline‹: Understanding the place of outdoor walking groups in women's lives«, *Social Science & Medicine,* Oktober 2019, Bd. 238, https://www.sciencedirect.com/science/article/abs/pii/S0277953619304824?via%3Dihub

313 Lieberman, *Exercised: The Science of Physical Activity, Rest and Health*

314 Melissa R. Marselle, Sara L. Warber und Katherine N. Irvine, »Growing Resilience through Interaction with Nature: Can Group Walks in Nature Buffer the Effects of Stressful Life Events on Mental Health?« *International Journal of Environmental Research and Public Health,* 19. März 2019, Bd. 16, Ausgabe 6, https://www.mdpi.com/1660-4601/16/6/986/htm#B158-ijerph-16-00986

315 Ralf Buckley und Diane Westaway, »Mental health rescue effects of women's outdoor tourism: A role in COVID-19 recovery«, *Annals of Tourism Research,* November 2020, Bd. 85, https://www.sciencedirect.com/science/article/pii/S0160738320301857

316 Florence Williams, *The Nature Fix: Why Nature Makes Us Happier, Healthier, and More Creative,* New York, W. W. Norton, 2017, S. 167

43. Woche: **Auf der Suche nach dem Erhabenen**

317 Michelle N. Shiota, Belinda Campos, Dacher Keltner, »The faces of positive emotion: prototype displays of awe, amusement, and pride«, *Annals of the New York Academy of Sciences,* Dezember 2003, 1000, S. 296–99, https://pubmed.ncbi.nlm.nih.gov/14766641/

318 M. Rudd, K. D. Vohs und J. Aaker, »Awe expands people's perception of time, alters decision making, and enhances well-being«, *Psychological Science* 23, 2012, S. 1130–36, https://journals.sagepub.com/doi/abs/10.1177/0956797612438731

319 Paul K. Piff et al., »Awe, the Small Self, and Prosocial Behavior«, *Journal of Personality and Social Psychology*, 2015, Bd. 108, Nr. 6, S. 883–99, https://www.apa.org/pubs/journals/releases/psp-pspi0000018.pdf
320 Bei Menschen mit schweren Depressionen ist der IL-6-Wert im Blut so deutlich erhöht, dass er als biologischer Suizid-Marker bekannt geworden ist. Vgl. https://pubmed.ncbi.nlm.nih.gov/25451421/
321 Jennifer E. Stellar et al., »Positive affect and markers of inflammation: Discrete positive emotions predict lower levels of inflammatory cytokines«, *Emotion*, April 2015, https://www.ncbi.nlm.nih.gov/pubmed/25603133
322 Nicholas Weiler, »›Awe Walks‹ Boost Emotional Well-Being«, University of California San Francisco, 21. September 2020, https://www.ucsf.edu/news/2020/09/418551/awe-walks-boost-emotional-well-being

44. Woche: **Gehend arbeiten**

323 Kayla M. Frodsham et al., »Does type of active workstation matter? A randomized comparison of cognitive and typing performance between rest, cycling, and treadmill active workstations«, *PLOS ONE*, 2020, https://www.ncbi.nlm.nih.gov/pmc/articles/PMC7413476/
324 Élise Labonté-LeMoyne et al., »The delayed effect of treadmill desk usage on recall and attention«, *Computers in Human Behavior*, Mai 2015, Bd. 46, S. 1–5, https://www.sciencedirect.com/science/article/pii/S0747563215000102
325 Gordon Dodwell, Hermann J. Müller und Thomas Töllner, »Electroencephalographic evidence for improved visual working memory performance during standing and exercise«, *British Journal of Psychology*, 12. Oktober 2018, https://bpspsychub.onlinelibrary.wiley.com/doi/full/10.1111/bjop.12352
326 »Study: Treadmill Desks Improve Productivity, Creativity At Work«, CBS Minnesota, 3. März 2014, https://minnesota.cbslocal.com/2014/03/03/study-treadmill-desks-improve-productivity-creativity-at-work/
327 M. Oppezzo und D. L. Schwartz, »Give your ideas some legs: The positive effect of walking on creative thinking«, *Journal of Experimental Psychology: Learning, Memory, and Cognition* 40, 2014, https://psycnet.apa.org/record/2014-14435-001
328 Christian Rominger et al., »Everyday bodily movement is associated with creativity independently from active positive affect: A Bayesian mediation analysis approach«, *Nature Scientific Reports*, 2020, https://www.ncbi.nlm.nih.gov/pmc/articles/PMC7371881/
329 Shane O'Mara, *In Praise of Walking: The New Science of How We Walk and Why It's Good for Us*, London, Penguin, 2019 (dt. Ausgabe: *Das Glück des Ge-*

hens: Was die Wissenschaft darüber weiß und warum es uns so guttut, übers. v. Hainer Kober, Hamburg, Rowohlt, 2020)

330 Shu Imaizumi, Ubuka Tagami und Yi Yang, »Fluid movements enhance creative fluency: A replication of Slepian and Ambady (2012)«, *PLOS ONE,* 30. Juli 2020, https://pubmed.ncbi.nlm.nih.gov/32730311/

331 Oppezzo und Schwartz, »Give your ideas some legs«

45. Woche: **Nachtspaziergang**

332 Interview mit der Autorin, November 2020

333 Ron Chepesiuk, »Missing the Dark: Health Effects of Light Pollution«, *Environmental Health Perspectives* 117, Februar 2009, https://www.researchgate.net/publication/23934484_Missing_the_Dark_Health_Effects_of_Light_Pollution

334 Eva M. Selhub und Alan C. Logan, *Your Brain on Nature: The Science of Nature's Influence on Your Health, Happiness, and Vitality,* London, Collins, 2014

335 Rachael Davies, »Why ›star walking‹ is the outdoor activity we need right now«, *National Geographic,* 10. März 2021, https://www.nationalgeographic.com/travel/article/why-hiking-at-night-star-walking-is-the-outdoor-activity-we-need-right-now

336 American Medical Association Council on Science and Public Health, 2012

46. Woche: **Sprunghaftes Gehen für superstarke Knochen**

337 International Osteoporosis Foundation, Facts and Statistics, https://www.iofbonehealth.org/facts-statistics#:~:text=USA%3A%20The%2044%20million%20people,the%20United%20States%20(241). Diese Zahlen gelten vermutlich auch für Europa, aber da nicht in allen europäischen Ländern Instrumente zur Messung der Knochendichte vorhanden sind, fehlen umfassende Daten.

338 Diane Feskanich, Walter Willett und Graham Colditz, »Walking and leisure-time activity and risk of hip fracture in postmenopausal women«, *JAMA,* 13. November 2002, https://jamanetwork.com/journals/jama/fullarticle/195504

339 J. Eric Strong, »Effects of Different Jumping Programs on Hip and Spine Bone Mineral Density in Pre-Menopausal Women Mineral Density in Pre-Menopausal Women«, Brigham Young University Theses and Dissertations, 2. Februar 2004, https://scholarsarchive.byu.edu/cgi/viewcontent.cgi?article=1666&context=etd

340 Vgl. beispielsweise Dimitris Vlachopoulos et al., »The effect of a high-impact jumping intervention on bone mass, bone stiffness and fitness parameters in adolescent athletes«, *Archives of Osteoporosis,* 17. November 2018, https://www.ncbi.nlm.nih.gov/pmc/articles/PMC6244891/ und Pamela S. Hinton, Peggy Nigh und John Thyfault, »Effectiveness of resistance training or jumping-exercise to increase bone mineral density in men with low bone mass: a 12-month randomized, clinical trial«, *Bone,* Oktober 2015, https://www.ncbi.nlm.nih.gov/pmc/articles/PMC4503233/

341 R. Nikander et al., »Targeted exercises against hip fragility«, *Osteoporosis International,* August 2009, S. 1321–8, https://pubmed.ncbi.nlm.nih.gov/19002370/

342 Pim Pelikaan et al., »Ranking of osteogenic potential of physical exercises in postmenopausal women based on femoral neck strains«, *PLOS ONE,* 4. April 2018, https://pubmed.ncbi.nlm.nih.gov/29617448/

343 Claire Chevalier et al., »Warmth Prevents Bone Loss Through the Gut Microbiota«, *Cell Metabolism,* Oktober 2020, https://pubmed.ncbi.nlm.nih.gov/32916104/

344 Nanci S. Guest et al., »International society of sports nutrition position stand: caffeine and exercise performance«, *Journal of the International Society of Sports Nutrition,* 2. Januar 2021, 18 (1), https://pubmed.ncbi.nlm.nih.gov/33388079/

345 A. Andreoli et al., »Long-term effect of exercise on bone mineral density and body composition in post-menopausal ex-elite athletes: a retrospective study«, *European Journal of Clinical Nutrition,* Januar 2012, S. 69–74, https://pubmed.ncbi.nlm.nih.gov/21673718/

47. Woche: **Rundgang auf nüchternen Magen**

346 Robert M. Edinburgh et al., »Skipping Breakfast Before Exercise Creates a More Negative 24-hour Energy Balance: A Randomized Controlled Trial in Healthy Physically Active Young Men«, *The Journal of Nutrition,* August 2019, Bd. 149, Ausgabe 8, S. 1326–34, https://academic.oup.com/jn/article/149/8/1326/5440571

347 Edgars Liepinsh et al., »Low-intensity exercise stimulates bioenergetics and increases fat oxidation in mitochondria of blood mononuclear cells from sedentary adults«, *Physiological Reports,* Juni 2020, https://www.ncbi.nlm.nih.gov/pmc/articles/PMC7305243/

348 Pamela M. Peeke et al., »Effect of time restricted eating on body weight and fasting glucose in participants with obesity: results of a randomized, control-

led, virtual clinical trial«, *Nutrition & Diabetes*, 15. Januar 2021, 11 (1), https://pubmed.ncbi.nlm.nih.gov/33446635/

48. Woche: **Rückwärtsgehen**

349 Ben Montgomery, *The Man Who Walked Backward: An American Dreamer's Search for Meaning in the Great Depression*, New York, Little, Brown, 2018

350 Oluwole O. Awosika et al., »Backward locomotor treadmill training combined with transcutaneous spinal direct current stimulation in stroke: a randomized pilot feasibility and safety study«, *Brain Communications*, 2020, Bd. 2, Ausgabe 1, https://academic.oup.com/braincomms/article/2/1/fcaa045/5823288

351 Chet R. Whitley und Janet S. Dufek, »Effects of Backward Walking on Hamstring Flexibility and Low Back Range of Motion«, *International Journal of Exercise Science*, 2011, Bd. 4, Ausgabe 3, https://digitalcommons.wku.edu/ijes/vol4/iss3/4/

352 Janet Dufek et al., »Backward Walking: A Possible Active Exercise for Low Back Pain Reduction and Enhanced Function in Athletes«, *Journal of Exercise Physiology*, April 2011, Bd. 14, Nr. 2, https://www.researchgate.net/profile/Janet_Dufek/publication/265923420_Editor-in-Chief_Backward_Walking_A_Possible_Active_Exercise_for_Low_Back_Pain_Reduction_and_Enhanced_Function_in_Athletes/links/54b442ef0cf28ebe92e46cbf.pdf

353 Hyun-Gyu Cha, Tae-Hoon Kim und Myoung-Kwon Kim, »Therapeutic efficacy of walking backward and forward on a slope in normal adults«, *Journal of Physical Therapy Science*, Juni 2016, https://www.ncbi.nlm.nih.gov/pmc/articles/PMC4932084/

354 Davide Viggiano et al., »Effect of backward walking on attention: possible application on ADHD«, *Translational Medicine @ UniSa*, 19. Dezember 2014, https://pubmed.ncbi.nlm.nih.gov/25674550/

355 »Using Failures, Movement & Balance to Learn Faster«, Huberman Lab Podcast #7, Februar 2021, https://www.youtube.com/watch?v=hx3U64IXFOY

49. Woche: **Streifzug durch immergrüne Wälder**

356 Mary Wollstonecraft, *Letters Written During a Short Residence in Sweden, Norway, and Denmark*, London, J. Johnson, 1796 (dt. Ausgabe: *Briefe geschrieben während eines kurzen Aufenthaltes in Schweden, Norwegen und Dännemark*, Hamburg/Altona, 1796)

357 Peter Wohlleben, *The Hidden Life of Trees,* London, William Collins, 2016 (Originalausgabe: *Das geheime Leben der Bäume: Was sie fühlen, wie sie kommunizieren – die Entdeckung einer verborgenen Welt,* München, Ludwig Verlag, 2015)

358 Sadao Yamaoka et al., »Effects of Plant-derived Odors on Sleep – Wakefulness and Circadian Rhythmicity in Rats«, *Chemical Senses,* Januar 2005, Bd. 30, Beilage 1, S. i264–5, https://academic.oup.com/chemse/article/30/suppl_1/i264//270416

359 Hyeyun Kim et al., »An Exploratory Study on the Effects of Forest Therapy on Sleep Quality in Patients with Gastrointestinal Tract Cancers«, *International Journal of Environmental Research and Public Health,* Juli 2019, https://www.ncbi.nlm.nih.gov/pmc/articles/PMC6678486/

360 Emi Morita et al., »A before and after comparison of the effects of forest walking on the sleep of a community-based sample of people with sleep complaints«, *BioPsychoSocial Medicine,* 2011, https://www.ncbi.nlm.nih.gov/pmc/articles/PMC3216244/

361 Li, *Shinrin-Yoku*

362 J. Lee et al., »Characteristics and distribution of terpenes in South Korean forests«, *Journal of Ecology and Environment* 41, Mai 2017, https://link.springer.com/article/10.1186/s41610-017-0038-z#citeas

363 Liisa Anderse et al., »Nature Exposure and Its Effects on Immune System Functioning: A Systematic Review«, *International Journal of Environmental Research and Public Health,* Februar 2021, https://www.mdpi.com/1660-4601/18/4/1416/htm

50. Woche: **Gehen als Meditation**

364 Pamela van der Riet, Tracy Levett-Jones and Catherine Aquino-Russell, »The effectiveness of mindfulness meditation for nurses and nursing students: An integrated literature review«, *Nurse Education Today,* Juni 2018, Bd. 65, S. 201–11, https://www.sciencedirect.com/science/article/abs/pii/S0260691718301436?via%3Dihub

365 Sabrina Venditti et al., »Molecules of Silence: Effects of Meditation on Gene Expression and Epigenetics«, *Frontiers in Psychology,* 2020, https://www.ncbi.nlm.nih.gov/pmc/articles/PMC7431950/

366 Britta K. Hölzel et al., »Mindfulness practice leads to increases in regional brain gray matter density«, *Psychiatry Research: Neuroimaging,* 30. Januar 2011, Bd. 191, Ausgabe 1, S. 36–43, https://www.sciencedirect.com/science/article/abs/pii/S092549271000288X?via%3Dihub

367 »Welcome to the Lazar Lab«, https://scholar.harvard.edu/sara_lazar/home, und Sue McGreevey, »Eight weeks to a better brain«, *Harvard Gazette,* 21. Januar 2011, https://news.harvard.edu/gazette/story/2011/01/eight-weeks-to-a-better-brain/

368 Susaree Prakinkit et al., »Effects of Buddhism Walking Meditation on Depression, Functional Fitness, and Endothelium-Dependent Vasodilation in Depressed Elderly«, *Journal of Alternative and Complementary Medicine,* 7. Mai 2014, Bd. 20, Nr. 5, https://www.liebertpub.com/doi/abs/10.1089/acm.2013.0205

369 Apsornsawan Chatutain et al., »Walking meditation promotes ankle proprioception and balance performance among elderly women«, *Journal of Bodywork and Movement Therapies,* 24. Oktober 2018, https://www.bodyworkmovementtherapies.com/article/S1360-8592(18)30451-0/fulltext

370 Sylvia Boorstein, *Don't Just Do Something, Sit There,* London, HarperCollins, 1996, S. 65 (dt. Titel: *Retreat – Zeit für mich: das Dreitageprogramm,* Freiburg i. Br., Herder, 2000)

371 Thich Nhat Hanh, »Walk Like a Buddha«, *Tricycle,* Sommer 2011, https://tricycle.org/magazine/walk-buddha/

372 Meghan K. Edwards, Simon Rosenbaum und Paul D. Loprinzi, »Differential Experimental Effects of a Short Bout of Walking, Meditation, or Combination of Walking and Meditation on State Anxiety Among Young Adults«, *American Journal of Health Promotion,* Mai 2018, 32 (4), S. 949–58, https://pubmed.ncbi.nlm.nih.gov/29216745/; Anna M. Polaski et al., »Integrated Meditation and Exercise Therapy: A Randomized Controlled Pilot of a Combined Nonpharmacological Intervention Focused on Reducing Disability and Pain in Patients with Chronic Low Back Pain«, *Pain Medicine,* 23. Februar 2021, 22 (2), S. 444–58, https://pubmed.ncbi.nlm.nih.gov/33621332/

51. Woche: **Spaziergang im Geiste**

373 Christopher Burney, *Solitary Confinement,* London, Clerke & Cockeran, 1951 (dt. Ausgabe: *Einzelhaft,* Gütersloh, S. Mohn, 1965)

374 Rachel Cooke, »An imaginary walk, Tennyson's great escape and the joy of small things«, *Guardian,* 3. April 2020, https://www.theguardian.com/commentisfree/2020/apr/05/an-imaginary-walk-tennysons-great-escape-and-the-joy-of-small-things

375 Mooli Lahad und Dmitry Leykin, »The healing potential of imagination in the treatment of psychotrauma: An alternative explanation for the effectiveness of the treatment of PTSD using fantastic reality«, Februar 2012, https://www.researchgate.net/publication/286741895_The_healing_

potential_of_imagination_in_the_treatment_of_psychotrauma_An_alternative_explanation_for_the_effectiveness_of_the_treatment_of_PTSD_using_fantastic_reality

52. Woche: **Auf der Suche nach Fraktalen**

376 Tony Hiss, *In Motion: The Experience of Travel,* New York, Knopf, 2010

377 Julian Smith et al., »Relaxing Floors: Fractal Fluency in the Built Environment«, *Nonlinear Dynamics, Psychology and Life Sciences,* Januar 2020, https://pubmed.ncbi.nlm.nih.gov/31855554/

378 Richard P. Taylor, »Reduction of Physiological Stress Using Fractal Art and Architecture«, *Leonardo,* 1. Juni 2006, Bd. 39, Ausgabe 3, S. 245–51, https://direct.mit.edu/leon/article/39/3/245/44931/Reduction-of-Physiological-Stress-Using-Fractal

379 Kelly E. Robles et al., »A shared fractal aesthetic across development«, *Humanities and Social Sciences Communications* 7, 2020, Artikel Nr. 158, https://www.nature.com/articles/s41599-020-00648-y

380 Mehr über Fraktale finden Sie in: Florence Williams, *The Nature Fix: Why Nature Makes Us Happier, Healthier, and More Creative,* New York, W. W. Norton, 2017.

381 Heimel Group, »Brain mechanism of curiosity unraveled«, Netherlands Institute for Neuroscience – KNAW, 3. Mai 2021, https://nin.nl/brain-mechanism-of-curiosity-unraveled/

382 Tony Hiss, *In Motion*

Die Bibel des Langstreckenwanderns

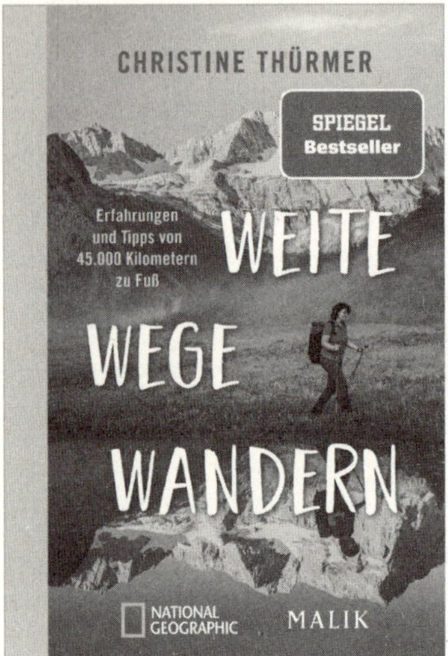

Coveränderungen vorbehalten

Hier reinlesen!

Christine Thürmer

Weite Wege Wandern

Erfahrungen und Tipps von 45.000 Kilometern zu Fuß

288 Seiten

ISBN 978-3-492-40663-5

Nach über 45000 Kilometern zu Fuß gilt Christine Thürmer als die Expertin fürs Langstreckenwandern und hat Antworten auf alle Fragen rund ums Weitwandern: Warum bereite ich mich besser am Computer als im Fitnessstudio auf eine Tour vor? Und wieso sollte ich keine Unterhose, aber einen Müllsack mitnehmen? Ein Muss für alle, die selbst den Rucksack schultern möchten, oder immer mal wissen wollten, wie das Leben unterwegs tatsächlich aussieht.

NATIONAL GEOGRAPHIC MALIK